龙江医派丛书

姜德友　常存库　总主编

龙江医派医话撷菁

姜德友　张佩青　主编

科学出版社

北京

内 容 简 介

本书广泛收录龙江中医诊余随笔之医话 335 篇。书中内容包括对经典研习的心悟发微，临证治验的记录、体悟，辨证论治的真知灼见，遣方用药的心得体会等，这些精彩鲜活的医话分为医理、治法、方药、内科、外科、妇科、儿科、针灸、推拿等类别，展现出龙江医派医家的个人学术思想，反映出黑龙江地域中医药学术争鸣的氛围，从一个侧面展示出龙江医派的风貌，体现了寒地医学学术思想内涵，具有较高的学术和实用价值。

本书可供中医临床工作者、医学院校学生及中医爱好者参考阅读。

图书在版编目（CIP）数据

龙江医派医话撷菁 / 姜德友，张佩青主编. —北京：科学出版社，2024.6
（龙江医派丛书 / 姜德友，常存库总主编）
ISBN　978-7-03-078597-8

Ⅰ.①龙… Ⅱ.①姜… ②张… Ⅲ.①中医临床-经验-中国-现代 Ⅳ.①R249.7

中国国家版本馆 CIP 数据核字（2024）第 106196 号

责任编辑：李　媛　鲍　燕 / 责任校对：刘　芳
责任印制：徐晓晨 / 封面设计：陈　敬

科学出版社 出版
北京东黄城根北街 16 号
邮政编码：100717
http://www.sciencep.com
固安县铭成印刷有限公司印刷
科学出版社发行　各地新华书店经销
*
2024 年 6 月第 一 版　开本：787×1092　1/16
2024 年 6 月第一次印刷　印张：17 1/2
字数：437 000
定价：118.00 元
（如有印装质量问题，我社负责调换）

"龙江医派丛书"总编委会

"龙江医派丛书"组委会

总 顾 问　张　琪　袁　纲　索天仁　田文媛
主任委员　李大宁　王国才
副主任委员　陈亚平　姚凤祯　黄　友　柳　鸣　于黎明
委　　　员　（按姓氏笔画排序）

王立军　王学军　王春雷　王晓鹏　王爱萍
左　军　曲　峰　曲敬来　刘世斌　关立峰
孙　莹　孙　斌　孙志彬　孙茂峰　运　峰
李丽雅　李建民　杨　波　杨天悦　邱文兴
张晓峰　陈　光　陈　宏　陈　晶　陈冬梅
陈祖仁　武朋蕭　赵海滨　徐　峰　徐国亭
高志刚　郭加利　郭志江　梁　华　蒋希成
靳万庆　廖佳音　翟　煜

"龙江医派丛书"学术委员会

主任委员　匡海学
副主任委员　程　伟　王喜军　田振坤　李　冀　孙忠人
委　　　员　（按姓氏笔画排序）

于福年　王　顺　王有鹏　王雪华　李永吉
李廷利　李显筑　李敬孝　杨天仁　杨炳友
佟子林　邹　伟　汪少开　张佩青　周亚滨
周忠光　段光达　段富津　都晓伟　徐　巍
高　雪　唐　强　阎雪莹　谢　宁

总　序

　　中医药学源远流长。薪火相传，流派纷呈，是中医药学的一大特色，也是中医药学术思想和临床经验传承创新的主要形式。在数千年漫长的发展过程中，涌现出了一大批的著名医家，形成了不同的医学流派，他们在学术争鸣中互相渗透、发展、融合，最终形成了中医药学"一源多流"的学术特点及文化特色。

　　开展中医药学术流派的研究，进一步挖掘和揭示各医学流派形成和发展的历史规律，不仅仅是为了评价流派在中医药传承和发展中的作用及历史地位，更为重要的是以史为鉴，古为今用，不断丰富中医药学术理论体系，从而推动当代中医药学研究的创新和发展，促进中医药事业的繁荣与发展。

　　黑龙江地处祖国北疆边陲，白山黑水之畔，与俄罗斯、日本、韩国都有密切交往，具有独特地域地理气候特点及历史文化底蕴。通过一代代中医药人的不懈努力，在龙江大地上已逐渐形成了以高仲山、马骥、韩百灵、张琪四大名医为首的黑龙江名中医群体，他们在黑龙江省特有的地域环境和文化背景下，在动荡不安、不断更迭的历史条件下，相互碰撞争鸣撷取交融，以临床实践为重点的内科、外科、妇科、儿科、五官科、骨伤科、针灸科等协同发展，各成体系，学术经验多有特点，并有论著传世，形成了风格独特的"龙江医派"，蕴育了北寒地区中医药防治疾病的优势与特色，成为我国北方地区新崛起的医学流派。

　　当今，"龙江医派"已融汇成为区域中医学术传承创新的精华，筑建起黑龙江中医学术探讨的平台，成为黑龙江中医事业发展和人才培养的内生动力。中医龙江学派的系统研究将为学派的学术内涵建设提供良好环境，为黑龙江中医文化品牌和地域社会文化的优势形成做出卓越贡献。

　　"龙江医派丛书"不仅全面、系统地收集整理了有关"龙江医派"的珍贵文献资料，而且利用现代研究方法对其进行了深入的分析、研究和提炼。"龙江医派"反映了近百年来中医药不畏艰苦、自强不息、不断发展壮大的奋斗历程，为中医药学的理论研究和创新实践提供了坚实的学术基础。相信本丛书的出版，对于继承和发扬"龙江医派"名老中医学术思想和临床经验，激励中医药新生力量成长有着重要的教育意义，亦将对推动黑龙江中医药学术进步与事业发展产生积极、深远的影响。同时，对全国中医药学术流派的挖掘、整理、研究也有重要的启迪，更期盼同道能将丛书所辑各位名家临床经验和学术思想综合剖析，凝练特点，彰显"龙江医派"所独具的优势和特色。谨致数语为之序。

中国工程院　院士

中国中医科学院　院长

天津中医药大学　校长

2012 年春日

总　前　言

中国地大物博，传统文化源远流长，中医学就是在中国的自然和人文环境中发育成长起来的。由于自然和人文条件的差异，中医学在其发生发展过程中就必然地形成了地方特色，由此便出现了林林总总的地方流派。龙江医派就是近现代在我国北疆新崛起的中医学术流派，是在黑龙江省独特的历史、文化、经济、地理、气候等诸多因素的作用下逐渐形成的，是在白山黑水中、在黑土文化历史背景下蕴育成长起来的，有着鲜明的地域文化特色。以高仲山、马骥、韩百灵、张琪四大名医为代表的新时代黑龙江名中医群体涌现，凸显了对北方地区疾病防治的优势。特别在其百余年的发展过程中，龙江医派医家群体不断创新，薪火相传，形成了鲜明的学术特色和临证风格。龙江医派体现了中医学术流派必须具备的代表人物、地域性、学术性、继承性、辐射性、群体性等特点，有自身的贡献和价值。梳理龙江医学发展历史脉络，总结龙江医派的学术经验和成就，对促进龙江中医的进步，发展全国的中医事业都有重要意义。

1　龙江医派的文化背景

龙江医派的形成和发展与黑龙江流域的古代文明、文明拓展和古民族分布、少数民族文明的勃兴、黑土文化特点及黑龙江省特有精神具有密切联系。

黑龙江古代文明和古人类距今已18万年，黑龙江省兴凯湖就曾出土过6000年前的形态各异的陶器。黑龙江省有三大族系：一是东胡、鲜卑系——西部游牧经济；二是秽貊、夫余系——中部农业渔猎经济；三是肃慎、女真系——东部狩猎捕鱼经济。全省现共有53个少数民族。公元5～17世纪，北方少数民族所建立的北魏、辽、金、元、清五个重要朝代都兴起于黑龙江流域，他们创建了独具特色的鲜卑文化、渤海文化、金元文化、满族文化、流人文化、侨民文化。所以，黑龙江地区具有开放性、多元性、豪放性、融合性、开创性等多种黑土文化特点。同时由于近代的发展与拓展，各种精神不断传播，闯关东精神、抗联精神、北大荒精神、大庆精神、铁人精神、龙医精神，激励着一代又一代的龙江人不断进取。

2　龙江医派的形成与发展

龙江地区医疗实践经跌宕起伏，脉冲式发展历程，形成了独树一帜的诊疗风格及用药特色，其学术思想鲜明，颇具北疆寒地特点。

2.1　龙江中医的蕴育

有了人类就有了医疗保健活动。据史料记载，早在旧石器时代晚期，黑龙江流域就有了中华民族先人的生息活动，西汉时黑龙江各民族就已经处于中央管辖之下。经历代王朝兴衰、地方民族政权的演替，黑龙江地区逐步发展为多民族聚居的省份，有丰富的地产药材。在漫长的历史过程中，各族人民利用地产药物和不同的民族文化，积累了特色鲜明的医药经验和知识，形成了满医、蒙医、朝鲜医、中医等不同的民族医学，还有赫哲、鄂伦春等民族特殊的医药经验和知识。黑龙江的中医学在历史上不可避免地吸收了各方面的医药知识和经验，如此就使龙江医派的学术中融汇了地方和民族医药因素，逐步形成了地方医学流派的内涵和风格。

在漫长的古代，黑龙江区域的医疗主要是少数民族医药内容。汉族的中医学基本是从唐宋以来逐步兴盛起来的。唐代时渤海国接受唐王朝册封后，多次派遣人员赴唐学习中原文化，中原文化大规模输入北方渤海国，并向日本等周边国家和地区出口中药材，这样的反复交流活动，促使黑龙江的中医学术逐步积累起来。金代女真人攻陷北宋汴梁，掳掠中原人十余万，其中就有大批医药人员，包括太医局医官，此外还有大量的医药典籍和医药器具，这极大地促进了中医药在黑龙江的传播和发展。

到了清代，随着移民、经商、开矿、设立边防驿站、流放犯人等活动的进行，中医药大量进入黑龙江，专业从事人员日益增多，中医药事业随之发展起来并逐渐具备了一定的阵容和规模。

2.2 龙江医派的雏形

由于民族因素、地方疾病谱及地方药物等物质文化原因，黑龙江中医药经过漫长的蕴育，到清末和民国初期，初步形成了龙江医派格局。当时的黑龙江中医有六个支系，分别为龙沙系、松滨系、呼兰系、汇通系、三大山系和宁古塔系。

龙沙系的主流是由唐宋以来至明清的中原医药辗转传承而来的，渊源深远，文化和经验基础雄厚。他们自标儒医，重医德，讲气节，放任不羁，注重文化修养，习医者必先修四书五经以立道德文章之本，然后才研读《内经》《伤寒论》等医药典籍。临证多用经方，用药轻，辨证细腻。1742 年（清乾隆七年），杭州旗人华熙，被流放齐齐哈尔，在此地行医，其对天花、麻疹患儿救治尤多。1775 年（清乾隆四十年），吕留良的子孙被发遣到齐齐哈尔，有多人行医，最有名望者为吕留良的四世孙吕景瑞。1807 年（清嘉庆十二年），晋商武诩从中原为黑龙江带来药物贸易，此人擅针灸并施药济人。文献记载他曾把药物投入井中治疗了很多时疫病人。此系医风延及黑龙江的嫩江、讷河、克山、望奎一带。

松滨系起于黑龙江的巴彦县，因沿松花江滨流传而得名。此派系医家多以明代医书《寿世保元》《万病回春》为传承教本，用药多以平补为主，少有急攻峻补之品。理论上讲求体质禀赋，临证上重视保元固本。应用药物多以地产的人参、黄芪、五味子等为主，治疗以调养为主要方法。

呼兰系世人多称为"金鉴派"，源于光绪年间秀才王明五叔侄于 1921 年所创之"中医学社"。该社讲学授徒专重《医宗金鉴》，并辅之以明清医书《内经知要》《本草备要》《温病条辨》，依此四种医书为基础授业。此派医家用药简洁精炼，擅长时方，治热性病经验丰富。此医系门人数百，分布于黑龙江的哈尔滨、绥化、阿城、呼兰一带。

汇通系以阎德润为代表，阎德润先生 1927 年留学日本仙台东北帝国大学，1929 年夏获医学博士学位，1934 年任哈尔滨医学专门学校校长，1938～1940 年任哈尔滨医科大学校长兼教授。先生虽习西医，但是热爱中医，从 1924 年开始，陆续发表《汉医剪辟》等文章，并著有中医专著《伤寒论评释》等。他是近代西医界少有的以肯定态度研究中医而成就卓著者。其授课时除讲解生理、解剖等知识外，还研究中医名著，主张中西医汇通，见解独到，是黑龙江近现代中西医汇通派的优秀代表人物。

三大山系属走方铃医性质，串雅于东北各地区。据说此派系王氏等三人以医艺会友而结派，为此派的开山祖师，三人姓名中都有"山"字，故又名"三大山派"。哈尔滨道外北五道街有"王麻子药店"，以王麻子膏药著称，此即三大山派人物之一。同派人物流落到此，可管吃住，但是临别时须献一治病绝技，以此作为交流，增长提高治病技艺。该派偏重奇方妙法，忽视医理探究，除惯用外用膏药外，多习针灸之术，而针灸又以刺络泄血手法称绝。

宁古塔系在今宁安市一带，古为渤海国，此系军医官较多。1655 年（清顺治十二年），流徙宁古塔的周长卿擅长医术，为居民治病，是宁古塔中医的创始人。1822 年（清道光二年），宁古塔副都统衙门有从九品医官杜奇源。1824 年（清道光四年），副都统衙门有从九品医官刘永祥行医治病，衙门不给俸禄，只给药资银每月 12 两。1862 年（清同治元年），宁古塔民间中医有李瑞昌，擅长内科。1875 年（清光绪元年），宁古塔有医官刘克明行医治病。1880 年（清光绪六年），有练军退役军医黄维瑶，持将军衙门的带龙旗的执照在宁古塔城设四居堂诊所。此时城里还有专治黑红伤的中医刘少男、串乡游医李芝兰。1880 年（清光绪六年）吴大澂来宁安，次年设立种痘局预防天花。据 1911 年（清宣统三年）统计，宁古塔有中医内科医生 19 人，外科医生 4 人，妇科医生 2 人，儿科医生 3 人，喉科医生 2 人，眼科医生 1 人，牙科医生 1 人。宁古塔一地，已形成人才比较全面的中医群体。

2.3　龙江医派的发展壮大

从民国初年以降，龙江医派逐步发展壮大。一代名医高仲山可谓龙江医派发展壮大的关键人物。他积极组织学术团体，筹办中医教育，培养了一大批龙江中医俊才，整合和凝聚了龙江中医的各个支系，组织领导并推动了龙江医派在现代的进步。其时虽无龙江医派之名，但却具备了龙江医派之实。

高仲山，1910 年生于吉林省吉林市，祖辈均为当地名医。高仲山幼读私塾，1924 年于新式教育的毓文中学毕业，后随父学医。1926 年为深造医学，他远赴沪上，求学于上海中国医学院，师从沪上名医秦伯未、陆渊雷等。

1931 年毕业并获得医学学士学位，后来到黑龙江省哈尔滨市开业行医。1932 年他在哈尔滨开办"成德堂"门诊，1932 年夏末，松花江决堤，霍乱病流行，染病者不计其数，高仲山用急救回阳汤救治，疗效显著，名声远扬。同时自编讲义开展早期中医函授教育。

1934 年高仲山先生在哈尔滨组建中医学术团体，集中了黑龙江的中医有识之士；1937 年创立"哈尔滨汉医学研究会"任会长，开创龙江医派先河；1941 年又成立"滨江省汉医会"任会长，并在各市、县设立分会；1941 年创办哈尔滨市汉医学讲习会，培养中医师 500 余名；1941 年任滨江省汉医讲习会会长，伪满洲国汉医会副会长；1945 年任东北卫生工作者协会松江分会会长；1946 年任哈尔滨市中医师公会理事长；1949 年任东北卫生工作者协会哈尔滨市医药联合会主任。中华人民共和国成立后，1955 年高仲山先生被国务院任命为黑龙江省卫生厅副厅长，负责中医工作。这一时期他四处访贤，组织中医力量，先后创办了哈尔滨中医进修学校、黑龙江省中医进修学校、牡丹江卫生学校、黑龙江省中医学校、黑龙江省卫生干部进修学院。1956 年创办"黑龙江省祖国医药研究所"；1959 年在原黑龙江省卫生干部进修学院基础上创建了黑龙江中医学院，标志着黑龙江省高等中医教育的开始，并成立了"黑龙江省中医学会"。

20 世纪 40 年代初，高仲山先生创办了《哈尔滨汉医学研究会月刊》，1940 年更名为《滨江省汉医学月刊》并发行了 53 期；1958 年创刊《哈尔滨中医》；1965 年创办《黑龙江中医药》。

在高仲山先生的率领下，黑龙江汇聚了数百名中医名家，形成了龙江医派的阵容和规模。

3　龙江医派之人才与成就

龙江医派经长期吸收全国各地中医人才，终于在近现代形成了蔚为壮观的队伍阵容。在汇聚积累人才的同时，龙江中医不仅在临床上为黑龙江的民众解决了疾苦，且在学术上做出了突出的贡献。

3.1　龙江医派之人才队伍

龙江医派的人才队伍是经过漫长的时间才逐步积累起来的，自唐宋移民直至明清才使黑龙江的中医人才队伍初具规模。随着近现代东北的开发，中医人才迅速集中，而中华人民共和国的建立，为黑龙江中医人才辈出创造了优越条件。

在 20 世纪 40 年代，哈尔滨就产生了"四大名医"，此外，当时名望卓著的中医还有左云亭、刘巧合、安子明、安世泽、高香岩、王子良、纪铭、李德荣、王俊卿、高文会、阎海门、宋瑞生、李修政、章子胲、韩凤阁、马金墀、孙希泰等，他们都是当时哈尔滨汉医学研究会和滨江省汉医会的骨干成员。并且，各地还设有分会，会长均由当地名医担任。计有延寿县罗甸一，宾县真书樵，苇河县林舆伍和杨景山，五常县杨耀东，望奎县阎勇三，东兴县宋宝山，珠河县王维翰，双城县刘化南，青冈县李凤歧，木兰县李英臣，呼兰县王明五，巴彦县金昌，安达县吴仲英和迟子栋，阿城县沈九经，哈尔滨市陈志和，肇东县李全德，兰西县杨辅震，肇州县孙舆，郭后旗佟振中等。其他如齐齐哈尔市韩星楼，依兰县孙汝续、付华东，佳木斯何子敬、宫显卿，绥滨县高中午，他们均是旧中国时龙江医派的精英和骨干，是后来龙江医派发展壮大的奠基人士。

中华人民共和国成立后，高仲山先生各地访贤，会聚各地著名中医张琪、赵正元、赵麟阁、钟育衡、陈景河、金文华、白郡符、华廷芳、孙纪常、王若铨、吴惟康、陈占奎、孟广奇、胡青山、柯利民、郑侨、黄国昌、于瀛涛、于盈科、衣震寰、刘青、孙文廷、汪秀峰、杨乃儒、张志刚、高式国、夏静华、常广丰、阎惠民、翟奎、吕效临、崔云峰、姜淑明、李西园、刘晓汉、范春洲、邹德琛、段富津等近百人。这些名医是龙江医派后来发展的中坚力量，并产生了黑龙江省"四大名医"，即高仲山、马骥、韩百灵、张琪。

高仲山（1910—1986），我国著名中医学家，中医教育家，现代黑龙江中医药教育的开拓者和奠基人，黑龙江中医药大学创始人。开创龙江医派，黑龙江中医药大学伤寒学科奠基人。黑龙江省四大名医之首。1931 年毕业于上海中国医学院获学士学位，1937 年创办哈尔滨汉医学研究会任会长，1941 年创办滨江省汉医学讲习会，为全国培养中医人才五百余人，创办哈尔滨汉医学研究会月刊、创办滨江省汉医学月刊。1955 年任黑龙江省卫生厅副厅长。著有《汉药丸散膏酒标准配本》《妇科学》等，倡导中华大医学观，善治外感急重热病等内科疾病。

马骥（1913—1991），自幼年随祖父清代宫廷御医马承先侍诊，哈尔滨市汉医讲习会首批学员。1941 年于哈尔滨市开设中医诊所。1950 年首创哈尔滨市联合医疗机构。1954 年后，曾任哈尔滨市中医进修学校校长，哈尔滨市卫生局副局长，黑龙江中医学院附属医院副院长，博士生导师，黑龙江中医药大学中医内科学科奠基人，黑龙江省四大名医之一，善治内科杂病及时病。

韩百灵（1907—2010），1939 年在哈尔滨自设"百灵诊所"行医。黑龙江中医药大学博士生导师，黑龙江省四大名医之一，国家级重点学科中医妇科学科奠基人，全国著名中医妇科专家，在中医妇科界素有"南罗北韩"之称，被授予"国医楷模"称号，荣获中华中医药学会首届中医药传承特别贡献奖，著有《百灵妇科学》《百灵妇科传真》等。创立"肝肾学说"，发展"同因异病、异病同治"理论，善治妇科疑难杂病。

张琪（1922—2019），哈尔滨汉医讲习会首批学员，1951 年创办哈尔滨第四联合诊所，黑龙江中医药大学博士生导师，黑龙江省中医学会名誉会长，黑龙江省中医肾病学科奠基人。黑龙江省四大名医之一，国家级非物质文化遗产传统医药项目代表性传承人，2009 年被评为首批国医大师，为当代龙江医派之旗帜、我国著名中医学家。著《脉学刍议》《张琪临床经验荟要》《张琪肾病医案精选》等。创制"宁神灵"等有效方剂，提出辨治疑难内科疾病以气血为纲，主张大方复法，治疗肾病倡导顾护脾肾。善治内科疑难重病，尤善治肾病。

1987 年黑龙江人民出版社出版了《北疆名医》一书，书中记载了 70 多位黑龙江著名中医的简要生平、学术经历及他们的学术特点和经验，从中反映出龙江医派的学术成就及其特点。

从 20 世纪 80 年代末开始，国家和省、市陆续评定了国医大师和几批全国老中医药专家学术经验继承工作指导老师及省级名医。黑龙江省现有 3 位国医大师，数十人被评为全国老中医药专家学术经验继承工作指导老师，数百人被评为省级名中医和德艺双馨名医。从这些名中医的数量、学历和职称等因素看，龙江医派的队伍构成已经发生了很深刻的变化，表现了龙江医派与时俱进的趋势。

3.2 龙江医派之学术成就

龙江医派作为龙江地方的学术群体，在近现代以来，不仅在医疗上为黑龙江的防病治病做出了历史性的贡献，在学术上也为后人留下了弥足珍贵的财富。这些学术财富不仅引导了后学，在医学历史上也留下了痕迹，具备了恒久的意义和价值。

在中华人民共和国成立之前，高仲山先生为发扬中医学术，培养后学，曾编著了多种中医著述，既为传播学术上的成果，又可作为学习中医的教材读本。这些著述有《黄帝内经素问合解》《汉药丸散膏酒标准配本》《高仲山处方新例》《湿温时疫之研究》《时疫新论》《血证辑要》《中医肿瘤学原始》《妇科学》等十余种，其中《汉药丸散膏酒标准配本》为当时中成药市场标准化规范化做出了重要贡献。

中华人民共和国成立后，老一代中医专家也都各自著书立说，为龙江医派的学术建设做出了可贵的贡献。如马骥著《中医内科学》《万荣轩得效录》，王度著《针灸概要》，白郡符著《白郡符临床经验选》，孙文廷著《中医儿科经验选》，华廷芳著《华廷芳医案》，吕效临著《吕氏医案》《医方集锦》等，张秀峰著《张秀峰医案选》等，韩百灵著《百灵妇科》《中医妇产科学》《百灵临床辨证》《百灵论文集》等，张金衡著《中药药物学》，肖贯一著《验方汇编》《临床经验选》等书,吴惟康编《针灸各家学说讲义》《中医各家学说及医案分析》《医学史料笔记》等,张琪编《脉学刍议》《张琪临床经验荟要》《国医大师临床丛书·张琪肾病医案精选》《跟名师学临床系列丛书·张琪》《中国百年百名中医临床家丛书·张琪》《国医大师临床经验实录·张琪》等,李西园著《西园医案》等,孟广奇编《中医学基础》《中医诊断学》《金匮要略》《温病学》《本草》《中医妇科学》《中医内科学》《中医临床学》等,杨乃儒著《祖国医学的儿科四诊集要》,杨明贤著《常用中药手册》《中药炮制学》,陈景河著《医疗心得集》,邹德琛著《伤寒总病论点校》等,郑侨著《郑侨医案》《郑侨医疗经验集》,高式国著《内经摘误补正》《针灸穴名解》等,栾汝爵著《栾氏按摩法》,窦广誉著《临床医案医话》,陈占奎著《陈氏整骨学》,樊春洲著《中医伤科学》,邓福树著《整骨学》等。

这些论作表现出老一代中医人的拳拳道业之心,既朴实厚重,又内涵丰富,既有术的实用,又有道的深邃幽远。正是这些前辈的引领,才使今天的龙江医派人才如林,成果丰厚,跻身于全国中医前列。

4　龙江医派之学术特点

龙江医派汇聚全国各地的医药精粹,在天人合一、整体观念、病证结合、三因制宜等思想指导下,融合了黑龙江各民族医药经验,结合黑龙江地方多发病,利用黑龙江地产药物,经过漫长的历史酝酿认识到黑龙江地区常见疾病的病因病机特点是外因寒燥、内伤痰热,气血不畅,并积累了以温润、清化、调畅气血为常法的丰富诊疗经验及具有地区特色的中医预防与调养方法。

4.1　多元汇聚,融汇各地医学之长

龙江医派的学术,除了融合早期地方民族医药经验之外,还通过从唐代开始的移民等方式,由中原和南方各地传播而来。这种从内地传入的方式自宋代以后逐步增多,至明清达到一个高潮,已经初步形成人才队伍,这种趋势到近代随东北开发而达到顶点。因此可以说龙江医派的学术根源是地方民族医药经验与全国各地医学的融合,因此也就必然会显示出全国各地医学的特色元素。

唐代渤海国派遣人员到中原学习,带回了中原医学的典籍,这就使中原医学的学术思想和临床经验传播到了黑龙江地区,从而龙江医学也就吸收了中原医学的营养。

北宋末年,金人攻陷汴梁,掳掠了大批医药人员及医学典籍和器物,其中就有北宋所铸造的针灸铜人。这在客观上是比较大规模的医药传播,使中原医药在黑龙江传播得更加广泛和深入。

到明清时期,随着移民、经商、开矿、设立边防驿站、流人、马市贸易等,中医药开始更大规模地传播到黑龙江,并逐渐成为龙江医学的主流。如顺治年间流入的史可法药酒,流放至宁古塔的方拱乾、陈世纪、周长卿、史世仪等,乾隆年间杭州旗人流放齐齐哈尔并在当地开展医疗活动,吕留良的子孙在齐齐哈尔行医等,这都是南方医学在黑龙江传播的证明。而清代在龙江各地行医者大多为中原人,清宣统时仅宁古塔一地就有了比较齐全的各科医生,说明全国各地的医药学术已在龙江安家落户,这对龙江医派的学术特点影响至深至广。

近现代黑龙江各地中医人员的籍贯出身，就更能反映出龙江医派学术的来源。多数名医祖籍均为山东、河北、河南，另有祖籍为江南各省者。如果上追三代，他们绝大多数都是中原和南方移民的后裔，故龙江医派包容了各地的学术内涵。

黑龙江省地处北部边陲，古代地广人稀，从唐代以后是最主要的北方移民所在地之一，到清代形成移民高潮。移民是最主要也是最有效的文化传播方式，龙江医派融合全国各地的医药内容是历史的必然。移民地区虽然原始文化根基薄弱，但是没有固有文化的限制，因此有利于形成开放的精神，可以为不同的医药学内容的发展传承搭建舞台。这可能是今天黑龙江的中医事业水平跻身全国前列的文化基因。

4.2　以明清医药典籍为主要学术内容

中医学发展到明清时期达到鼎盛，医书的编写内容比较丰富，体例也日益标准化。这些医书因为理法方药内容较全面，只要熟读一本就可满足一般的临床需要，故为龙江中医所偏爱习诵，如《药性赋》《汤头歌》《濒湖脉学》等歌诀。此外，人们多以明清时期明了易懂的医书作为修习的课本，如《寿世保元》《万病回春》《医宗必读》《万科正宗》《温病条辨》《本草备要》等。《医宗金鉴》是清代朝廷组织国家力量编著的，其中对中医基础理论、诊断、药物、方剂及临证各科都有全面系统的论述，既有普及歌诀，也有详细解说，确实是中医药学书籍中既有相当深度广度，又切合临床实用的优秀医书。因此龙江医派的大多数医家都能熟记《医宗金鉴》内容，熟练应用该书的诊疗方法。

直到高仲山先生自沪上毕业而来黑龙江兴办汉医讲习会，使"四大经典"及近现代的中医课程在黑龙江成为习医教材。中华人民共和国成立之前，得益于高仲山先生对中医教育的积极努力，黑龙江地区涌现了一大批高素质的中医人才。

4.3　龙江医派学术的地方特色

龙江医派的学术来源有多元化特点，既有全国南北各地的医药传入，又有地方民族医药观念和经验，这些都是酝酿龙江医派学术特色和风格的基础。同时，黑龙江地处北方，地方性气候、地理特点及民众体质禀赋、风俗文化习惯长期以来深刻地影响了龙江医派医家的学术认知，这也必然会给龙江医派医家群体的学术思想、理论认识及临床诊治特点和风格打上深刻的地方性烙印。

首先，善治外感热病、疫病。黑龙江地区纬度较高，偏寒多风，而且冬季漫长，气温极低，寒温季节转变迅速，罹患伤寒、温病者多见，尤其春冬两季更为普遍。地方性高发疾病谱使龙江医派群体重视对伤寒和温病的研究，对北方热性病、疫病的诊治积累了丰厚的经验，临床应用经方和时方并重而不偏。在黑龙江省各地方志都有大量记载。如清末民初，黑龙江地区发生大规模流行的肺鼠疫，经伍连德采取的有效防治措施，中医顾喜诰、西医柳振林、司事贾凤石在疫区医院连续工作数月，救治鼠疫患者 2000 余例，成功遏制了鼠疫的蔓延，其中中医在治疗鼠疫方面起到了独特有效的作用。许多医家重视以仲景之法辨表里寒热虚实，善用六经辨证和方证相应理论指导临证，同时对温病诸家的理法方药也多能融会贯通，互相配合，灵活应用。而且龙江医派大多数医家无论家居城乡、年龄少长，对《医宗金鉴·伤寒心法要诀》和《温病条辨》都能倒背如流并熟练应用，寒温之说并行不悖，可见一斑。

其次，善治复合病、复合症、疑难病。本地区民众豪放好酒，饮食肉类摄入较多，蔬菜水果相对偏少，而且习惯食用腌制品，如酸菜、咸菜等，造成盐摄入量过高，导致代谢性疾病如糖尿病、痛风等多发，心脑血管疾病在本地区也十分常见。黑龙江地区每年寒冷时段漫长，户外运动不便，加之民众防病治病、养生保健意识相对薄弱，客观上也造成了疾病的复杂性，单个患者多种疾病并存，兼症多，疑难病多，治疗棘手。龙江医派医家长年诊治复合病、复合症、疑难病，习惯于纷繁复杂之中精细辨证，灵活运用各种治法，熔扶正祛邪于一炉。面对疑难复杂病症，龙江医家临证谨守病机，重视脾肾，强调内伤杂病痰瘀相关、水血同治，或经方小剂，药简效宏，或大方复法，兼顾周全，总以愈疾为期。

再次，本地区冬季寒冷，气候以寒湿、寒燥为主，民众风湿痹痛普遍，加之龙江地区冰雪天气多见，外伤骨折、脱位高发。龙江医派医家对此类疾患诊治时日已久，骨伤科治疗经验独到丰富，或以手法称奇，或以药功见著，既有整体观，又讲辨证法，既有家传师授的临床经验，又有坚实的中医理论基础，外科不离于内科，心法更胜于手法。值得一提的是，许多龙江医家注意吸收源于北方蒙古等善于骑射的少数民族的骨伤整复、治疗方法，从而也形成了龙江医派骨伤科学术特色的一部分。

另外，众多医家在成长之中，对黑龙江地产药材如人参、鹿茸、五味子、北五加、北细辛等的特殊性能体会深刻，进而可以更好地临证遣方用药。更因龙江民众一般体质强壮，腠理致密，正邪交争之时反应较剧，所以一般来说，龙江医派医家多善用峻猛力强之品，实则急攻，虚则峻补，或单刀直入，或大方围攻，常用乌头、附子、大黄、芒硝、人参、鹿茸等，所以多能于病情危重之时力挽狂澜，或治疗沉疴痼疾之时，收到出人意料之效。

龙江医派医家也多善用外治、针灸、奇方、秘术。黑龙江是北方少数民族聚集之地，本地区少数民族医药虽然理论不系统，经验零散，但是在漫长的历史中积累了很多奇诡的治病捷法。例如龙江大地赫哲族、鄂伦春族、达斡尔族及部分地区的蒙古族民众等普遍信奉的萨满文化，即包含许多医学内容，这些内容在民间广为流传，虽说不清医理药性，但是临证施用，往往立竿见影。此外，常用外用膏药、针挑放血、拔罐火攻、头针丛刺、项针等治疗方法在龙江医派中也是临床特色之一。

5 龙江医派近年所做工作

为弘扬龙医精神，发展龙江中医药事业，以龙江医学流派传承工作室及省龙江医派研究会为依托，龙江医派建设团队做了大量工作，为龙江医派进一步发展奠定了历史性基础。并被列入黑龙江省委、省政府颁布的《"健康龙江2030"规划》《黑龙江省"十三五"中医药发展规划》《黑龙江省中医药产业发展规划》《黑龙江省中医药条例》《黑龙江省"十四五"中医药发展规划》《关于促进中医药传承创新发展的实施意见》中。

5.1 抢救挖掘整理前辈经验，出版"龙江医派丛书"

为传承发扬龙江医派前辈学术精华，黑龙江中医药大学龙江医派研究团队一直致力于前辈经验的抢救搜集挖掘整理工作，由科学出版社先后出版的《龙江医派创始人高仲山学术经验集》《华廷芳学术经验集》《御医传人马骥学术经验集》《国医大师张琪学术思想探赜》《王德光学术经验集》《邓福树骨伤科学术经验集》《邹德琛学术经验集》《崔振儒学术经验集》《吴惟康学术经验集》《王选章推拿学术经验集》《国医大师卢芳学术经验集》《张金良肝胆脾胃病学术经验集》《黑龙江省名中医医案精选》《王维昌妇科学术经验集》《白郡符皮肤外科学术经验集》《抗战时期龙江医家学术经验集萃》《寒地养生》《龙江医派学术与文化》《黑龙江省民间医药选萃》《国医大师张琪学术经验集》《国医大师孙申田针灸学术经验集》等著作，引起省内外中医爱好者的强烈反响，"龙江医派丛书"已被英国大英图书馆收录为馆藏图书。

"龙江医派丛书"反映了龙江中医药事业近百年来不畏艰苦、自强不息的发展历程及取得的辉煌成果，其中宝贵的学术思想和经验对于现代中医临床和科研工作具有重要的实用价值和指导意义，同时也是黑土文化的重要组成部分。

5.2 建设龙江医学流派传承工作室，创立龙江医派研究会，搭建学术交流平台

国家中医药管理局龙江医学流派传承工作室作为全国首批 64 家学术流派工作室之一，以探索建立龙江医派学术传承、临床运用、推广转化的新模式为己任，着力凝聚和培育特色优势明显、学术影响较大、临床疗效显著、传承梯队完备、资源横向整合的龙江中医学术流派传承群体，既促进中医药学术繁荣，又更好地满足广大人民群众对中医药服务的需求。2019 年顺利完成验收，并启动第二轮建设。2022 年获评黑龙江省教科文卫体系统"劳模和工匠人才创新工作室"。2023 年，龙江医学流派传承工作室顺利完成第二轮建设验收。

为更全面地整合龙江中医资源，由黑龙江省民政厅批准、黑龙江省中医药管理局为业务主管部门，成立黑龙江省龙江医派研究会，黑龙江中医药大学姜德友教授任首任会长。研究会为学术性、非营利性、公益性社会团体法人的省一级学会，其宗旨是团结组织黑龙江省内中医药工作者，发扬中医药特色和优势，发掘、整理、验证、创新、推广龙江中医药学术思想，提供中医药学术交流切磋的平台，提高龙江中医药的科研、医疗服务能力。龙江医学流派传承工作室与黑龙江省龙江医派研究会相得益彰，为提炼整理龙江医派学术特点及诊疗技术并推广应用，为龙江医派学术文化创建工程做出大量卓有成效的工作。

5.3 举办龙江医派研究会学术年会，推进学术平台建设

为繁荣龙江中医学术，营造学术交流氛围，2014 年，黑龙江省龙江医派研究会举办首届学术年会，与会专家以"龙江名医之路"为主题进行交流探讨。第二届学术年会于2015 年举办，龙江医派传承人围绕黑龙江省四大名医及龙江医派发展史为主题进行交流。同时通过《龙江医派会刊》的编撰，荟萃龙江中医药学术精华。

5.4 建立黑龙江省龙江医派研究中心，深化和丰富龙江医派学术内涵

2016 年 10 月经黑龙江省卫生和计划生育委员会批准，在黑龙江中医药大学附属第一医院建立龙江医派研究中心。中心依托黑龙江中医药大学附属第一医院和国家临床研究基地、黑龙江省中医药数据中心，旨在通过临床病例研究黑龙江地区常见病、多发病、疑难病的病因病机、证治规律，寒地养生的理论与实践体系等。现已编纂"龙江医派现代中医临床思路与方法丛书"25 册，由科学出版社出版。发表相关论文百余篇。

5.5　建立龙江医派传承基地，提升中医临床思维能力，探索中医临床家培养的教育途径

龙江医派传承工作室先后在中国台湾、深圳、三亚、长春、东港、丹东、天津、满洲里及黑龙江省多地建立传承基地，主要开展讲座、出诊及带教工作，其中三亚市中医院已成为黑龙江中医药大学教学医院及本科生实习基地，现已进行多次专家交流出诊带教工作。

受黑龙江省中医药管理局委托，2013年进行"发扬龙江医派优势特色，提升县级中医院医疗水平"帮扶活动，研究会于黑龙江省设立十个试点单位，2014年通过讲座、义诊等一系列活动，使各试点县后备传承人诊疗水平和门诊量均有不同程度的提升。2015年，黑龙江省中医药管理局委托龙江医派研究会及工作室，在全省各地市县中医医院全面开展龙江医学流派传承工作室二级工作站的建设，全面提升黑龙江省中医院的学术水平与医疗服务能力。并编撰《龙江医派养生备要》，向全省民众发放。

旨在研究培养中医药人才、发挥中医药优势的"龙江医派教育科学研究团队"，于2014年被批准为黑龙江省首批A类教育教学研究团队，团队致力于建设一批学术底蕴深厚、中医特色鲜明的教育研究群体，以期探索中医人才的成长规律，培养能够充分发挥中医特色优势的中医精英。2022年，黑龙江中医药大学作为黑龙江省非物质文化遗产龙江医派项目保护单位，入选由黑龙江省文化和旅游厅公布的第二批省级非物质文化遗产教育基地和研究基地。

通过在黑龙江中医药大学举办"龙江医派杯"中医经典知识竞赛、英语开口秀、"龙江医派杰出医家马骥基金评选及颁奖活动"，开设龙江医派学术经验选讲、中医学术流派课程，出版《龙江医派学术经验选讲》特色教材以激发学生学习中医的热情，强化其对龙江医派的归属感及凝聚力。

5.6　创办龙江医派学术文化节，创新中医药文化传播模式，打造龙医文化名片

通过创办龙江医派学术文化节，建立龙江医派网站，打造龙医学术文化品牌，宣传中医药文化思想，扩大龙江医派影响力。2012年以来，举办高仲山、马骥、华廷芳、孟广奇、吴惟康等龙江医派著名医家百年诞辰纪念活动，使全省各界感受到龙江中医药的独特魅力及龙医精神，黑龙江省龙江医派研究会会长姜德友教授，经过多年对龙江医派名家事迹、学术思想、道德、行业精神等的多方面研究，提炼总结出八大龙医精神，其内容是勇于开拓的创业精神；勤奋务实的敬业精神；求真创新的博学精神；重育贤才的传承精神；执中致和的包容精神；仁爱诚信的厚德精神；铁肩护道的爱国精神；济世救人的大医精神。充分展现出龙医风采，成为黑龙江省特有的中医文化之魂。龙江医派各项工作的推进，得到了中国中医药报、新华网、人民网、东北网、黑龙江日报等数十家媒体平台的大量报道，在学术界及龙江民众中获得良好声誉，并载入《黑龙江中医药大学校史》《中国中医药年鉴》。

工作室团队以黑龙江省中医药博物馆的建设为契机，大力挖掘黑龙江省中医药学术文化历史资源，梳理明晰龙江医学流派发展脉络，建成龙江医学发展史馆，所编写的《龙江医派颂歌》在同学中广为传唱，激发杏林学子对龙江中医的热情。

通过对龙江医派底蕴的发掘和打造，使其成为黑龙江中医药学术界理论产生和创新

的土壤，成为黑龙江省中医从业者的凝聚中心，成为黑龙江中医学术探讨的平台和学术园地，成为黑龙江省中医药人才培养与成长的核心动力，成为引领、传承、传播黑龙江中医学术的主体力量，成为黑龙江中医文化品牌和精神家园，成为龙江医药学的特色标志，成为黑龙江省非物质文化遗产，成为黑龙江的重要地理文化标识。相信，在新的历史时期，龙江医派将会做出新的学术建树，为丰富祖国医学的内涵做出更大的贡献。

"龙江医派丛书"总编委会

2023 年 9 月 29 日

前　言

　　医话是一种具有形式多样、体裁不拘、医文并茂，内容简短流畅、切词达意等特点的中医著作体例。其文约意广、新义频出、灵机妙绪、卷备甚富，或是记录个人临证验案，或是阐述读书和治验心得体会，或是学术问题评考证、评论等，冶学理治验于一炉，如细雨之润物无声；实零金碎玉之撷菁，宛研言之珍言玉钥。

　　黑龙江地处我国北疆寒地，在白山黑水地理气候环境和黑土文化历史背景下，蕴育了地域特色鲜明的龙江医派，在其百余年的发展过程中，以高仲山、马骥、韩百灵、张琪四大名医为代表的新时代黑龙江中医群体，不断创新，薪火相传，形成了鲜明的学术特色和临证风格，凸显了对北方地区疾病防治的优势。

　　本书收录了部分黑龙江省名中医早年曾经出版的著作和刊物，如由李国清、徐阳孙主编的《龙江医话医论集》（1987 年黑龙江人民出版社出版），由夏洪生主编的《北方医话》（1988年北京科学技术出版社出版），《哈尔滨中医》、《中医药学报》、《中医药信息》、《黑龙江中医药》等；并有先贤医家遗留的医话、现代黑龙江省名家英才的医话等珍贵资料。编写过程中，遵循"尽量展现医家医话原貌"的原则，对医话作者单位仍以当时的单位名称进行收录，如黑龙江中医学院（1996 年更名为黑龙江中医药大学），黑龙江中医学院附属医院（现名为黑龙江中医药大学附属第一医院），黑龙江省祖国医药研究所、黑龙江省中医研究院（现名为黑龙江省中医药科学院）。

　　本书共收录龙江中医诊余随笔之医话 335 篇，秉"循先哲遗范，垂百世之法"之笃信，斟酌博约，深思慎取，每篇虽不过千字，但篇篇锦绣、字字珠玑。结合黑龙江地区地处北方，气候寒冷干燥多风，居民饮食习惯偏嗜肥咸甘厚味而且好饮酒的特点，龙江医家强调外感病症多寒燥为因、内伤杂病痰瘀相关、治疗以气血为纲等临证诊疗思路，对常见病的诊疗具有地域倾向性。书中内容包括对经典研习的心悟发微，临证治验的记录、体悟，辨证论治的真知灼见，遣方用药的心得体会等，这些精彩鲜活的医话分为医理、治法、方药、内科、外科、妇科、儿科、眼科、耳鼻喉科、口腔疾病、骨伤科、奇症、针灸、推拿、康复、护理等类别，展现出龙江医派医家群体的个人学术思想，反映出黑龙江地域中医药学术争鸣的氛围，从一个侧面展示出龙江医派的风貌，体现了寒地医学学术思想内涵，具有较高的学术和实用价值。

　　特别向《龙江医话医论集》已故主编李国清、徐阳孙二位先生表示崇高的敬意，对该书各位编委表示由衷的谢意，感谢他们的远见卓识，给我们留下了异彩纷呈且贴近临床的龙江医话。本书由黑龙江省龙江医派研究会组织编写，并得到了黑龙江省中医药管理局、黑龙江中医药大学、黑龙江省中医药科学院等单位的大力支持，谨此向有关单位致以衷心感谢！

《龙江医派医话撷菁》编委会

2022 年 12 月

目　录

总序
总前言
前言

医　理

治　法

方　药

内　科

妇　科

儿　科

眼　科

耳鼻喉科

口　腔　科

骨　伤　科

奇　　症

针　　灸

推　拿

康　复

护　理

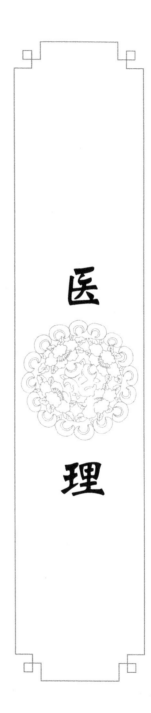

医

理

半半斋导游录

黑龙江中医学院　高仲山

1. 时病之界说

时病者，乃感四时六气为病也。春之温，夏之暑，秋之燥，冬之寒。以遂天地之生长收藏，人冒其气，统称时病。故《内经》曰："谨候其时，气可与期。"又曰："谨守病机，毋失气宜，而其冬伤于寒，春必病温；春伤于风，夏生飧泄；夏伤于暑，秋生痎疟；秋伤于湿，冬生咳嗽。"雷少逸氏之演为八：曰伤寒，曰温病，曰伤风，曰飧泄，曰伤暑，曰痎疟，曰伤湿，曰咳嗽，著《时病论》八卷，尤能予研究时病者以权舆。其在《金匮》，则有未至而至，至而不至，至而不去，至而太过之文。譬之冬至之后，甲子夜半少阳起，少阳之时阳始生，天得温和。以未得甲子，天因温和，此为未至而至；以得甲子，而天未温和，此为至而不至；以得甲子，而大寒不解，此为至而不去；以得甲子，而天温如盛夏五六月时，此为至而太过。盖非其时而有其气，中之者亦为时病也。故时病之生，不必传染，往往于一时期内，见多数类似之症。西医称之为流行性感冒，如最近之春温痉病，形寒身热，头项强痛，咳嗽口渴，甚则神昏谵语，牙关紧闭。率由冬令酷冷，春雪过量，外寒内燥，郁而化热，循经入脑，其一例也。

2. 杂病之界说

杂病者，对时病而称。时病不外六淫之感受，六经之传变，有统系可寻，一定之治。杂病则各自为症，连带者少。故昔贤张景岳撰杂病谟，徐大椿撰杂病源，皆于伤寒之外，别树一帜。而《金匮要略》一书，尤为后世治杂病之准则，分章立论，俱以病症为主，不能以经络脏腑统率也。咳嗽之归于肺，泄泻之归于脾，癫狂之归于心，淋浊之归于肾。然亦就其大体而言，盖五脏皆能致咳嗽，肾虚肠寒皆能致泄泻，肝胃膀胱皆能致癫狂淋浊，决不能以一脏限之，特挈领提纲，颇便寻索，亦入门之阶也。

3. 时病之传变

内科中惟时病最多变化。《伤寒论》云："伤寒一日，太阳受之，脉若静者，为不传；颇欲吐，若躁烦，脉数急者，为传也。"又曰："伤寒二三日，阳明少阳证不见者，为不传也。"所称传者，即变化也。如曰："太阳病三日，已发汗，若吐若下若温针，仍不解者，此为坏病，桂枝不中与之也。"又曰："太阳病不解，转入少阳者，胁下硬满，干呕不能食，往来寒热，尚未吐下，脉沉紧者，与小柴胡汤""若已吐、下、发汗、温针，谵语，柴胡汤证罢，此为坏病，知犯何逆，以法治之"。所称坏病者，亦变化也。惟前者属于病进之自然变化，后者属于药误之被促变化，有以异耳，故治时病时，务宜审症用药，万不可拘执成见，墨守不化。不信，试观伤寒论三百九十七法，一百一十三方，其治纯粹之伤寒法有几？治纯粹之伤寒方有几？盖大半为应付变化而设者也。

4. 杂病之传变

杂病与时病不并立，固矣。然其治疗方剂，颇多一贯之处，即以仲景书论，可见其梗概。如太阳篇之小青龙汤，痰饮篇亦用之；阳明篇之大承气汤，下利篇亦用之；少阳篇之小柴胡汤，呕吐篇亦用之；其他桂枝汤、桂枝加附子汤、白虎加人参汤、瓜蒂散、甘草泻心汤、小建中汤、麻子仁丸、小承气汤、五苓散、十枣汤、茵陈蒿汤等，均两见于《伤寒论》、《金匮要略》。盖有是病，用是药，不得截然分为两途又如此。故时病与杂病，在表面上大相径庭，在实际上证多汇通，时病中未尝无虚证，即不应从时病治。杂病中未尝无外感兼症，即有时宜参时病治。而杂病中更未尝无变化，如《素问·阴阳离合论》云："二阳之病发心脾，有不得隐曲，女子不月，其传为风消，其传为息贲者"，又"一阳发病，少气善咳善泄，其传为心掣，其传为隔"，则杂病之治，正亦如时病之宜如珠走盘。今人有能治时病而不能治杂病，有能治杂病而不能治时病，告未识个中真理者也。

5. 求因说

治内科须先寻得提纲，提纲者六淫七情是也。盖汉医治病，注重病因，能明二者之变化，既能测百病之状态，亦能出百病之治法，如断定所病发热或腹痛为伤于寒，则用药不离乎温，发热者温散之，腹痛者温运之，更从而推之。苟断定其月经停闭为冲任受寒，痰饮咳嗽为脾肺受寒，则治亦不外温下温化。是知病之变化綦繁，而病之发动实简，治疗之方法綦繁。而方药之根据实简，此避繁就简之妙。世人能行之而不知，能知之而不宜，遂使习医之士，终日孜孜，不能融会，用力多而得益少。读书愈高而心曲愈乱，殊属可慨。至有訾议汉医无病理书籍者，或更附和而谓汉医只能治病，不能论病者，安知求其因，即所以明其理，不溯其源，何以穷其流，不齐其本，何以修其末？盖亦不思之甚也。

6. 辨证说

有因必有果，症者因之果也。故藏诸内者，必形于外。如伤风病必见形寒发热、头痛咳嗽等症。伤食病必见恶食吞酸、中脘胀闷等症。临床者可因其病而测其症，亦可因其症而断其病，是辨证之法，亦至重也。然在实际上或有适得其反，且原因不同，而所现之象或竟相仿。则辨证一道，实觉可恃而不可恃，故必即症以合其因。其病方无遁情，善哉！朱丹溪著《脉因证治》，秦景明著《症因脉治》，俱以见症原因并提，洵为治病之不二法门也。

（姜德友，高雪. 2010. 龙江医派创始人高仲山学术经验集［M］. 北京：科学出版社：661-662.）

论"谨守病机"

黑龙江中医学院附属医院　马　骥

"病机"是使人所以能够致病的本原，也就是致病的能源或动力。《说文》中曾指出"主发谓之机"，即指事物所以能够运动或发展的原动力，其中有"动于近而成于远"之义。《韵会》又说："机，要也。"意指事物的要害或关键。

无论何种疾病，皆存在其各自特有的病机。治疗疾病时，就必须通过望、闻、问、切之四诊归纳其全部证候，运用八纲辨证方法，以求得其病情、病位和病的阴阳属性，尤其是应该掌握其病机所在，这样就能抓住施治的要领，使邪无所遁形，亦即达到了"谨守病机，各司其属"之目的。

《神农本草经》中指出："欲治病，先察其源，候其病机。"《素问》中曾有"审察病机，无失气宜"、"谨候气宜，无失病机"等论述，强调了预审病机是治疗疾病的关键，同时也是临证医家较难做到的事。《伤寒论》397条，其中有三分之一的条文是为失治误治所设，然其所以失治误治者，皆由不明病机。故执医者，若不详审病机，而误投方药则贻害非轻。如余于临证中曾遇陈世铎者，年逾四十，罹阴暑，求某医，服汤剂不解，遂由友人赠以安宫牛黄丸数丸，谓为"时疾良药"，陈全家因不明药性，欣然服之，当入夜突转肢端清冷，吐利并作，神困欲寐。邀余诊治，症见面唇青暗，精明无光，蜷卧声微，脘腹下陷，柔软而无痛，舌紫黑滑而无苔，脉沉微欲绝。索视前医用方，盖辛凉疏表之法，虽不中病，亦不致症于骤变。再询原委，知其误服丸剂所致。余认为，陈素体阳虚，更遭外寒，治应辛温和表佐以扶正，然由误服犀、黄、栀、连大寒之品，更伤真阳，几至不救。余乃拟以通脉四逆加参术汤，倍其量，服三剂，使其元气大复，精明有神，注意饮食，将息月余而愈。

余于多年临证中深刻体会，掌握病机实为治病之关键。虽然病之证候错综复杂，千变万化，但能抓住疾病的本质——即病机的变化，如正邪的强弱、阴阳的偏盛偏衰、脏腑气机之升降失调等，不仅可以准确地确定出疾病的性质，还可以推测疾病的预后与发展，从而采取相应的治疗大法。因此能否准确地掌握病机，是立法的前提，亦是救治与误治之关键。正如《灵枢·九针》所谓："知机之道者，不可挂以发；不知机道，叩之不发。"正说明这种道理。

(李国清，徐阳孙.1987.龙江医话医论集[M].哈尔滨：黑龙江人民出版社：294-295.)

谈"医者，意也"

黑龙江省中医研究院　张　琪

前人有"医者，意也"之说。此"意"字寓意深刻，即言：为医者必须思路广阔，善于思维，精于分析病情，如老吏之剖析案情，探微索隐，直中肯綮，对病情复杂之疑难疾病尤应如此。但思路来自于学识，有几分学识，就有几分思路，一个缺乏实践经验、学识浅薄的人，自然思路狭窄，临证遇到一些较为复杂的病情，常会茫然无所措。因此要想达到"医者，意也"之目的，就必须勤奋学习，广览博收。试观古今有成就的医学家，都是几十年如一日手不释卷地勤奋学习和勇于实践及探索，不断总结经验，因而才会有广阔的思路，也才能有创造和发明。

祖国医学内容极为丰富，是一个伟大的宝库，不可能一蹴即能达到高深的程度，但也不是望而不及，只要有决心勤奋学习，持之以恒，不断于临床积累经验，学业必能与日俱增，久之自能思路宽广，可以成为既有高深造诣，又有丰富经验之良医，以肩负起"医者，意也"之天职。

(李国清，徐阳孙.1987.龙江医话医论集[M].哈尔滨：黑龙江人民出版社：295-296.)

寒凝血瘀小议

黑龙江省祖国医药研究所 张 琪

《内经》认为，寒邪可以导致血瘀，"血遇寒则凝"、"不通则痛"，临床见一部分气滞作痛的证候，多由寒邪所致。如《素问·举痛论》曰："经脉流行不止，环周不休，寒气入经而稽迟，泣而不行，客于脉外则血少，客于脉中则气不通，故卒然而痛。"又"寒气客于脉外，则脉寒，脉寒则缩蜷，缩蜷则脉绌急，绌急则外引小络，卒然而痛"。脏腑经络四肢百骸，都是依赖气血的环流，以濡养灌溉，一旦寒邪所犯，或阳虚阴寒内阻，则瘀滞不通，从而发生种种血瘀之症，此类血瘀应分外寒、内寒，外寒宜散寒活血，内寒宜温阳活血。如常见的妇科痛经，部分属于血寒凝滞，色暗量少，经来不畅，少腹攻痛，脉沉紧，舌苔白，宜温经化寒行滞，如炮姜、肉桂、茴香、艾叶和桃仁、红花、丹参、当归、川芎等，必须温中祛寒、活血化瘀两个法则同用，才能寒化瘀开，常用的方剂是少腹逐瘀汤或温经汤加味，温经汤方中温寒的药多，祛瘀的药只有牡丹皮，其余当归、川芎乃补血行气之品，吴茱萸、桂枝、生姜温中散寒，人参、阿胶益气补血，原文虽然提出"瘀血在少腹不去"，实际乃虚寒夹瘀血之症，用治瘀血须加活血之药方效。笔者治一妇女，十年未育，少腹寒凉，白带多，脉沉，月经愆期，曾用温经汤原方，十余剂无效，用手触其少腹有鹅卵大硬块，疼痛拒按，因思此乃寒虚夹癥之症，原方活血化瘀力弱，故而无效，改用温经汤原方加三棱、莪术、桃仁、丹参，连服三十剂，经行恢复正常，包块消失，后怀孕生一男孩。后以此方加味，治愈多人，此类寒凝血瘀单用活血祛瘀就不能奏效。桂枝茯苓丸为祛瘀化癥之良方，治癥为何用桂枝？因本品具有温通血脉之功，与桃仁、丹皮、芍药合用，可奏温寒化瘀之功效。生化汤中炮姜与桃仁、当归、川芎相配伍，此方治产后恶露不下，颇为有效。傅青主治产后血块，告诫"此症勿拘古方，妄用苏木、蓬、棱以轻人命，其一应散血万破血药，俱禁用……惟生化汤系治血块圣药也"。此方妙在温中与补血活血合用，故能寒除瘀开，奏效甚捷。以上为内寒血瘀之例。

寒瘀血滞亦多见于外周血管疾病及关节疾病等，如血栓闭塞性脉管炎、静脉炎、雷诺病、神经根炎、风湿性关节炎等。当归四逆汤治"手足厥寒，脉细欲绝"。成无己谓："手足厥寒者，阳气外虚不温四末，脉细欲绝者，阴血内弱，血行不利，与当归四逆汤助阳生阴也。"此证为肝虚寒，血郁不能荣于脉中，四肢失于温养，所以手足厥寒，相当于外周血管性疾病，本方补血散寒，温通经脉具有一定疗效。曾治一例雷诺病，两手厥冷，色青紫，脉不至，用此方大剂桂枝、当归，加入丹参、红花，连服三十余剂，手转温、脉亦出。又治林某，两手厥冷，全身上下窜痛，不能入眠，脉细欲绝，亦折以此方加活血之剂而愈。风湿性关节炎包括在痹证范围之内，古人治疗此症，除用祛风寒湿之药外，亦用活血之剂，"治风先治血，血行风自灭"，如乳香黑虎丹，治风湿入于经络，手足麻木，腰腿疼痛，诸风不能行。方中草乌、苍术、生姜与五灵脂、乳香、没药、穿山甲、自然铜相配伍，祛风湿药与活血通络药合用。王清任"痹证有瘀血说"论之颇详，立身痛逐瘀汤，一面祛风寒湿，一面活血祛瘀，用之颇效，此为外寒血瘀病例。此外，尚有阳气衰微，血瘀运行无力，循环受阻，形成阳虚血瘀，多表现于肺源性心脏病、风湿性心脏病并发心力衰竭，临床表现心悸、浮肿、咳喘不得卧，头汗肢厥、舌质紫，脉微欲绝、静脉怒张等。宜用温阳活血法，常用附子汤加丹参、红花、桃仁、赤芍等。真武汤加人参、红花、丹参、桃仁等效果亦佳；如见汗出肢冷，喘脱危症，宜用急救回阳汤加龙牡、紫石英、黑锡丹吞服，潜镇摄纳，多能使症状缓解，转危为安。方中附子宜先煎 30～60 分钟减其毒性，然后再下他药。

（张琪.1981.瘀血与"活血化瘀"初探（上）［J］.黑龙江中医药，（3）：5-8.）

本事黄芪汤治疗暴盲

黑龙江中医学院　吴惟康

1965 年，余在宾县青阳公社巡回医疗，遇一中年妇女，忽患暴盲。余望其二目无光，视觉全无。家人不知所措，皆掩面而泣。暴盲多实，余观其大体，无腹满便闭，可知非大承气汤证云"目中不了了，睛不和"之实证，亦无肝火暴攻之象。详询病情，方知该患者久病肺痨，辄服抗痨药物，其效不显，身体日渐虚羸，声音低微，语言不清，喘咳不甚；观其颜面虚浮而㿠白，舌淡无苔，脉微细而数。一派虚馁之象。是时余忽想到《灵枢·决气》"气脱者，目不明"、《难经·二十一难》"阴脱者目盲"之语，细斟本证，一派气阴大亏之象，正合经意。余即投本事黄芪汤：黄芪、人参、熟地各 35 克，天冬 15 克，五味子 7.5 克，炙甘草 15 克，生姜 3 片，云苓 15 克，麦冬 15 克，酒芍 15 克，乌梅 5 克，大枣 3 枚。水煎服。不料三剂药尽，患者竟然复明。

暴盲有"外不伤于轮廓，内不损于瞳神，倏然盲而不见也"的病理特征。其来势急，病情复杂，且以实证居多；然本案不从实治，而从虚补，是因"目者，气血之宗也"，亏则目不明。故用《医方集解》之本事黄芪汤，将其中人参、黄芪、熟地加大用量，以峻补气阴；乌梅、芍药、五味子敛气生津；二冬补阴；云苓、甘草、生姜、大枣健脾益气。津回气升则目得充养，双视复明。余业医多年，深深体会到：平时如能正确领悟经旨，临证时，才能方寸不乱，取效过半。

（夏洪生.1988.北方医话［M］.北京：北京科学技术出版社，1988：261-262.）

胆识方守，医之良箴

齐齐哈尔市中医医院　陈景河

已故岳美中教授曾言："治疗急性病要有胆有识，治疗慢性病要有方有守。"余亦深然其说，并谓治疗急性病亦须有方有守，治疗慢性病亦须有胆有识，为此则庶免贻误。

某年治赵姓女，43 岁，患单腹胀，病史八年，经某医院诊为肝硬化腹水，转辗求治不效。来诊时眼窝深陷，两颧高耸，形销骨露，腹大如鼓，青筋暴突，腹围 96 厘米，息促而微，语怯，舌苔薄黄而燥，脉弦细有力。断其神气尚有一息之存，腑气尚未全败，正气虽虚极，良由邪气之凭陵。慢病急治，速去水积，可冀万一。投《医宗金鉴·肠覃石瘕证治》之厚朴汤：厚朴 20 克，槟榔 15 克，木香 10 克，枳实 10 克，青皮 15 克，陈皮 10 克，甘遂 10 克，大戟 15 克，水煎服。方中甘遂生用，并他药同煎，服一剂后来告：大便下血约半痰盂，顿觉息畅、身轻，腹胀亦减，稍可平卧。前以其症为水臌，今知是血蛊，离经之血，除之务尽，不可因正气虚极而听任有形之邪去而复聚。坚嘱再服一剂，又下血水甚多，腹胀全消，略能进食，精神转佳，后以他药调治终告痊愈。设使治疗期间以其病史既久，邪极盛，正极衰，而徘徊瞻顾，畏首畏尾，则安敢望其如斯之效。

　　另治一齿衄患者，女，46 岁，3 天前突然周身发红点，渐密渐大，竟致全身肤色形成云片样血斑，面色惨白，几无生气，牙龈出血如注，脉象弦缓无力，舌色淡白。诊为热伤阳络，血气溢于肌肤伴发齿衄，证之急者，莫此为甚。急清其热以止其血，投犀角地黄汤加减：生地 100 克，白芍 70 克，龙骨 50 克，牡蛎 50 克，乳香 20 克，没药 20 克，当归 15 克，羚羊角 5 克，犀角（水牛角代）20 克，水煎服。嘱 4 小时服一次，如血止可望有救。服药 4 小时，齿龈出血大减，又服两剂，停止出血。仍以前方去羚犀，加重镇安神之茯苓、磁石，守服十三剂，周身紫斑消退。更入补气养血之黄芪、党参，又服十剂，面容肤色转佳，纳馨力增。因家贫无力服药，嘱以饮食调摄，观察 2 年，劳作如常，更无他异。设使初诊时，茫无定见而浪投他方；设使不作坚壁清野以固既得之效，则不知是何结局。取胜之道非方与守而何？以故余之对医家谈医，常以"胆识方守，医之良箴"为言。

（李国清，徐阳孙. 1987. 龙江医话医论集［M］. 哈尔滨：黑龙江人民出版社：297-299.）

寒凉可除热，甘温有奇功

黑龙江中医学院　柯利民

　　发热是多种疾病共有的症状，故而其病因病机比较复杂，有外感发热，有内伤发热，所以在治疗上提出了不同方法。用寒凉的药物除热，这是人所共知的。然而在发热的治疗上，还有用甘温除热之法，这不是本文发明，先人早已论及。金元四大医家之一李东垣就提倡甘温除热，而更早张仲景医圣就选用小建中汤治疗"手足烦热，咽干口燥"。余受古人之训，用于临床，辨证精确，选方得当，疗效甚佳。如患者刘某，女，长期低热，体温偏高，经过一些医院检查诊治，定为无名热，有的诊断为自主神经功能紊乱。后来求余诊治，余问之病情，常常于午后发热，热势不高，头晕乏力，时而自汗，气短懒言，不欲饮食，记忆减退，精神不振，望其面色白，舌质淡苔薄，诊其脉细，审之病因，自述由于文化水平偏低，又在科研单位工作，自性好强，所以贪黑起早攻读专业之书，后来，不知何因而得此疾。可见此症病源已明，主要是劳累过度，伤及心脾，气血虚弱所致。所以，过去所用一些解热之剂不符其症，反易损伤人体正气。药用黄芪 50 克，党参 25 克，山药 20 克，陈皮 15 克，白术 20 克，当归 15 克，柴胡 15 克，升麻 10 克，桂枝 10 克，龙骨 15 克，牡蛎 20 克，茯苓 20 克，甘草 10 克。嘱其服三剂再来诊。4 天之后病情见好，未见发热，但午后仍有不适之感；又嘱其服四剂，前后共用十余剂，其病痊愈。告诉其不可过劳，应劳逸结合，同时加强身体锻炼，增强身体素质，此疾不能再犯矣。类似这样的病人，余在临床上常见，基本上采用古人立方之法，益气生血，甘温除热，方药选用补中益气汤加减，收效都非常满意，所以说甘温除热具有奇功。

（李国清，徐阳孙.1987.龙江医话医论集［M］.哈尔滨：黑龙江人民出版社：8-9.）

医易同源话阴阳

黑龙江中医学院　孟庆云

"医者，易也"。医家必须"法于阴阳，和于术数"，方能掌握医学的基本原则，而这个原则出自《周易》的阴阳之理。宋代以后，理学家、医家、道家都以太极图为徽志。在孔庙大成殿上、医书上、道观的门上及丹家所戴的阴阳帽上，皆画有太极图像。太极图源于东汉魏伯阳所著的《周易参同契》一书，问世虽晚，但它却高度集中地概括了"易以道阴阳"的精神实质，它既是古人认识世界的宇宙模型，也是中医基本原则阴阳学说的图示。

太极图的抽象思维反映着古代学者的高度智慧。其外的圆圈寓意太一（或太乙），又称为太虚图或无极图，即《道德经》中的"道生一"，并示意宇宙万物的运动与循环。中分流线形黑白的两仪，形象地表现了幽阴明阳的气化升降开合的妙理，还说明阴阳的对称不是静止的，系"一阴一阳谓之道"之意。先秦时代，气一元论已渐脱筮卦之外壳，始为本源论。太极是道，"道据其一，一即元也"（刘歆《三统历》）。太极的一法天元，是宇宙的玄元妙理：元为天，天为气，气为化，化成形，形为神，神为妙，妙为玄。太极动则为阳，静则为阴。每当这两种力量之一达到自己的极端时，它早就孕育着自己对极的种子，是为阴阳互根，阴中有阳，阳中有阴。黑色的阴与白色的阳以"S"形曲线相隔，又表明阴阳运动是无穷的螺旋式，阴阳间的平衡是离合的关系，而不是对称的一刀切两个半圆式的平衡。

从阴阳学说而论，"偏阴偏阳谓之疾"。治病就是调节阴阳的过程，这也要合乎阴阳互根之理。例如根据阴阳开合之意，有三补三泻的六味丸；据阴生阳长、阳亦生阴之意，八味丸以阴中求阳，益火重在补肾水，后世张景岳创六味回阳饮，在回阳救急之际，又用熟地发回阳不忘补救真阴之蕴义。中医学既然是以阴阳五行学说和气一元论为理论基础，它自然也用太极图为徽志。

（夏洪生.1988.北方医话［M］.北京：北京科学技术出版社：13-14.）

漫谈舌象与中风预后

黑龙江中医学院　黄炳山

中风病恶，见证纷纷，变化无穷，难以发问，甚者毙命于顷刻。余临证多年，施治于此，不计其数，深感欲穷诘病家虚实寒热之病因，判断善恶顺逆之转归，必赖望舌以验证。邪正搏于内，舌应于外者，有若桴鼓之捷也。

《灵枢·忧恚无言》曰："舌者，音声之机也……横骨者，神气所使，主发舌者也。"令病家张口示舌，方法虽简，颇有助于诊断。如病人欲伸而不能，多系风痰闭阻舌根，经气不至，神气犹在，仅舌体短硬而已，病不为笃；虽目睁瞳转似神清，但令其伸舌，如无所闻，此邪在脏腑，已害神志；至于神昏者，则中脏腑无疑，届时舌卷短者多，神气将无。如曹炳章在《彩图辨舌指南》中所云："因病卷短不能伸长者，皆危证也，邪陷三阴皆有此证。"舌苔与舌质的变化密切相关。吾等临证，屡见中脏腑者呈如此之苔：色褐黑，质厚燥而裂，甚则起皮分瓣，当是之时，必兼舌质紫绛，多伴自发舌溃。舌面破溃，盖由火热上犯，灼伤舌体而致。苔起瓣裂乃由邪火熏蒸所致。现代医学认为，舌体本身有自洁之功，功弱则现各种病苔。盖此亦为瓣苔之一成因。瓣苔者，如施治得法，则瓣软而剥，燥质转润，黑褐易黄，舌色变浅，预后良好；反之，治不得法，抑或正邪悬殊，正不胜邪，则恶苔持续若干日，多死。虽然苔有薄、厚、腻、腐、剥、无之分，态有卷、短、瘫、痿、歪、硬之别，色有淡、暗、白、红、绛、紫之异，然死生分局，当首推舌之荣枯。何谓"荣"？舌体黏膜明而有泽，底里肌肉柔活而润，谓之"荣"。淡红明活，生理之荣，色正津匀，红绛不像赭石，色紫不似熟肝，病中存荣。生理之荣，标志神旺，病中存荣，尚有生机。何谓"枯"？舌体干晦枯萎，肌肉不透血运是也。余诊治时注意到，无论是阳闭还是阴闭，但见舌由荣变枯，即神昏渐重，几乎与此同时，由闭向脱转变，较难救治。据吾等1983年动态观察所见，有47例舌呈红绛的阳闭初期患者，其中23例死亡，舌多数转为紫绛；17例舌呈紫绛者，有15例死亡。推测病机，舌质红绛乃由阴虚阳亢，肝阳暴涨，痰火攻心，灼伤心苗所致。施治得法，尚可转危为安。而舌质由红转紫，则示火热极盛，煎耗津血致血滞津枯，邪毒至深至重，正气大亏大虚，实属危候。余在临证中尚见弄舌，以为此由脾胃久衰，虚火内扰，引动肝风，风火犯心，心苗无主而然。故常从治虚、火、风入手，缓图其功。此等患者因久病虚实错杂，受药不易，治疗较难。

　　常言道："不读书不知规模，不临证不知变化。"中风病重且急，以舌为镜，既可判断病情转化之善恶，又可指导用药，以求确然之治。

　　（李国清，徐阳孙.1987.龙江医话医论集［M］.哈尔滨：黑龙江人民出版社：305-306.）

软坚散结法小议

黑龙江中医学院　吴化林

　　软坚散结法是使人体的肿物、癥块消散或软化的方法，属八法中的消法。凡气郁血积的肿物、瘿瘤、癥块、瘰病等，都应结合软坚散结法治疗。清医程钟龄所创之消瘰丸可谓此法的代表方剂。近年来随着对肿瘤疾病的研究，软坚散结法成为攻治癌症的重要方法。

　　具有软坚散结作用的中药，首选鳖甲和牡蛎。鳖甲味咸平，能滋阴清热，软坚散结；牡蛎味亦咸平，有敛阴潜阳、止汗涩精、化痰软坚之功。其次如连翘、蒲公英、天葵、半枝莲、蜈蚣、全蝎、马钱子能解毒散结；瓦楞子、海蛤壳、半夏、白附子、海浮石等能化痰散结；还有的药物可行气散结，如青皮、枳实、橘核、荔枝核等；而芒硝、玄参、大贝母能清热散结，尤以独角莲具有解毒散结、消瘀之功，能治毒蛇咬伤、瘰病、跌打损伤。独角莲膏外敷，对肝炎、肝硬化、癌肿初起均有可观疗效。再次，山慈菇、猫爪草、硇砂、黄药子均有不同程度的软坚散结和解毒作用。

瘿瘤、癥块的产生有因风火热毒壅遏而成，有因气滞血瘀凝聚而生，也有因痰气凝结郁阻而致。故软坚散结应针对疾病产生的原因，采用相应的治法，以图其本。除常用鳖甲、牡蛎外，常有以下几种配伍。

（1）疏散风热、软坚散结：用于上焦风热夹痰而成之痰核。经常配伍牛蒡子、薄荷、柴胡、连翘等药。

（2）清热解毒、软坚散结：用于热毒内壅，痈肿疮毒之初期。常配伍天葵、蒲公英、独角莲、连翘、白花蛇舌草、玄参等药。

（3）理气化痰、软坚散结：用于气郁夹痰、流注肌肤而成之瘰疬、痰核，常伍以昆布、青皮、夏枯草、橘核、白芥子等药。

（4）活血化瘀、软坚散结：适用于瘀血停滞之乳病、癥瘕痞块、癌肿等，可配伍麝香、乳香、没药、三七、赤芍等。

上述诸法，应针对病机，或两法同用，或数法联合。曾遇一女，三十余岁，患乳病数年。乳房疼痛，内有硬块，皮色不变。去某医院就诊，医者皆以活血祛瘀法治之，皆用桃仁、红花、当归、丹参等药，服药数剂，略有好转，疗效不佳。余稍减活血之品，加牡蛎 50 克，玄参 20 克，服药六剂，即见肿块明显缩减，疼痛减轻。调治月余而痊。以后每逢此症，多以软坚散结法配合行气、活血、化痰治之，其效甚佳。

开展对软坚散结法的研究，对攻克肿瘤难关、保障人民身体健康将大有裨益。

（夏洪生. 1988. 北方医话［M］. 北京：北京科学技术出版社：51-52.）

"病在阴者命曰痹"刍议

哈尔滨医科大学附属第二医院　金　友

"病在阳者命曰风，病在阴者命曰痹"及"邪入阴则痹"之说，首见于《黄帝内经》，但后世对此认识不一，本文将就这一问题进行讨论，以便对痹证难愈，痹易入脏，痹证的治疗等问题的研究有所裨益。

一、从病因病机看痹病于阴

《素问·痹论》曰："风寒湿三气杂至，合而为痹也。"然风邪不能独伤人，只不过"风者，百病之长也"。风往往夹杂他邪为患，如夹寒、夹湿、夹热等。风为阳邪，而寒湿属阴，这就导致了病因方面的复杂性，从其病机来看，痹者闭也，所以能闭者仍寒湿为患。所谓闭乃外邪闭阻气血经络不通，就其痹与通，闭与开，则闭痹属阴，开通属阳。由此可见，痹之为病，虽然风寒湿三气各有所胜，但相当于现代医学风湿类疾病的痹证属纯伤于风者不多，而风湿痹、风寒痹、风热痹、寒痹、寒湿痹居多。

二、邪在荣而入脏，更证痹病在阴

《素问·痹论》曰："荣卫之气亦令人痹乎……荣者，水谷之精气也。和调于五脏，洒陈于六腑，乃能入于脉也。故循脉上下，贯五脏络六腑也。卫者，水谷之悍气也。其气慓疾滑利……故循皮肤之中，分肉之间，熏于肓膜，散于胸腹。"荣与卫，卫为阳，荣为阴，卫有捍卫之意，荣有营养之意，又有时营血不分，所以致痹者是"逆其气则病，从其气则愈，不与风寒湿气合，故不为痹"。荣（营）是有形物质，卫气相对无形，风寒湿三气杂至，能合者必为有形之营血也，正如《灵枢·寿夭刚柔》所云："病在阳者命曰风，病在阴者命曰痹。"荣者和调于五脏，洒陈于六腑，则风寒湿邪随营血而入脏腑也，故痹证最易侵犯五脏。然脏者藏也，藏邪气亦难愈。《素问·痹论》曰："五脏皆有合，病久而不去者，内舍于其合也。故骨痹不已，复感于邪，内舍于肾；筋痹不已，复感于邪，内舍于肝；脉痹不已，复感于邪，内舍于心；肌痹不已，复感于邪，内舍于脾；皮痹不已，复感于邪，内舍于肺，所谓痹者，各以其时，重感于风寒湿之气也。"

三、后世痰浊血瘀之说支持痹病于阴

"风寒湿三气杂至，合而为痹"为痹之成因，但痹之因并非都是外因所及，外因只能是条件，内因是依据，其罹病过程复杂，华佗《中藏经》首先提出："气痹者，愁忧思喜怒过多则气结于上，久而不消则伤肺，肺伤则生气渐衰，而邪气愈胜……血痹者饮酒过多，怀热太盛，或寒折于经络，或湿犯于荣卫，因而血抟，遂成其咎。"《中藏经》之说虽有牵强之处，但敢破《内经》之说，首提内因。朱丹溪论痹证、痛风之因曰："大率有痰风、热风、湿、血虚。"提出了痰、血问题。明代虞抟更强调了湿痰浊血流注为病。《医学入门》中亦说："痛多痰火，肿多风湿。"《医学准绳六要》亦说："今人多内伤，气血亏损，湿痰阴火，留滞经络。"以至王清任创身痛逐瘀汤治疗痹证，以及后世"治风先治血，血行风自灭"的理论，这都说明治痹只着眼于风寒湿不行，要遵循"病在阴则痹"之说进一步探讨其病因病机及治疗问题。

（金友.1985. 关于"病在阴则痹"的探讨［J］.黑龙江中医药，（5）：50-51.）

用中医理论指导临床

大庆市中医医院　杨洁鸿

1965年春季，一王姓老人患风温，病危，西医诊为大叶性肺炎休克期。以升压、输液等办法积极救治，经一周余病情稍安，但血压不能维持正常状态。其表现是，血压只能靠升压药物维持，停止升压药物，病人又转入休克状态。与其家人言，预后不佳，可准备后事。家人不死心，执意要请中医会诊，余为之前往。入病室，见其人仰卧于床，颜面潮红，口唇干，口渴但不甚，气短懒言。身着单衣，袒胸露腹，扪及四肢厥冷，上肢至肘，下肢至膝，舌质绛紫，苔黄稍干而不甚。切脉沉数。余诊为热厥证，投方如下：柴胡15克，枳实15克，白芍20克，甘草10克，红参25克，麦门冬15克，五味子10克，服药12剂，血压维持在150/85mmHg，四肢转温，病人痊愈出院，有人询问于余：血压低，四肢厥冷为何不用温热之剂？余认为，该病的辨证要点是四肢厥逆，而不能拘泥于血压高低。病人四肢厥逆却袒胸露腹，则寒在四肢，郁热在里可知。颜面潮红，口干渴不甚（乃进大量液体之故），苔黄而干，脉沉数亦是里热之候。故辨为阳气闭郁于内，不达于四末的热厥证。其邪热经西药

的治疗，已经大减，但正气由于邪热的耗损，亦有所伤，这便形成一定程度的气阴两伤之候，治疗用了透解郁热的四逆散，又用了生脉散解决气阴两伤。病为里热，自然不能用温热之剂。

治疗疾病，中医学术是有自己的理论体系的。离开了中医理论的实践，往往是盲目的。要想取得好的临床效果，用中医理论指导，确实是个关键。

（李国清，徐阳孙.1987.龙江医话医论集［M］.哈尔滨：黑龙江人民出版社：72-73.）

针药并用　疗效可观

大庆市中医医院　杨洁鸿

20 世纪 70 年代，我们在农村基层工作时，当地患中风面瘫的病人很多，而当时主治这种病的药物全蝎、白僵蚕又很奇缺，所以我们就用川芎茶调散加减，配合针刺疗法治疗此病。所以选用茶调散，乃因该方主治因风邪上犯头部所致的头痛疾病，具疏风止痛之功效；中风面瘫为风痰阻于头部经络，病变亦是在头部，只不过多了一个"痰"。将茶调散加入祛痰之药，同样能祛风化痰，也可以治疗口眼㖞斜。结果发现疗效很显著，几乎每例病人都应手而愈，这都是针药并用的结果。

记得有一壮年男子，患中风面瘫，口眼㖞斜已经相当严重了。他每天骑车来回一百余里，坚持针刺服药。服药不到二十剂，针刺十五天，疾病痊愈。

又有一男患，于吃午饭时发现咀嚼食物不适，渐至右侧口眼㖞斜，饮食从口角流出，左眼不能闭合，左侧颜面麻木不仁，舌淡苔薄白，脉弦紧。符合诊断，针药并用十五天而痊愈。

病人使用的药物均为川芎茶调散加减。方中荆芥、防风、细辛、羌活、白芷温通祛风，白附子祛头面风又治痰。地龙、蜈蚣通经活络，当归、川芎养血活血，疏通经络。临床还应该注意，体虚者加黄芪，胃弱者加党参、白术、三仙，卫气不固汗出者加白芍、桂枝。

针刺的基本穴位是地仓透颊车，攒竹透鱼腰。轮流使用的穴位是下关、上星、四白、阳白、迎香，均用泻法，口眼㖞斜久不愈者，用人中穴更佳。我们的体会是：取穴必须准确，多用透穴。但体虚者与老年人选穴应少而精，而且平补平泻即可，还应用百会、足三里两穴予补法。因本病为经脉空虚，邪在皮肤，故针刺透穴时沿皮刺更能祛经络之邪，亦可用艾卷熏之，更增强祛风通络之效。

据我们观察，治疗此病，针药早期施用比晚期好，先药后针的疗效不如针药同时施用。越早治越好，以发病不超过一个月就诊者最为理想。

针药同时施用，能充分发挥中医治疗的特长，取得更好的效果。

（李国清，徐阳孙.1987.龙江医话医论集［M］.哈尔滨：黑龙江人民出版社：73-74.）

古病今见同一治　药有加减俱收功

黑龙江中医学院　郭有昌

奔豚病最早见于《灵枢·邪气脏腑病形》，后在《难经》中又有新的发挥，对此病论治较详。汉末，张仲景在《伤寒杂病论》一书中又有专篇论述，但随着时间的推移，人们对此病的认识逐渐淡薄，余在临床中，曾遇见多例此类患者。如有一工人，1980 年 10 月初诊，其病半年余，自觉气从少腹上冲至胸，胸闷疼痛难忍，约十分钟后缓解，日发三五次，但口吐涎水终日不止，饮食便溺均无变化，经某些医院治疗，诊为神经性疾病，中西药皆用，终未显效，查患者面色青白，舌苔薄白，脉弦细，这种病正是古人所论及的奔豚病，古人云："肾之积，名曰奔豚，发于少腹，上至心下，若豚状。"其患乃是情志不遂，气结而不利所致，故逆而上冲，余投茯苓 15 克，桂枝 15 克，白术 10 克，甘草 10 克，代赭石 25 克，二剂，水煎服，患者服药二小时后，觉腹中肠鸣，继则矢气，待服药后病已去十之七八，后又投前方二剂，以善其后。另一患者，已病三个月之久，现觉胁胀腹痛，有气由少腹上冲至胸胁，甚则牵引睾丸紧缩、痛不可忍，日发七八次，伴有胸闷气短，性情急躁等，曾请医诊治，收效不著，用阿托品、安痛定等针剂暂时缓解。复又发作，查其面色青黄，舌苔白厚不腻，脉弦滑有力，见其症状，大多属古人论述奔豚病范畴，查其服过之方，多按肝郁气滞或肾气虚寒治之。余遵仲景大师奔豚汤加减，药用当归 15 克，川芎 15 克，半夏 20 克，黄芩 15 克，葛根 25 克，白芍 15 克，赭石 50 克，生姜 15 克，前后共服十一剂，方略有加减，收效显著。由此可知，古人所论之病今非即无，然当详加辨识。所以虽有现代之科学，也不可忘其前人之训。余用古人治该病常用之方，苓桂术甘汤加味，奔豚汤之略变，每每收到可喜之效。可见勤求古训，博览群书，受益匪浅。

（李国清，徐阳孙.1987. 龙江医话医论集［M］. 哈尔滨：黑龙江人民出版社：109-110.）

同病异治当辨明

黑龙江中医学院附属医院　王圣云

患者李某，中年妇女，自述咽中如有梗物，欲吞不下，欲吐不出两月余，平素抑郁，多虑寡言，余见其苔白，脉弦，遂以开郁化痰散结之半夏厚朴汤加减治之。三剂后症减，五剂显效，十剂痊愈。

两个月后，此患又引其亲属前来就诊，亦谓咽中如有物梗，病已七年，多方求医，均以开郁散结，偏重行气，功效不著。余诊其脉乃弦滑，舌色紫暗，两侧有瘀斑瘀点，此乃有瘀血也。遂立法以活血化瘀为主，兼行气，拟会厌逐瘀汤加减治之，患者服药一周后，症状减轻，效不更方。同时嘱患者服逍遥丸以资调理，从本治之，月余即愈。

梅核气之病，乃气郁痰结之症，两者患同一病，但有新旧之别，前者病程短，仅两个月，用行气开郁，化痰散结乃愈。后者病久乃痼疾，《内经》曰"气行则血行"、"气滞则血瘀"，此病气滞日久而见血瘀之象，故治疗当以活血散瘀为主，行气散结为次，施会厌逐瘀汤乃愈。同病异治，辨证当明，则临床效验矣。

（李国清，徐阳孙.1987. 龙江医话医论集［M］. 哈尔滨：黑龙江人民出版社：242.）

黄苔非尽热证

牡丹江市中医医院　李湘孝

黄苔，多为热邪熏灼所致，故主热证。一般而论，依其苔色深浅，可预知热邪轻重，即使有相兼合苔，亦多从热辨之，此无可非议。然而任何事物都不是绝对不变的。古人曰："夫物之生从于化，物之极由乎变。"这就是说一切事物都是在不停运动和变化，况且人之为病千差万异，错综复杂。故黄苔非尽热证，不足为奇。据临床检查，若阳气不化，水津不布；食滞内停，浊气上逆；痰湿郁阻，升降失司等，皆可出现假热黄苔。在此当"舍舌从证"而辨之。

例一，张某，男，58 岁，工人。患慢性肝炎多年。近一个月来，因胁痛、食少曾延医多人诊治无效。遂于 1983 年 7 月 5 日来院初诊。患者精神委顿，面色晦滞，两胁胀痛，脘腹痞满，食少纳呆，肠鸣辘辘，口渴，泛吐清水，舌苔黄少津，脉沉细。查阅延医之方，诸如茵陈蒿汤、龙胆泻肝汤及三仁汤等，皆未获效。余细询其苦，乃知因"凉水疗法"所害。其闻"凉水"能疗疾强身，可每日晨起空腹一大碗，坚持不懈，自有奇效。如法一周，诸证骤起。痛哉：不明医理，误遭其害，至此悔之晚矣！审证求因，详查原委，证属脾阳不运，饮邪内阻之故。拟温脾化饮法，投加味苓桂术甘汤治之。处方：茯苓 25 克，白术 20 克，干姜 15 克，半夏 15 克，桂枝 20 克，佛手 15 克，甘草 10 克，一日一剂，水煎服。二诊：服药三剂，精神振作，脘腹渐舒，肠鸣锐减，渴止纳增，苔微黄，脉沉细。药证合拍，继用原方五剂。三诊：患者诸证若失，心情豁然，为巩固疗效，又守原方出入数剂而愈。

本案素有肝郁脾虚之患，但因正气尚充，诸证未起。此次发病，始因误受"凉水疗法"所害。凉水乃阴寒之性，最易损伤阳气，致使中阳受戕，脾虚更甚，脾阳不运，饮邪内阻。法宜温脾化饮，投苓桂术甘汤治之。药中病机，诸证霍然而愈。若单以口渴、苔黄为准，不议其余，皆拟证湿热，必药证相违，遗患无穷。综观延医诸方，乃一派清热利湿之重剂，施之不效。此辨证有误，药证不符，焉有不败之理。

例二，刘某，女，21 岁，右胁疼痛，食少乏力一年余。经多方医治，其效不显。后赴哈确诊为慢性胆囊炎，返原地治疗。遂于 1983 年 10 月 3 日入我院。患者神形怯弱，面色㿠白，右胁胀痛，口渴咽干，腹满食少，大便秘结。三五日一行，舌苔黄腻，脉沉细无力。拟诊胁痛，按肝胆湿热予以龙胆泻肝汤治之，三剂不效。思之，病重日久，药轻力微而不达，故其效不显耳。加大剂量再予之，仍无效。审视脉证、湿热依然如故，继用清热利湿之法，先后更方，如清热利胆汤、黄芩滑石汤等，又旬余，证情愈演愈烈。虽大便已通，但日数次不爽，兼有畏寒肢冷等症。至此，恍然省悟，调查原委，悉非湿热所致，乃肝郁不达、脾阳不运之故也。急反原意，拟疏肝健脾、温中化湿之法，投茵陈术附汤合理中汤加减，治十余日，诸症已瘥。

此患素体亏虚，多忧善虑，好静而恶动，长期抑郁，情志内伤，肝失条达之性，脾失健运之职，阳气日衰，寒湿中生。此时本该疏肝理脾、温中化湿而治之。肝得疏而达，脾得健而运，阳气振奋，寒湿自除，则病自愈。然而，由于被口渴、便秘、苔黄等假象所迷惑，武断认为是湿热所为，妄投清热利湿之剂，以致误诊误疗，给患者增加了痛苦。若非及时弃原意而立新法，更法施之，则险些铸成大错。此乃值得吸取的教训。

（李国清，徐阳孙.1987.龙江医话医论集［M］.哈尔滨：黑龙江人民出版社：131-133.）

"纯阳"刍议

黑龙江中医学院附属医院　胡景瑞

小儿为"纯阳之体"，是祖国儿科学的重要理论之一。它对认识小儿的特点、保育、治疗都有重要的意义。但自《颅囟经》提出此论后，众说纷纭，混淆视听。

所谓"纯阳"，一是说小儿的阳气活泼、旺达，从而脏气清灵，活力充沛，生机蓬勃，生长发育迅速。这是客观存在、人尽皆知的，此为"纯阳"的本义。二是说小儿的阳气是纯粹的。小儿的阳气"未受七情五味的浸渍"，没有成人所受到的那些因素的干扰，没有成人那些阳气的变化。因此，小儿的阳气是原貌的，是纯粹的。也正因为其有这种原貌的纯粹的阳气，小儿才生机蓬勃，发育迅速。三是说小儿的阳气也是稚嫩的。"纯"字，从"丝"、从"屯"；丝，单丝也，脆弱也。用"纯"象喻阳气时，指的是一阳、稚阳。四是说小儿在阴充阳长过程中，阳占优势。人生有形，不离阴阳。孤阳则不生，孤阴则不长。阴平阳秘，精神乃治。但机体在正常生理状态下的阴平阳秘是相对的，阴阳不平衡则是绝对的，阳气处于主导地位。在生理状态下，以阳气为主导的阴阳不平衡运动，才使人得以生存，小儿更是如此。因此，既要看到小儿的阴阳皆是稚嫩的，更要看到小儿的阴充阳长是不平衡的，其中阳气是主导的，占优势的。正因为如此，才有小儿的生机蓬勃，发育迅速。所以有必要提出"纯阳"一说。"稚阴稚阳"与"纯阳"并不矛盾，只是前者低浅，后者高深。

吴瑭、虞抟等所论，是阴阳之先后、互根。既未论及在生理状态下，小儿阴阳是不平衡的，也没有论及不平衡的阴充阳长哪个是主导的、占优势的，乃非同辙，不能作为反对"纯阳"的依据。中医认为体为阴，用为阳；形为阴，气为阳。阴固然包括水谷精微、营养物质，但对生理功能（阳）而言的形态结构（阴），何尝不重要。所以，"相对的感到阴（水谷精微，营养物质）的不足"，既不全面，又有庸俗、牵强附会之嫌。

（夏洪生.1988.北方医话［M］.北京：北京科学技术出版社：555-556.）

土壅亦令木郁

黑龙江中医学院附属医院　蒋立范

肝乃刚脏，以血为体，以气为用，应东方风木，性喜条达舒畅，功擅疏泄气机，若肝气疏泄适度则脾胃气机调和，水谷运化，清升浊降，生化不息。若情感所伤则肝气郁结，脾胃失其疏泄而致气机壅塞，此即木郁土壅之谓也。若忧思劳倦过度则脾气日衰，脾胃之气机可由气虚无力推动而致不畅，气虚不运则水聚为湿，谷停为滞，湿滞阻隔必使气机壅塞更甚。脾胃气机壅塞致肝气疏泄受阻，久之必令肝气不舒，此乃土壅亦能令木郁之谓也。然医者多晓木郁能令土壅，土壅亦令木郁之理，知者鲜矣，为明此理，兹举验案说明之。

徐姓之人，年近六旬。少时自通医药，曾在医界司药二十余载，后弃医务商，故与医界名流交往甚厚。半年前患胃脘痞塞之疾，自选良方，汤丸并进，未见寸效。后邀医界名流多人为其诊治，服药稍舒，停药依然如故，如此已半载矣，经友人介绍来余处求治。查其脉弦而无力，舌质淡红，舌苔薄白而腻，询其病情，初发时唯脘部痞塞，食后尤甚，食少纳呆，久之渐感头晕，胸胁支满，脘腹俱胀，且善太息，怠惰神疲。处方：木香25克，砂仁15克，党参50克，白术15克，茯苓25克，甘草10克，半夏15克，陈皮15克，枳实25克。水煎服。

该患观方己曰：吾之疾乃肝气郁结，肝脾不调也，服药亦效，但不持久，君何以健脾化湿行气之品治之？愿闻其理。余曰：君之疾乃土壅而令木郁也。土之壅由于脾气弱，木之郁由于土之壅，脾弱湿生，湿阻气机则痞满更甚矣。故治以健脾化湿行气之品。或云：如此胀满，益其气岂不虑实实之戒哉？曰：不足虑也。盖脘腹胀满由乎脾胃气弱，无力推动气机，气虚为本，气滞为标，脾虚为本，湿阻为标，益其气乃治其本，此塞因塞用也。如此则气得补，动力充而气自行，脾健则湿自去，加之祛湿行气之品标本兼顾，故实实之戒不足虑也。该患曰：闻先生之言，豁然开朗，吾不疑也，依方服药周余而愈。

木郁致土壅由肝气不舒也，故以柴胡、青皮、香附、川楝子之属解郁而条达肝气，木气条达则土气自和，或少佐健脾之品乃见肝之病当先实脾之意。木郁久之必生郁热，阴血又为郁热耗之。此时当以滋阴养血柔肝为主，少佐散郁火、调肝气之品治之，若投之以辛香走窜行气疏肝之品，必陷越疏肝而肝气越不舒之困境，然土壅木郁之证，必以健脾化湿为主，佐木香、枳实之属行胃肠滞气，如此则中土健运，木郁自除。习医之道，最忌学古泥旧，但习先贤之理，使之融会贯通，方能举一反三，发古人之未知而有所进取也。

（李国清，徐阳孙.1987.龙江医话医论集［M］.哈尔滨：黑龙江人民出版社：312-314.）

"至虚有盛候"当须详辨

黑龙江中医学院附属医院　蒋立范

1980年，阳春三月，友人邀余诊一呃逆病。该患呃逆已月余，诊其脉弦而有力，视其舌苔厚而腐，呃逆每于食后加重，腹胀，大便周余未行。据病者云半个月前曾服前医之药七剂，大便泄下复又不通，呃逆之证依然如故。观其脉证，前医通便导滞之法似无可非议，但方治罔效，必由辨证之误，遂详查之：病者乃男性古稀之人，身体羸瘦，目无精光，面微潮红，手足不温，食少纳呆，食后易胀，每于餐后呃逆加重，呃时泣吐涎沫，脉虽弦，重按则豁然而空，舌苔虽厚，舌质却淡紫而嫩，呃声低怯而断续。详细诊查，病者虚象毕露。遂拟温补脾肾为先，降逆和胃次之，而收化滞之功。处方：丁香10克，吴茱萸5克，半夏25克，陈皮15克，云苓52克，白术15克，党参20克，炙甘草10克，韭子50克，附子10克，白芍50克，赭石50克，莱菔子50克。水煎服。服四剂，大便已通畅，舌苔渐化，脉转和缓，呃逆大减。八剂后，纳谷香甜，精神大振，诸证消失。上方乃丁萸六君子汤加味，丁萸均以温阳散寒降逆见长；六君健脾化痰湿；莱菔子消食而下气；白芍合甘草，抑肝缓急而护阴；赭石平肝而降逆气；附子、韭子温肾扶脾，乃釜底添火之治。如此则脾阳健运，寒散，痰消，湿行，食化，胃气和降，呃逆自止。

本例乃真虚假实之证，即《景岳全书》所云"至虚之病，反见盛势"，是指正气虚弱的病证，发展至一定阶段，反而出现实证假象。如本例属脾肾阳气虚弱，但临证反见腹胀便结，苔厚脉弦有力之假象。然此便秘乃因阳气虚弱，大肠传导无力，加之阳虚生寒，寒则气滞津凝而大便不引。阳虚则水不得运化而致痰湿内停，饮食不消而食滞胃肠，加之腑气不通故而腹胀，浊气上泛而舌苔厚腐。温阳益气则大肠传导有力，寒散则气行津润大便自通，腑气浊通气泄，痰食消，脾阳运则腹胀、苔厚腐自除。

（李国清，徐阳孙.1987. 龙江医话医论集［M］. 哈尔滨：黑龙江人民出版社：314-315.）

"诸痛痒疮皆属于心"之我见

黑龙江中医学院　　白凌志

《素问·至真要大论》病机十九条有"诸痛痒疮皆属于心"之论，此条是论述某些外科病属于火热引起的与心有关的病机。

刘完素作"诸痛痒疮皆属于心火"，他将心与火联系起来，突出了心的病理作用，大多数注家也从心这方面去理解，为什么疮疡和心联系起来呢？其一是心主血与脉相连，血的运行靠心气推动，若心气充盛血行流畅，无瘀滞或结块，则既不能产生不通则痛，也不会发生肿胀疮疡。其二是心属火藏神，情志为心所主，如果情志活动失调，引起病理性功能亢进，便会气机紊乱，气有余便是火，心火炽盛伤营血，导致气血壅滞，日久形成结块，发生肿痛或疮疡。以上仅提到痛与疮的发病机制与心有关，也是外科疾病发病的一个方面而已，条文提到痒，痒也是皮肤黏膜上的一种病变，它以自觉症状为主，常见于各种疾病，如荨麻疹、湿疹、各种癣证、脚气病、妇科病和某些疮疡初起等，痒虽属热邪为患，而湿热多见。张景岳提出"热甚则疮痛，热微则疮痒"。痒的病因有外感风邪、邪气化热。外感湿邪及湿热下注，还有传染而来等，而条文单纯以心火来概括疮疡肿痛瘙痒是不够全面的，同时痒属心火亢盛的较少见，根据高士宗的注"心"作火较适合。其根据有以下两点：

一、火邪的含义较广泛

疮疡的发病原因是多方面的，外来火热之邪或湿热之邪侵入营血，血气壅滞，血败肉腐发生疮疡，另外外界毒气或肥甘过度化火，也会生疮疡肿痛，这就将火邪分为内与外两个方面了，不局限于心火亢盛。

二、古今所见疮疡肿痛瘙痒火热者多见

《疡医大全》云："诸痛痒疮疡皆属心火。"《灵枢·痈疽》曰："寒气化为热，热胜则腐肉，肉腐则为脓。脓不泻则烂筋。"这说明化脓性病变发生的机制与热邪有关，热之甚

则化火；《〈黄帝内经·素问〉选注》"诸痛痒疮皆属于心"的一条注释是"在这里非指实质脏器，是指心之属性为火主血脉而言"，其意思是火邪为患，血脉瘀滞不通而生肿痛疮疡；《素问·生气通天论》"营气不从，逆于肉理，乃生痈肿"，营气不从则化热，热盛则肿；《素问·阴阳别论》"三阳为病发寒热，下为痈肿"，三阳者太阳也，太阳之气主表，邪气中之始于皮毛，邪正相争发寒热，邪气逆于腠理，影响营气运行，日久化热乃生痈肿；《证治准绳》"或问：颈上生痈疽何如？曰：颈痈也，属于少阳三焦经郁火积愤惊惶所致"；《薛氏医案》"腹痛谓疮生于肚腹或生于皮里膜外，属膏粱厚味七情郁火"；《外科正宗》"痒风"的论述多是湿热蕴于肌肤，邪气不得外泄所致，或因肝血不足，血虚生风化燥，皮肤失养而得。

现代临床所见，属于痈肿疮疡瘙痒的疾病多属感染而来，轻则局部红肿疼痛，重则高热化脓，严重时并发败血症，治疗以抗菌消炎为主，与古人所说火热之邪引起相一致，根据以上论述说明外科疮疡瘙痒证初期都与火热关系最为密切，故应改作"火"为是。

（白凌志.1985."诸痛痒疮皆属于心"之我见［J］.中医药学报，（1）：54，47.）

不要被西医的病名所吓退

黑龙江中医药大学　姜德友

近年，随着现代检测技术的普及，加之病人对检查仪器的认同及推崇，越来越多的应诊病人是经过西医诊断后，转而求助于中医。这也使得部分中医医者在临床诊治中，思维易被西医病名所桎梏，闻及重疾、难治之疾，立心生忌惮，被西医病名所吓退，只得"对号入座"、"按图索骥"，如此一来，往往获效甚少，甚或致生他变。

余2004年8月曾治一头痛剧烈、呕吐、高热二月余患者。西医诊断为"结核性脑膜炎、脑积水"，并疑似"脑囊虫病"，经用降颅内压、抗结核、退热等措施，病仍不解。刻诊：除上症外，尚有口干、乏力、便秘诸症。

余忆起上大学，马骥先生讲课时，曾举其用大承气汤治疗脑膜炎之验案，给我留下了深刻记忆。然我遇这个患者与马老所治病例又有不同，此患除脑膜炎症状外，还有脑积水。余亦想起20世纪80年代随邹德琛老师学习时，邹老曾用五苓散加味治一脑积水患儿取效。受二老启发，余认为此患病机乃阳明热结、水浊阻窍，遂以"上病下治"之法，以大承气汤通腑泻热于后，以生薏苡仁、芦根、泽泻、白茅根利水于前，以太子参补气以扶正。七剂诸症均减，后随症加减，近月病瘳。

中、西医学乃不同理论体系，各有所长，亦各有不足。于临床中参见现代医学检查固然必要，但诊治时，仍需以中医理论辨证施治，切莫被西医病名束缚思路。章次公先生曾言："欲求融合，必求我之卓然自立。"中医必须坚持走符合自身发展规律之道路，如此才可摆脱西医疾病观之束缚，不使自己融合在西医的病名之下，失去自我之旗鼓。故莫被西医的病名所吓退，莫被西医的思维捆住手脚。

养正御邪需建立合宜的饮食意识

黑龙江中医药大学　姜德友

饮食是健康之本，生命正常运转之源。合理恰当的饮食是养生的重要基石之一，冬春之交、流感多发，养正御邪非常重要。特别是居家饮食，需建立三个意识。

一、注意饮食性味

阴阳平衡、脏腑功能协调是生命正常活动的基础，而饮食则是确保阴平阳秘、脏腑功能协调的基本需求。大多食物都有寒热温凉食性之异、酸苦甘辛咸食味之别。食之性与人体阴阳平衡息息相关，寒凉之性者益阴，温热之性者助阳；食之味则与五脏功能协调密切相关，如酸入肝、苦入心、甘入脾、辛入肺、咸入肾，某一味对相应脏腑功能活动具有特殊选择性作用。五味不能过偏，应谨和五味，合理搭配饮食。

特别是食之性，对人体阴阳平衡尤为重要，应根据机体的状态，做出恰当的选择。寒凉食物具有益阴清热等作用，如大米、西瓜、绿豆、梨等，过食则易损阳伤脾；温热食物有温阳祛寒等作用，如小麦、羊肉、地瓜、橘子等，过食则易助热生火。

二、注意饮食规律，守衡有节

应注意饮食的适时适量，有节有序，切莫过偏。人体对饮食的消化、吸收，主要靠脾胃来完成，进食定量，饥饱适中，恰到好处，则脾胃纳运正常。一日三餐，早饭宜精，午饭可饱，晚饭宜少，膳食按照一定的时间，有规律进食，有利于饮食的消化吸收，人体就能及时得到营养供应，以保证各种生理活动进行。如果饮食不节，暴饮暴食，或饥一顿、饱一顿，则有碍健康。

同时还应注意饮食的平衡。一是主副食平衡；二是杂与精平衡；三是食物的冷热平衡，但食宜温；四是饮食时间与饥饱平衡；五是膳食前后的情志平衡；六是膳食量与活动量平衡，亦应注意食后保养，饭后宜缓行，勿疾行，可进行饭后摩腹。

三、注意因人、因时、因地食宜

饮食应随着季节的变化而调节。春天万物萌生，机体阳气初发，故适食升发之品，如菠菜、韭菜等；夏天阳气隆盛，机体阳盛，宜适食甘酸清润之品，如绿豆、西瓜等品；秋季气候干燥，宜适食柔润之品，如梨、蜜等品；冬季气候寒冷，宜适食温热之品，如羊肉、萝卜等。一天之中，一般早晨阳气初生，宜食温性饮食；中午阳盛，宜食偏凉或平性饮食；傍晚阳末阴生，阴阳交替，宜食寒热搭配，平衡饮食。还应注意因体质、年龄的不同，老人、小孩宜食易消化的食物；男性以阳气为先天，宜适食姜类益阳之品；女性以血为先天，宜适食枣类补血之品；体寒阳虚宜食温热饮食；体热阴虚者宜食清润之品。不同地域的人，由于地理气候、生活方式、性格、体质有差异，饮食选择亦有不同。黑龙江省属高纬寒地，居民少动多居，木火木郁体质相对较多，冬季宜食温热益阴、调气理脾之品。

场复刍议

黑龙江中医药大学　姜德友　山东中医药大学　温　馨

复发，是指疾病初愈或疾病的缓解阶段，在某些诱因作用下，引起疾病再度发作或反复发作的一种发病形式。引起疾病复发的机制主要是余邪未尽，正气未复，同时还有一些诱因的作用。根据其诱因之不同，将复发类型又分为食复、劳复、情复、药复、自复等。从临床实际出发，兹就管见所及，提出"场复"理论。

"场"是指围绕人群的空间及其中能直接或间接影响疾病未来发展病程和结局的各种因素的总和，总体分为自然环境因素和社会环境因素两大类，包含但不限于地理环境、气候环境、生活环境、工作环境、居住环境、娱乐环境等。环境的改变能诱发并引起邪气性质的变化和正邪虚实的往复，由于环境的因素造成疾病复发，即称之为"场复"。

中医在"天人相应"整体观的指导下，认为人与环境之间互相影响，是一对不可分割的整体。人体借助机体内在调节和控制机制，与各种环境因素保持相对平衡，表现出机体对环境的适应能力。但是人们的这种适应能力是有限的，当有害的环境长期作用于人体，或者超过一定限度，就会造成痼疾复起，久治不愈。如风湿病患者由于居处潮湿、阴冷，涉水冒寒而患病，这样的病人经过治疗，病情好转后，如果不改变原有寒湿的生活、工作环境，病情依然有复发的可能；反之，通过优化、协调平衡环境，减少不利环境、气候因素的暴露，可以避免场复的发生。如随着民众防护意识的普及和加强，出门佩戴口罩防护病毒的同时，也有效阻隔了自然环境中的花粉、PM2.5等过敏原和空气污染物，使部分特禀体质的人所患的季节性变应性鼻炎或变应性哮喘的复发率出现下降趋势。

医者治病，须深谙与之有关的内外环境，恙患初愈，应嘱病者谨慎调摄周身之"场"，适应环境，合理地利用、支配和改造环境，有如唐代孙思邈《千金翼方》言："山林深远，固是佳境……背山临水，气候高爽，土地良沃，泉水清美……地势好，亦居者安。"对病蠲根除、瘥后防场复，大有裨益。

气化湿宜化

齐齐哈尔市中医医院　戴晓霞

2020年7月16日，门诊来一女患，徐某，52岁，自诉双下肢水肿半年余，辗转多家医院，理化影像结果均未见异常，诊为"水肿待查"。曾间断口服呋塞米、氢氯噻嗪片等利尿之剂，服时肿退，停后如初。曾一度以为得了不治之症，甚为所苦。详询病情，症见微恶风寒，口干无口苦，喜热饮，饮不解渴，乏力明显，腰酸疼，尿频，舌苔水滑，脉沉细。考虑太阳膀胱蓄水证，拟春泽煎加减：茯苓15克，猪苓15克，泽泻18克，生白术15克，桂枝12克，车前子15克，党参15克。3剂后，患者水肿消退，口干明显缓解，续进4剂后，诸症皆消，金匮肾气丸善后。

《素问·灵兰秘典论》曰："膀胱者，州都之官，津液藏焉，气化则能出矣。"当邪气影响膀胱气化功能，则诸症出焉。春泽煎为五苓散加党参而成，适用于气弱兼五苓散证。《伤寒论》曰："发汗已，脉浮数，烦渴者，五苓散主之。"《金匮要略》曰："脉浮，小便不利，微热消渴者，宜利小便、发汗，五苓散主之。"五苓散主治太阳膀胱蓄水证。方中泽泻、猪苓、茯苓利水渗湿，桂枝温阳化气，白术补土健脾。全方旨在恢复膀胱气化功能，使废水排，津液升。膀胱气化功能取决于肾阳盛衰，以金匮肾气丸善后补肾助阳。

《伤寒论》阳微结试析

黑龙江中医学院　宋立群

《伤寒论》不仅理法深奥、方药精妙，而且在疾病传变中更重视见微知著、设法御变，留给后人以无数的启迪。通过"阳微结"之辨惑，可以更加深刻领悟仲景辨证施治的学术思想。

"阳微结"是言其证型。《伤寒论》148 条曰："伤寒五六日，头汗出，微恶寒，手足冷，心下满，口不欲食，大便硬，脉细者，此为阳微结，必有表，复有里也。"原文概述的这组证候，描述了"阳微结"的脉证。这组脉证的特点是较为庞杂的，很难用某一经的病证来规范。然而，细品之。这组证候不外是"必有表、复有里也"。仲师谓之"阳微结"，正是与阳明属腑实燥结的纯阳结之证相对而言。彼证为阳明悍热之气，与肠道糟粕相结，除不大便外，常见腹满硬痛，甚或潮热谵语等。此证热结尚轻，且表证未解，当属热郁轻证，而非壮热内伏可比，故称之为阳微结证。

"阳微结"是言其病因病机。徐灵胎曾曰："此为阳微结者，阳气不能随经而散，故郁结不舒，非药误，即迁延所致，亦坏证之轻者。"伤寒五六日，邪当传里之时，恶寒而微，知表证不重，发热意在言外。阳邪郁伏，熏蒸于上则头汗出，不达四末则手足冷。心下满，口不欲食盖为邪结在里。大便硬为阳结。此邪热虽传于里，然以外带表邪，总由阳邪微结、枢机不利、气血不畅、津液不下、胃气失和所致。柯韵伯曰："邪在阳明，阳盛故能食，此谓纯阳结；邪在少阳，阳微故不欲食，此谓阳微结。"

"阳微结"是言其辨证。伤寒五六日，又为少阴发病之期，而阳微结之手足冷，脉沉紧而细、微恶寒与纯阴结之证候有疑似之处，故须鉴别。仲师在 148 条中明训："脉沉亦在里也。汗出为阳微。假令纯阴结，不得复有外证，悉入在里，此为半在里半在外也。脉虽沉紧、不得为少阴病，所以然者，阴不得有汗，今头汗出，故知非少阴也。"这里明确了三点。其一：病位不同。阴证则有阳衰阴盛之证候，但恶寒，而不发热，纯属在里，不得复有外证；而阳微结，既有发热，微恶寒之表证，复有心下满，口不欲食，大便硬之里证，是"必有表，复有里也"。其二：汗出有别。阴证以其阳衰阴盛，不能化津作汗，故一般无汗，假若亡阳而见头汗出者，必伴虚阳外越之危候；而阳微结为热邪内伏，枢机不利，但郁蒸于上而有头汗，但头汗，始可属之少阳而勿疑也。其三：脉象易识。脉细（沉紧），阴病及阳微结皆有，然而可识。原文 283 条曰："病人脉阴阳俱紧，反汗出者，亡阳也，此属少阴，法当咽痛而复吐利；"阳微结证既无咽痛，且有大便硬，故曰："脉虽沉紧，不得为少阴病。"

"阳微结"是言其施治。《伤寒论》148 条曰："可与小柴胡汤，设不了了者，得屎而解。"指出阳微结证治从二途。一者，由于阳微结证半在里半在外，是三阳合病，阳邪微结于少阳，以致枢机不利，津液不下，胃气失和，故治从少阳，予小柴胡汤，和解枢机，正如仲师所言：

"……胁下硬满，不大便而呕，舌上白苔者，可与小柴胡汤。上焦得通，津液得下，胃气因和，身濈然汗出而解。"二者，假若与汤后，里气未和、大便未通者，可再予柴胡汤，内加芒硝或予调胃承气汤，微通其便，得屎而解。亦如《金匮发微》论曰："小柴胡汤重用黄芩，令人便泄，屡验。"

（宋立群.1990.《伤寒论》阳微结试析［J］.中医药学报，（6）：18.）

久泻机杂阴阳偏

黑龙江中医药大学　张福利

壬寅岁初，张某，年二十四，苦于腹痛腹泻数月有余，近日尤甚，遂求诊之。望其形体瘦削，面色苍白；触之手凉至尺肤。问其泻无定时，无分晨昏，遇生冷加重，且时乏力困倦。细问始得，虽泄频年，便时仍觉黏腻不爽。察其舌脉，苔黄而腻，内有湿热；脉沉缓中见弦滑，久病致虚而正阳尚守。虽木运当时，脉之弦象非一夕可成，问及性情，家属言之暴躁易怒，心下了然。

此泻乃肝木乘土，木贼土败，脾湿下注所致。苔黄内热反遇冷泻甚，一则气虚，食寒更阻，不得固护；二则寒进激阳，乘土更甚。再脉有浮沉缓急，更有三部次递之位，而今三部俱沉兼缓（心率63次/分）。素无心疾与长期运动，当是肝脾纠葛，圆机难转，心气日损。其人形瘦当虑阴亏难以敛阳，加之肝体阴用阳，阳旺阴伤更不能制，须时时固护阴液，防阴更伤之虞。所谓"有者求之，无者求之"。

此案病见单一，然病机错杂，肝气旺，脾气虚，心气弱，湿热郁，或有阴分伤耗之基。采以大方复治，气血阴阳为纲，中气脾胃为本，虚实寒热同调，处以下方：郁金、菊花、山栀各10克，茵陈20克，白芍30克，麦冬25克，土虫10克，丹参15克，陈皮、生甘草各10克，茯神、生白术各20克，防风10克，桂枝5克，甘松10克，太子参20克，生龙骨30克，生姜7.5克。以脾胃为中，陈皮、茯神、甘草、白术健脾运中，湿邪得化，疏而不堵；合痛泻要方调和肝脾，添郁金、菊花条达肝木，山栀佐苦寒茵陈，清泻郁火，疏泄太阴阳明湿热。取参松养心胶囊益气养阴安神，活血调经通络之意，采之数味，太子参易人参，气阴双补；土虫调气畅络，加之桂枝、生姜温散，益气化以利湿浊；白芍酸甘，麦冬甘平，二者相配，柔肝敛阴，养三阴之阴。七剂复诊，病瘥脉和，苔腻消退，稍作加减以固疗效。业医愈久，深感审慎舌脉之要，其症虽一而病机错杂者常有，遣方用药不可拘泥于一方一法。方寸中行以大方复治之法，可阻单一方药力猛之偏、难济众之短，于临床更为效验。

然大方复治之法，贵在多法机动并用，当忌多药杂合添足。以之临证遣方愈病，既需熟谙相辅相成之用，更需灵悟相反相成之妙。否则众药堆砌，组方无度，不惟难以治愈疾病，更有贼伤机体之虞。吴鞠通《温病条辨》有云："所谓有制之师不畏多，无制之师少亦乱也。"诚哉斯言！

岁运时气天人解

黑龙江中医药大学　张福利

壬寅岁初，有友诉其兄发热难退，经西医消炎、抗感染治疗而不得，遂邀余至其家中探诊。其兄刘氏，年逾花甲，风中脑络数年而卧榻难起。近三月发热往复，遂来津入西医院治疗，西医谓此热源于肺感染，然其治法如扬汤止沸，其热间日辄复。十余日来，热势鸱张，诸药难效，求余处效方以疗之。余观其貌，目光晦滞，神志不清，嘴角掣动；察其舌，质红苔少而浮腻；循其脉，左脉浮弦滑数，关尺尤甚，寸部无力而不满位；右脉三部皆浮弦滑数，以寸部为最；触其肢，可见两拳握固而跗肿。昔仲圣曰："观其脉证，知犯何逆，随证治之。"细酌此证，病进恰逢壬寅太木岁运之初，脉证皆以风阳火升为见，乃厥阴风阳内亢，升旋化火之象，而西医所言断之"肺感染"，当为风阳夹浊乘袭肺络所致，遂以平肝潜降厥阳为本，化湿开窍醒神为要，兼清透宣化肺金之络，以大方复治法处：郁金、山栀各 10 克，鱼腥草 30 克，钩藤 40 克，白芍、生地各 30 克，麦冬 25 克，川牛膝 10 克，姜半夏、生甘草各 10 克，茯神、生白术各 20 克，桑寄生 15 克，莱菔子 10 克，制首乌、当归身各 15 克，丝瓜络 10 克，生龙骨 40 克，僵蚕 10 克，炒桃仁 15 克，秦艽 20 克，生姜 7.5 克。共七剂，水煎服。服至四剂，热势渐退；七剂药尽，延余复诊，状见热退身凉，神志转清，口掣止缓而跗肿减退，余症皆消。

叶桂门人著《临证指南医案》云："人在气交，法乎天地，兼参体质施治。"天人本处一气，其病热者，除因外受伏气外，亦可见本气自病也。岁运在天则见风寒湿燥火，本气在人而有五脏之贼逆，故值少阳司天，厥阴在泉之年，则民多病风阳火升。刘氏中风数年，风阳上攻之势尚存，逢岁初地气春升之时，身中肝阳与岁运时气相合而激荡，是为本气自病也。盖其为脑络瘀塞之患，而络行全身，肺络亦当不畅，故肺感外邪易留结在络，本气逆动亦多乘克于此，风阳化热乘之，病多热复迁延；手足厥阴，一气同属，邪闭心包，神窍昏蒙；风木旺而制阳明，邪气由腑窜于络，而见抽掣；龙雷飞腾，肾宫不温，水液失散，而见跗肿。阴不制阳，苔浮腻而无根；阳亢于上，脉浮弦而拳握。该患虽以发热求治，终不投白虎、麻杏石甘、通圣、双解辈大剂清热，缘之肝所疏之风阳乃初阳，人之生生之气多决于此，若清热太过，则有伐生气之弊，肺络之气难以驱散浊邪外达，故自拟方剂以求本气自复。阳得阴敛，各安其位，络气调和，则其病自去矣。

疑难杂病须重"养正"

黑龙江中医药大学附属第一医院　尹　艳

2015 年 3 月，一位 50 岁的男性朋友求助，两个月前在西医院诊断为"间质性肺炎"，采用激素等药物治疗并无明显疗效。来诊时已反复发热 3 个月，不能正常上班，易疲劳，乏力，气短，动则甚，盗汗，怕热，手足热，纳可，大便 1 日 2～3 行，便溏，急躁，遇事入睡难，眠少，时左胸绞痛夜甚，舌胖嫩伴有齿痕，苔偏少，两脉寸尺沉取均弱；2015 年 1 月肺 CT

显示"双肺间质性改变";按照其主诉,中医诊断为内伤发热,但从症状看,虚实夹杂,既有发热、盗汗、手足心热等阴虚内热之象,又有易疲劳、乏力、气短、动则尤甚等气虚之证,还有急躁及遇事则难入眠为肝郁气滞的表现,以及大便 1 日 2～3 行且便溏的痰湿之象。所以辨证用药不可拘泥于教材中内伤发热的简单分型,治疗采用"养正除积法",即以益气养阴为主,适当加解郁化痰之品。间断服药 3 个月后,症状全部消失,可以正常上班,停服中药,当时复查肺 CT 显示轻度间质性改变,于 2017 年 8 月再次复查肺 CT 显示"肺部 CT 扫描未见异常"。

间质性肺炎属于疑难杂病。疑难杂病一般病机特点是虚实夹杂,有病机复杂、难以治愈、病程漫长的特点,无论是素体正虚,还是病久伤正,在治疗过程中都需要特别重视扶助正气,以"养正"为主,以"祛邪"为辅,达到"养正积自除"的目的。一方面在增强人体正气的同时,佐以祛邪除积的药物,使正气强盛,提高脏腑功能,另一方面减少痰湿、气滞等各种病理产物的产生。正如罗天益在《卫生宝鉴·卷十四》中说:"洁古老人有云,养正积自除,犹之满座皆君子,纵有一小人,自无容地而出。今令真气实,胃气强,积自消矣。"

中医治病并不慢

黑龙江中医药大学附属第一医院　尹　艳

曾遇一同事带着女儿前来就诊,谓孩子昨天开始发热,体温逐渐升高,今晨体温 39.5℃。孩子自述怕冷但不甚,口干口渴,无咳嗽,无咽痛,大便如常,口苦纳差,查舌质红,薄黄苔,脉数。余辨证为少阳阳明合病,处方用李智的《循证中医内科学》中的感冒退热饮原方:柴胡 15 克,黄芩 12 克,清半夏 10 克,党参 10 克,石膏 30 克(先下),知母 12 克,芦根 30 克,虎杖 15 克,白花蛇舌草 15 克,炙甘草 6 克,生姜 3 片,二剂。嘱回家自煎,尽快用药。至傍晚联系同事欲了解病情,是其女接电话并反馈说:"回来熬完汤药喝上,下午就慢慢退烧了,现在已经不烧了。"

类似这样的病例有很多,患者也经常感慨"汤药见效这么快啊!太神奇了!"所以民间对中药"见效慢"、只能用于"调理"的说法并不符合实际。中医是可以治疗急症的,中医对于急慢性疾病的治疗原则是"急则治其标,缓则治其本",猝然发病且病情非常严重时要先治其标,如感冒发热、咳嗽、二便不通、频繁呕吐、膨胀等症状出现时,即使有慢病在先,也需要急则治标,标病缓解再治本病。而标病的治疗要特别注意用药剂量和疗程,有的强调"中病即止",有的强调"以知为度",不能长期服药。这在古今文献中有很多的记载,例如《伤寒论》、《温疫论》、《温病条辨》等专著中的很多方剂都可用于急危重症的救治,方后的注意事项中经常提到"不可久服",如桂枝汤方后注"若一服汗出病瘥,停后服,不必尽剂",大陷胸汤方后注"得快利,止后服"等。

所以中医治疗疾病的客观事实是,对于慢性的疑难杂病,治疗需要标本兼治,疗程长者,需坚持治疗;对某些西医诊断无法治愈的疾病,还是有机会取得较好的疗效;而对于一些急性疾病,只要诊断明确,辨证精确,经常有"一剂知、二剂已"的效果,效如桴鼓。

《三元延寿参赞书》"三元"健康养生思想探赜

黑龙江中医药大学　霍丽丽

"三元"延寿作为富有道教特色的养生思想，集中体现在元代李鹏飞所编的《三元延寿参赞书》一书中，该书曾是元代通行的卫生宝典。《三元延寿参赞书》主论人得三元之寿，可以延年。天、地、人三元之寿各六十，共一百八十岁，如不加诚慎，"神日以耗，病日以来，而寿日以促矣"。其学术思想主要有以下几个方面：其一是精神不耗者得天元之寿。李鹏飞认为今之人"贪爱嗜欲"，导致精神不固，而生、老、病、夭、伤之患，减天元之寿。"必知所以自重而可以得天元之寿"，并从"欲不可绝"、"欲不可早"、"欲不可纵"等方面阐述了使精神不耗的自重之法。其二是起居有常者得地元之寿。李鹏飞将耳、眼、鼻、口喻为窗牖，手足肢节喻为栋梁；毛发体肤喻为垣墙；心喻为居主人。"主人能常为之主，则所谓窗户、栋榱、垣壁皆完且固，而地元之寿可得矣"。若能谨守"能尊生者，虽富贵不以养伤身，虽贫贱不以利累形"等养生之道，淡然无为，则得其寿。其三是饮食有度者得人元之寿。李鹏飞认为圣人提倡饮食之节，而后人"不顺四时，不和五味而疾生焉。戒乎此则人元之寿可得矣"。反之，饮食不节则人元之寿减矣。

《三元延寿参赞书》强调养生从日常生活入手，注重以德养生。书中提倡的"三元"养生思想仍具有现代意义。其一是适欲有度，注意房事养生。李鹏飞主张欲不可禁，欲不可早，欲不可强，欲所禁忌，以节欲保精。这种适欲有度的主张对现代人保持性卫生和性健康仍有借鉴意义。其二是四时调摄，注意起居养生。《内经》主张：春三月和夏三月，应夜卧早起；秋三月，应早卧早起；冬三月，应早卧晚起。四时调摄的观点对于改善现代人的起居误区具有指导意义。其三是饮食有度，注意饮食养生。李鹏飞强调饮食有度，"先渴而饮，饮不过多，多则损气，渴则伤血。食不过饱，饱则伤神，饥则伤胃"，这一思想具有很高的养生指导意义。

谨守病机浅悟

黑龙江中医药大学附属第一医院　刘朝霞

2017 年，余在黑龙江中医药大学附属第一医院门诊时，曾诊一七旬老翁，久痢便血缠绵不愈达四年之久。余观其面色少华，口唇青紫，面容痛苦，语声低微，料其病势非轻。遂详询其病情，知其四年前暴怒后忽而便血，伴有腹痛，寻当地西医检查诊断为溃疡性结肠炎，服药后其效不显，此后多方寻医问药亦未痊愈。四年来病邪缠绵，其身心备受煎熬，体重已减至原有四分之三。现便血暗红，腹胀腹痛，有如针刺，大便日有五至六次之多，时有里急后重之感，纳差、乏力。详查其舌脉，舌紫苔少，舌下络脉青紫，脉呈弦涩之象。

是时余忆起叶天士曾在《临证指南医案》中所言"初为气结在经，久则血伤入络"，今遇之老翁亦为暴怒后气结在经，引发便血，又因病程年深日久，血络不通，进而瘀阻于肠道络脉，且病程长久，引发纳差、乏力。故拟以活血通络、祛瘀止血、补气健脾为治疗大法。

方以桃仁 20 克，当归 20 克，三七 10 克，酒白芍 15 克，乳香 15 克，没药 15 克，酒大黄 15 克，香橼 15 克，佛手 15 克，黄芪 30 克，炒麦芽 20 克，焦山楂 20 克，炙甘草 10 克。水煎服，每日 1 剂，早晚分服，先服七剂以观其效，并嘱其禁食油腻、生冷、辛辣之物，保持心情舒畅。服用五剂时便血、腹痛之症即已消失，大便日仅两次，惟有纳差尚需调理，嘱其服用大山楂丸，经随访得知其效甚佳。

唐容川曾在《血证论》中强调："失血何根，瘀血即其根也，故凡复发者，其中多伏瘀血。"可见瘀血阻络为本病之关键病机，祛除瘀血为治愈本病之要旨，瘀血不祛，新血不生，气血更加难以相续，以致病情缠绵，反复难愈。余投桃仁、当归、三七、酒白芍、乳香、没药以活血祛瘀、通络止痛，用酒大黄祛瘀止血，遣香橼、佛手以疏肝解郁、祛其诱因，最后予黄芪、炒麦芽、焦山楂以补气健脾、和胃消胀，炙甘草调和诸药，诸药合用，共奏活血通络、祛瘀止血、补气健脾之效。经此一案，余深感抓准病机至关重要，临证之时定要谨守病机，依此遣方用药方能效如桴鼓。

效不更方小悟

黑龙江中医药大学附属第一医院　刘朝霞

2018 年，余在哈尔滨中央大街义诊时曾遇一六旬老妇，自述为外省人氏，前来哈市旅游，患有胃痛六年之久，后经家乡西医诊断为萎缩性胃炎伴中度萎缩、轻度肠化，一直服用西药治疗，然收效甚微。余观其善太息，忆起《沈氏尊生书·胃痛》所述"胃痛，邪干胃脘病也……惟肝气相乘为尤甚，以木性暴，且正克也"，料其可能由肝郁所致，遂详询其现症，知其平素性急易怒，发怒时胃痛加剧，时常伴有两胁胀痛、反酸烧心、嗳气频频，口干欲饮。详查其舌脉，舌质暗红，舌体胖大，舌边有齿痕，脉呈弦滑之象。余思其一派肝郁脾虚兼见阴伤之象，故拟以疏肝健脾、理气和胃为治疗大法，佐投滋阴之剂。方以柴胡 15 克，炒白术 25 克，薏苡仁 25 克，砂仁 10 克，川楝子 10 克，延胡索 15 克，旋覆花 15 克，姜半夏 10 克，煅瓦楞子 15 克，乌贼骨 15 克，沙参 15 克，麦冬 15 克，陈皮 25 克。水煎服，每日 1 剂，早晚分服，先服七剂以观其效。嘱其饮食清淡，禁食生冷、辛辣、油腻之物，注意调节情志，并叮嘱其药服尽后可至黑龙江中医药大学附属第一医院找余调方。然一周后余在诊室未见此妇，过了大概一年之久，此妇携女来找余为其女诊病，拿出余所开之处方，余方忆起曾为其诊病。余问其近况，方知其在服药一周后诸症皆减，却因家在外省，路途遥远，遂在当地药店按照原方抓药服用三周，疗效甚佳。后在药店建议下按照原方做成丸剂，继服三个月，诸症皆消，行胃镜检查示慢性浅表性胃炎。

本案虽为胃痛，但实与肝密切相关，肝气郁滞日久引发脾胃虚弱，肝郁脾虚久则致使胃阴暗耗，故宜治肝以安胃。余投柴胡、炒白术、薏苡仁、砂仁、川楝子、延胡索以疏肝和胃、健脾祛湿、理气止痛，予旋覆花、姜半夏以降逆止嗳，用煅瓦楞子、乌贼骨以制酸止痛，遣沙参、麦冬以益胃生津、滋阴清热，最后佐以陈皮，以防腻脾碍胃。诸药合用，共取疏肝健脾、理气和胃、滋阴生津之效。经此一案，余深感辨证精准之重要，若能辨证精当，则病患虽未能按时调方，即便继服原方亦足以取得佳效，即效不更方。

咳嗽辨证心得

黑龙江中医药大学附属第一医院　隋博文

　　咳嗽论治，首论虚实。咳嗽之证，因外感时邪之气而引起者有之，肺脾肾虚损而引起者亦有之。咳嗽日久，肺之津气耗伤或旧有宿疾，肺气亏虚，津液不得布散，故痰饮不化，影响于脾；或脾气亏虚，湿邪泛滥，成为生痰之源，痰浊内生，又伤肺气；或久病及肾，终致肾气亏虚，因金水相生，今水脏亏虚，又可致肺气虚弱。此虚证之咳嗽由所生也。其虚实夹杂者，多因素体亏虚复感外邪，加之七情、内伤饮食相干，每致虚中夹实。其证较单纯实证、虚证复杂难辨，施治亦难。因此，辨虚实之轻重，治其标本缓急，或以治标为先，或以治本为要，或标本兼顾为稳，审慎而定，乃为成功之关键。临证于此，确需慎之又慎。

　　若素体肺脾肾亏虚者，又感染外邪，而生恶寒发热，咳嗽气逆，痰黏不易咳出，或咳逆倚息、不得卧、苔白脉浮数，重按尚且有力，四肢逆冷，适用于急则治其标者，则以祛邪为先，邪去正安。治与外感相似，所不同者，须顾及亏虚之体。

　　正虚邪实，不任专事攻邪者，宜标本兼顾。如肺肾气虚复感风寒袭肺化热，除有咳喘征象外，且脉不任重按，治宜补益肺肾，宣发表邪，化痰平喘，方可用麻杏甘石汤合生脉饮加减。气逆重者，可加细辛、五味子、止嗽散合用以增平喘之功；阳虚较重者，加附子，即寓麻黄附子细辛汤之方意。又或正虚为主，或正虚邪恋者，根据肺脾肾虚损的轻重，气血阴阳之盛衰，或宜补气温阳，或宜补血滋阴，随证应用。然脾为生痰之源，非温不化，故宜温化。肾为气之根，补肾填精，贵宜温煦，故临证之时首重温养之性。又肺肾两虚者，宜补肺益肾，阴阳两顾，如补肺汤等。

哮喘诊治心悟

黑龙江中医药大学附属第一医院　隋博文

　　哮喘乃龙江地区多发之疾，此病多为外有风寒之因，内有痰饮之故所起，风寒与痰饮相结而成。本病每至秋冬之际感寒而发，暴发之时，多夹表证。故治疗此病多应用射干麻黄汤外散风寒，内化痰饮，此乃表里双解之要方。今龙江妇老生长北地，己亥秋自诉乘凉感寒后，喘息声巨，咳嗽不已，呼吸困难，言语不续，口张不闭，自汗颇多，夜间盗汗，鼻流清涕，质地清稀，痰多色白，且不知香臭多年，腰膝酸软，浑身乏力，舌淡脉弱。余据症辨为寒哮，法立温肺化饮，外散风寒，补气固表，方出射干麻黄汤与玉屏风散加减。方以麻黄外散风寒，内宣肺平喘，开达气机；射干泻肺降逆，内解寒饮，而利咽散结；以细辛内可温肺化饮，外可发散风寒；肺主宣降，以款冬花宣肺化饮以止咳；紫菀泻肺降逆，祛痰止咳，一宣一降，肺气复常；且痰饮之病，非温不能以化，故以半夏燥湿化痰，蠲饮降逆；生姜降逆化饮，畅利胸膈，助半夏降逆化痰。肺气上逆而喘，以五味子温肺敛气以止逆气，并防肺气耗散；大枣补中益气，生化气血，滋荣肺气。诸药配伍，以奏温肺化饮、下气祛痰之效。而以玉屏风散用防风、黄芪相畏之功，取其相成之效，因白术益气更实卫，以固外泄之汗。水煎连服七剂，而喘息咳止，表固汗消。该患者素有哮喘之虑，体虚之忧，今外感风寒，外寒引动内饮。风寒袭表，致使腠理稀疏，表气不固，故哮喘而发，喘动不已，汗出过多，语声困难。正如《难经·四十九难》曰："形寒饮冷则伤肺。"外寒与内饮相搏，则咳喘不息。故法取温肺化饮，外散风寒，补气固表。以获良效。

《脉经》医经启悟

牡丹江市中医医院　姜　斌

2021年初春，工作室诊疗过程中，一中年女性患者，慕名前来就诊。患者叙述双下肢从腰部至双足冰冷年余，痛苦难耐。多方诊治未果，腰椎CT及双下肢动静脉彩超均未见异常，曾服他医中药月余未见改善。本人观其脉证，双尺脉沉细，兼见双下肢从腰部至双足冰冷，余症未见，舌苔白腻兼有齿痕，一派阳虚寒凝之象。详尽病史有久居寒冷之环境病史，遂诊为肢冷症。临证常运用五运六气之备化汤治疗此证，组方依据是"寒则太阳之气不行，湿则太阴之气不运"。遂予备化汤原方：木瓜15克，茯神15克，牛膝15克，炮附子5克，熟地15克，覆盆子10克，甘草10克，干姜10克。五剂水煎服，早晚分服。五剂后大为好转，喜出望外。续服半个月冷症渐消。综上，寒湿合邪可导致血寒凝滞、痰湿壅滞，即可灵活化裁运用，不必拘泥。

《脉经·平杂病脉》载"沉为水、为实"、"阴邪来，见沉细"，说明沉细脉可主湿、主寒，本例病人脉沉细，故判断其为寒湿合邪。由气候而至脉证，均为太阴湿土特征明显，故处以备化汤。

其各用药之意，夫寒则太阳之气不行，湿则太阴之气不运，君以附子大热之品，通行上下，逐湿祛寒；但阴极则阳为所抑，湿重之火亦能逼血上行，佐以熟地补肾；茯神、覆盆子，一渗一敛；牛膝、木瓜，通利关节；加辛温之干姜，兼疏地黄之腻膈；甘温之甘草，并缓附子之妨阴，谓非有制之师耶。

本人用备化汤效验之病例，不胜枚举，病涉各系统病证，正所谓证无常型，病无定方，惟有抓住运气病机，方能圆机活法，执简驭繁，顺应"天人合一"之明训。

治鼻鼽医经启悟

牡丹江市中医医院　姜　斌

2021年秋，一中年男患前来门诊就诊。刻下症见鼻流清涕不止，喷嚏连连，自述每年秋季发作月余，痛苦不堪。本人诊其脉证，面色白，舌淡白苔白滑，双寸脉浮尺脉沉。患者曾就诊某西医三甲医院常规治疗，未见明显改善，遂慕名来中医门诊就诊。观其脉证与中医鼻鼽同病，《刘河间医学六书》载："鼽者，鼻出清涕也。"对鼻鼽的病因，《证治要诀》曰："清涕者，脑冷肺寒所致。"建议针刺治疗，遂针刺双迎香、双眉冲、印堂、双阳池、双合谷。针后清涕减少，喷嚏未作，即刻收效，先后针刺半月余，诸症全消。后坚持治疗顽症得除。

本人认为，此证正如巢元方在《诸病源候论·鼻涕候》言："夫津液涕唾，得热即干燥，得冷则流溢，不能自收。肺气通于鼻，其脏有冷，冷随气入乘于鼻，故使津涕不能自收。"《医学发明》中也论及阳虚致鼽，云："肺者，肾之母，皮毛之阳元本虚弱，更以冬月助其令，故病者善嚏，鼻流清涕，寒甚出浊涕，嚏不止。"

其针刺穴位迎香穴，通利鼻窍。此穴在鼻旁，因能主治鼻塞不闻香臭，故得此名。《针灸甲乙经》曰："鼻鼽不利，窒洞气塞，喎僻多涕，鼽衄有痈，迎香主之。"眉冲穴，通窍醒神，祛风明目。《针灸大成》谓其："主五痫，头痛鼻塞。"印堂穴清头明目，通鼻开窍是人体三大经络的汇集之地，分别起于内眼角的足太阳膀胱经；起于鼻旁的足阳明胃经；从印堂正中穿过的督脉。膀胱经主宰人体的阳气，胃经主宰血气，督脉则主宰人一身之阳。阳池穴生发阳气，沟通表里。三焦经气血在此吸热后化为阳热之气。合谷穴镇静止痛、通经活络、解表，《扁鹊神应针灸玉龙经》谓："治头、面、耳、目、鼻、颊、口、齿诸疾。"

本人临证时多提炼经典中特效之穴用于临床，并收获较好疗效，以做到勤求古方，博采众长。

"食性"刍议

黑龙江中医药大学　王　兵

开宗明义，概念先行。所谓"食性"即"食物的性能"之简称，主要有四性、五味、归经、升降浮沉等内容。四性，即寒、热、温、凉；五味即酸、苦、甘、辛、咸；食物的归经是指食物主要对人体某些脏腑及其经络有明显选择性的特异作用；升降浮沉则是食物作用向上、向下、向外、向内的趋向。中医认为，掌握并应用食物之性能，可达到防治疾病之目的。

人体病证有寒、热、虚、实之分，药物通过纠正人体的阴阳之偏而发挥作用。食物的作用与之相似，也是通过纠偏而发挥作用。一般甘味或辛味、陆生植物、受太阳照射多等特点的食物多呈温热性；味苦味酸、水生植物、背阴朝北等特点的食物大多偏寒；还有一些食物寒热偏性不明显，称为平性。食材的寒热之性不是固定不变的，自然条件的差异，烹调方法的改变，或通过调料搭配，都可以改变食材的偏性，如在烹调时，加入胡椒、干姜、肉桂等热性调料，或通过烧、烤、炸等方式制作，可以使寒性和平性的食材向温燥之性转化，反之亦然。寒凉的食物，大都具有清热、泻火、解毒作用，多用于热证；温热的食物大多具有温中、助阳、散寒等作用，常用于寒证。平性食物则有健脾、开胃、补益身体的作用。

归经和升降浮沉属于食物的选择性作用，如以小米、芝麻、黑豆、栗子、芡实、莲子为代表的种子类食物，质地较重，多入肾经，有下行沉降、补益肾精的作用；而以香菜、小葱、茶叶等为代表的花叶及质轻的食物，多入肺经，有上行升浮、解表散邪的作用。当然，食物的归经与升降浮沉也可以通过烹调、佐制而改变。

举《金匮要略》经典温壮阳气、补益气血食疗方当归生姜羊肉汤以飨同道：取羊肉 500克，当归 15克，生姜 25克，充分炖煮至羊肉酥烂，食肉饮汤，对于血虚腹痛身寒、月经量少延期等疾病有良好的调养作用。

《黄帝内经》作者漫谈

黑龙江中医药大学　王　兵

《黄帝内经》（以下简称《内经》）是中医学的奠基之作，被历代医家奉为圭臬，尊其为"医家之宗"。然《内经》作者是何许人也，千百年来虽经医家学者多方研究考证，至今仍众说纷纭。

但近年来，《内经》学界关于《内经》作者的问题，基本达成共识，即《内经》应是古代众多医家医学经验的汇编。其之所以冠以"黄帝"之名，意在崇古溯源，托名取重于世而已。正如《淮南子·修务训》所指，"世俗之人，多尊古而贱今，故为道者，必托之神农、黄帝而后能入说"。遍览《内经》全书，多以"黄帝"与"岐伯"等人的对话形式阐述医学道理、治疗法则，其"黄帝曰"之行文，类似我们经常会假借名家之口说出自己的观点。黄帝是五帝之首，更是一位讲求医药和养生之道的帝王，所以假借黄帝之名，使《内经》学术理论更有说服力，亦更有利于其传播留存，后学亦更加珍视本书。可见，古人著书立说并不在乎名利，他们看重的是自己的思想主张能否得到传扬，能否惠及百姓，在时代的洪流和"天覆地载，万物悉备，莫贵于人"的价值观面前，个人的名利和得失不值一提。从当代《内经》之于中医药学乃至其他众多学科的学术价值与地位来看，《内经》冠以"黄帝"之名的目的已达到了。

然而，我们审谛覃思，《内经》其书共 18 卷，162 篇，从著述至汇编成书跨越百年，可谓鸿篇巨制。学者龙伯坚云："凡是一部伟大的著作，绝不可能是突然发生的，都一定是在前人的基础上逐渐发展而成的。"《内经》虽非岐黄手著，但其旨必有所授，历代整理编次传承者众多，均秉承"德才兼备方为医，永秉仁心才救世"之理念，未以一己之私，据为己作，众医家胸怀百姓疾苦，淡泊名利之举令后人感动、敬仰、学习！

心肺有病而鼻为之不利

黑龙江中医药大学　王　兵

2011 年初冬，余刚调至黑龙江中医药大学内经教研室不久，一友人之同学从内蒙古来哈邀余帮忙看诊。刘某，女，48 岁，因鼻塞严重，影响呼吸，甚至难以入眠，故欲手术治疗，无奈术前查心电、彩超示严重冠心病，医院建议调整好心脏状态后择期手术，故经友人介绍前来求助。刻诊：鼻塞，心悸，胸闷，动则尤甚，不寐，心烦易怒，舌暗少苔，脉弦细。余突悟《素问·五脏别论》云："故五气入鼻，藏于心肺，心肺有病，而鼻为之不利也。"此乃心病及鼻也。遂告患者先安心调治心脏，其鼻病亦或可痊愈。处方如下：人参 10 克，麦冬 15 克，五味子 10 克，柴胡 10 克，炒白芍 15 克，枳壳 15 克，陈皮 15 克，茯苓 15 克，杏仁 10 克，半夏 15 克，生薏苡仁 30 克，郁金 15 克，石菖蒲 15 克，炙甘草 10 克。14 剂，水煎服。后来电告知，服药后，睡眠、心悸、胸闷症状明显改善，继服上方 14 剂。一年后带其他患者来诊，告知其鼻炎后亦痊愈。无独有偶，2014 年又遇一女患，51 岁，主诉乏力，怕冷，受凉则腰腿疼，寐差，气短，胸闷，服药数周后欣然告知，除诸症好转外，困扰其 20 余年的鼻炎（嗅觉丧失）竟然也豁然痊愈，其处方为：党参 15 克，麦冬 10 克，五味子 5 克，枳壳 15 克，陈皮 15 克，生姜 10 克，茯苓 15 克，杏仁 10 克，炙甘草 15 克，当归 10 克，地龙 10 克，黄芪 30 克，杜仲 15 克，狗脊 30 克，川续断 15 克，天花粉 10 克。

鼻病，常以鼻塞、流涕或嗅觉不灵为多见，中西医或从鼻之局部，或从肺着手论治，每多有效，但亦有不效者。思其不效之因，鼻虽为肺之外窍，然亦与心关系密切，正如《难经·四十难》云："心主臭，故令鼻知香臭。"《证治准绳·杂病》载："盖以窍言之肺也，以用言之心也。"《灵枢·本神》言："所以任物者谓之心。"鼻塞、嗅觉失灵均为患者的主观感受，故可从心论治。此外，国医大师干祖望先生指出心主血脉，血行不畅，可致鼻窍血络瘀滞，进而引发鼻病。西医学中的"幻嗅症"及"肥大性鼻炎"，在常规治疗乏效时，从心施治可以一试。

本文两则医案均虽不以鼻病为主诉，却通过辨证论治，整体调理，从心肺入手，养心益气，俾心肺之能强大，除主诉症状好转外，鼻之功用亦自然恢复，可谓获得惊喜效果。

寒地养生的智慧

黑龙江中医药大学 常佳怡

东北寒地，严寒难耐，寒地先民积累了宝贵的生存经验，但现代生活条件及社会风气却在挑战这些经验和智慧。

衣 现代寒地居所多有取暖和制冷设备，看似冬暖夏凉，却加大了室内外温差，无论冬夏都是对人体血管、神经的极大考验。而且很多人盲目追求时尚，不愿穿戴帽子、围巾、手套、高筒棉鞋，或只戴布面棒球帽，还有人内穿短袖 T 恤后直接穿透气和吸湿性差的羽绒服，这都会使风寒邪气入体。夏季很多人恶热贪凉，又不愿随手准备薄外套，久处空调环境后头痛、脘腹痛泻者十分常见；还有一些青少年在早春及深秋裸露脚踝，风寒邪气由此侵入足三阴经，为身体埋下隐患。

食 东北先民喜咸不嗜辣，因咸可滋肾体而润燥，辣却伤津而生湿热。现人气机多郁滞，身体会本能地寻求辛辣刺激以疏达气机、振奋阳气。多食辛辣则热积胃肠，出现多食易饥、索食冷物的情况，而现代冷食如高糖、高脂、高蛋白、低纤维的冰淇淋，其原料和制作工艺易使寒湿积聚，形成胃热肠寒、胃热宫寒的体质偏颇。

住 很多人认为东北寒地夜生活匮乏是经济衰退、人口流失的表现，殊不知高纬度地区居民即使在夏夜进行户外活动也易致关节疾病，故"天一擦黑儿"就回家是充满养生智慧的起居习惯。另外，现代"地球村"式的社交和声光电娱乐改变了东北人早睡早起的作息，人们虽不在户外活动，却在室内娱乐，夜半饥饿进食夜宵也成为常态，可吃完不久就睡易伤胃肠、长脂肪。

行 很多上班族在夜晚健身，但本应休眠时勉力运动反会耗阴伤阳。其实冬季寒地居民的选择不只"猫冬"，如果在晴好的正午滑上一两个小时的冰，定能感觉周身发热、身心畅快，那种感觉是只会裹在厚重冬装里叫冷的人无法想象的。这是因为只要避开寒风、主动运动，就能促进气血流通及脾胃运化，即使在冰天雪地中也能享受温暖的阳光、补充人体阳气。

另外，亲戚邻里互相串门常被视为陋习，其实躲在屏幕后肆意评论所衍生的社会矛盾并不比串门小，且足不出户的交流加重了气血郁滞，越来越多的人出现交往、情感障碍。因此，在漫长的冬季里走亲串户、互通信息，不失为排解郁闷情绪、增进社会交往的有效方式。

当然，现代人的生活环境、饮食条件、精神需求与寒地先民相比已有天壤之别，我们既不应盲目固守传统，也不能随波逐流一味否定。抱着对祖先经验的敬畏之心、遵从养生的基本原则，理智地、灵活地选择或改良寒地生活习俗，才是对健康负责的养生智慧。

"冬吃萝卜夏吃姜" 小议

黑龙江中医药大学　常佳怡

"冬吃萝卜夏吃姜，不用先生开药方"。可谓是中国北方家喻户晓的俗语，作为百姓崇尚的饮食习俗，正确理解其深层含义对于指导百姓养生保健尤为重要。

仲景在《伤寒杂病论》中载有："五月之时，阳气在表，胃中虚冷，以阳气内微，不能胜冷，故欲著复衣；十一月之时，阳气在里，胃中烦热，以阴气内弱，不能胜热，故欲裸其身。"

这里阐述了，在夏月之际，天气炎热，阳气蒸腾在表，浮越于外，且汗出较多，亦会造成阳随津耗，人体在里之阳气相对虚少，故而易生湿冷。当今在炎热的天气下，人们贪凉喜冷，久居空调房间，过度进食冷饮，又会进一步损伤人体的卫阳、脾阳。所以夏日人们常出现恶风畏寒、恶心腹泻、痰嗽喘咳等不适症状。此时，可适当食用味辛性温的生姜，其辛散之力可解表散寒，其温热之性可温中助阳，拟补阳气浮越于外而导致的中阳不足，达到温中止呕之效。但生姜性温，多食亦助热生火，故阳盛体质之人不宜食用，小儿阳常有余亦不宜多食，所以辨明体质而正确食用尤为重要。国医大师路志正认为养生之道贵在后天，他就依据自身的体质特点，将切成薄片的嫩姜放在醋中腌制，每日早餐吃上几片醋泡姜，如今年逾百岁的路老已将这个饮食习惯保持了四十余年。

而到冬月之时，天气寒冷，腠理紧致，身体以封藏为主，阳气藏于内，相对较盛，故而胃中易生郁热。且冬季的养生习惯，人们喜欢冬令进补，喜食肥甘厚味，而温补的食材与药材亦会使体内阳气过旺而化燥生火伤阴。冬日漫漫，人们常喜温暖的室内而减少外出，静多于动，体内阳气易于郁滞。这些无形中形成的恶性循环，使人体出现阳气过盛、胃中烦热的情况。此时食用味甘而性寒的萝卜，可下气、消食、利尿、润肺祛痰、解毒生津。萝卜清新爽脆，因其甘寒的特点，在冬日体内阴气虚阳气实的情况下，适量食用萝卜也可以助长体内阴气对抗过盛的阳气，从而解决阳气过度旺盛和胃中烦热而引发的多种疾病，使阴阳气血调和。中医理论认为，阴阳调和是身体维持在一个健康稳定状态的基础，而"冬吃萝卜夏吃姜"就是针对不同的时令、不同的人群对人体进行调理。顺应四时，阴阳平衡就是正确的"养生之道"。

"春捂秋冻" 小议

黑龙江中医药大学　常佳怡

"春捂秋冻"是我国民间流传已久的衣着养生谚语，既体现了"天人合一"的养生原则，又融入了主动激发身体机能的智慧。但在东北寒地春寒料峭、秋季肃杀的气候环境中，具体应如何"捂"、如何"冻"，常令人无所适从。

初春时节，阳气自地下萌动升腾，使积累了整个寒冬的冰雪自下而上逐渐消融。冰雪及所化之水皆会消弭地表及人体下部阳气，气温也因此难以回升。故即使在春分之时，居民下半身尤其足跗部仍宜保暖，不应因循历法而减去冬季鞋裤，应"捂"至柳枝见绿、春花欲放时方可脱去夹棉或毛绒鞋裤，而膝踝处脂肪少，尤应注意以靴筒或裤筒覆盖。至于腰以上的衣物，应顺应春季气机升发之性，根据气温及活动量的大小适当调整，尤其头面部，不应再着夹棉或皮毛、毛线制帽子，否则人体气机受其郁闭而难以条达，会出现精神委顿、情绪抑郁，或阳郁化热之象。并且，人体上部汗腺较发达，若着装厚实而致体热则汗孔开泄，春季主令之风邪趁势由汗孔入侵扰动机体，常出现"越捂越病"的情况。故上身衣物宜"掩"而不宜厚，可着透气、吸汗的单层布帽及围巾。同时，春季整体着装应如《素问·四气调神大论》所云之"缓形"，即宽松舒适，以使周身气血畅达无碍，现代很多保暖衣裤为高弹材质，难免束缚肢体，故在"春捂"时应避免穿着此类材质衣物。

所谓"秋冻"的目的是使身体感受到凉意后自主增食以助阳气化生，同时阳气收蓄以备隆冬时节御寒。虽然夏秋交际的正午不必加衣，但早晚风寒湿邪较盛时不宜裸露关节。同时应根据自身感受掌握好"秋冻"的时机与着装材质，如秋分前后宜内着衬衫或针织衫，外着过腰风衣；寒露后内着毛衣，外着薄棉衣或毛呢外套。另外，一旦感觉寒冷应立即运动肢体以蒸散阳气御寒，在气温骤降时立即着厚衣，气温反弹后再酌情减衣。而对阳虚、气虚及脾虚之人来说，想要强身健体应先扶助阳气、益气健脾，否则"秋冻"时阳气乏源，不仅不能强体，阴寒之气还会进一步耗伤本已虚损的正气，增加病痛。

饮茶的学问

黑龙江中医药大学 常佳怡

随着中华饮食文化的复苏，越来越多的现代人将茶作为日常饮品，但面对琳琅满目的茶品与器具，如何科学饮茶、饮出健康却是很多人尚未了解的学问。

从健康角度而言，茶品应区分出寒、热、温、凉四种性质，故应按发酵程度分为白、绿、黄、青、红、黑六类，其寒热性质相对依次为寒、凉、略凉、平、温、热，至于产地及茶树品种则为次要。

白茶、绿茶均未经发酵，故其性质贴近叶片的自然之性，尤其白茶为保留叶片上的白色绒毛而不经高温杀青，仅通过日光或在室内自然萎凋，故相对绿茶而言性质更凉。二者均适合胃热之人，如常齿龈出血、咽喉肿痛、口臭口苦、消谷善饥者饮用。很多人喜欢按季节选择品类而将其作为夏季消暑的饮品，殊不知夏季人体阳气浮越于体表，脏腑阳气反而易馁，故而常见腹泻之症，此时若再饮白茶、绿茶则脾胃阳气更虚，于健康无益。而冬季寒气收束阳气于内，北方地区供暖充足的情况下居民常见脏腑内热，故有冬季食冻梨、冻柿子的习俗，若能少啜白茶、绿茶，则既可清脏腑郁火，又可滋阴润燥，可谓一举两得。

红茶、黑茶为全发酵茶，除对人体阳气有扶助作用外还助脾胃运化，尤其是黑茶，为了利于储存还要进行后发酵，现代人常称其有消脂之效而作为消食减肥饮品。但肥胖者多为痰湿体质，痰湿易困阻阳气而成湿热体质，表现为心烦与抑郁的极端情绪交替出现，常患痤疮、疖肿、湿疹及前文所述胃热症状，此时再饮红茶、黑茶则可能助热。因此，红茶、黑茶的选择标准为是否有脾胃虚寒的表现，如大便溏泄、食后胃胀、不欲饮食、喜热恶寒等。

至于黄茶、青茶均为半发酵茶，寒热偏性不明显，适合大多数人日常饮用。青茶即乌龙茶，不同品类的发酵程度又可细分，选择时需按自己体质斟酌选用。

经典活用感悟

齐齐哈尔市中医医院　李玉梅

2014年秋，余诊见一女患，62岁。因"子宫脱垂"于2014年初在北京某医院全身麻醉下行"子宫脱垂悬吊术"治疗，术后一周始出现眼睑下垂、气短、乏力等症状，诊断为"肌无力"，曾口服西药（新斯的明）治疗，效果不佳，为寻中医方药治疗故来我处就诊。初见患者征象：双眼睑下垂状、肢体软弱无力，神疲气短，面色萎黄，焦虑，纳差，便溏，舌淡，苔白，脉细弱。余细斟此症，乃属中医"痿证"范畴。王冰谓："痿，指无力以运动。"《素问玄机原病式·五运主病》曰："痿，谓手足痿弱，无力以运行也。"结合舌苔脉象，辨证为脾胃虚弱兼气血双亏证。遂予以补中益气汤加补阳还五汤加减治疗。方药如下：黄芪50克，当归10克，炒白芍10克，地龙3克，川芎10克，红花10克，桃仁10克，白术15克，人参5克，陈皮10克，升麻6克，炙甘草10克，柴胡10克，合欢花20克。水煎服。7剂后患者症状有所好转，遂后予原方膏方善后，患者症状逐渐好转，可见显效，甚喜。

据《脾胃论》载："脾胃不足之证，须少用升麻，乃足阳明太阴引经之药也。使行阳道，自脾胃中右迁，少阳行春令，生万化之根蒂也。更少加柴胡，使诸经右迁。生发阴阳之气，以滋春之和气也……脾虚，缘心火亢甚而乘其土也；其次肺气受邪，为热所伤，必须用黄芪最多，甘草次之，人参又次之，三者皆甘温之阳药也。脾始虚，肺气先绝，故用黄芪之甘温。以益皮毛之气，而闭腠理，不令自汗而损其元气也。上喘气短懒语，须用人参以补之。心火乘脾，须用炙甘草以泻火热，而补脾胃中元气；甘草最少，恐资满也。"川芎、桃仁、红花以活血祛瘀；地龙以通经活络；白术以健脾益气；当归补血和营；陈皮以理气调中；合欢花以行气解郁。

《素问·痿论》曰："脾气热，则胃干而渴。肌肉不仁，发为肉痿……脾热者色黄而肉蠕动……各补其荥而通其俞，调其虚实，和其逆顺，筋脉骨肉，各以其时受月，则病已矣。"痿症属于疑难病证，如何提高其临床疗效及治愈率，一直是人们研究的重点，本病病因病机虽有虚实之别和外感与内伤之分，实质为脾胃虚弱，肝肾亏虚，五脏内热，久病正衰，气血双损等。导致四肢百骸得不到充足的精血濡养，则眼睑下垂、肢体痿弱不用而发病。现代医学的发展与进步，使得痿症的诊疗变得更加便利和完善，但仍无确切疗法。而中医药治疗优势就在于整体调理，补肝肾，强筋骨，兼护脾胃，外邪不祛，正气可扶。临证时须牢记"五心"，细心问诊，悉心辨证，精心论治，耐心锻炼，静心调养，方能取得较好的临床疗效。

龙 江 舌 辨

黑龙江中医药大学　周雪明

　　龙江医家在临证时发现，龙江地区患者舌苔多呈黄厚腻之象，舌质多见青紫色，或见瘀点瘀斑，或可见舌下脉络青紫粗胀甚有瘀血结节。寒冷之地，理应感寒居多，今舌呈热象是为何故？黑龙江位于祖国北方边陲，冬季漫长且寒冷，《素问·异法方宜论》言："北方者，天地所闭藏之域也，其地高陵居，风寒冰冽，其民乐野处而乳食。"在严寒的气候条件下，当地居民多嗜食各种耐寒的肉乳食，且多采用烧、烤、炖、炸等使食物气味浓厚的烹饪方式，日久致使中焦脾胃运化失司，津液输布失常，停而为痰，痰积化热，且所食用之物多为辛辣炙煿之品助热，终致痰热内生，舌苔见黄厚腻之象。且因地域寒冷，龙江地区居民多有饮酒之习。酒类多性热味辛，有舒筋活血、祛寒通络之效，但过量饮酒可致体内湿热内生，或蕴生痰热，舌苔亦多见黄厚腻。

　　龙江地域寒冷，冬季漫长，寒邪侵袭，凝滞收引，作用于血脉，脉络挛缩，血液凝滞，舌质泛现青紫；或因龙江地区居民饮食喜咸，"北方生寒，寒生水，水生咸……咸伤血，甘胜咸"，"多食咸，则脉凝泣而变色"，过多食用咸味食物，就会使血脉凝结，血行不畅，流动缓慢，亦可见青紫舌；或因情志过极，造成气机郁滞，气滞则血瘀，或者痰饮、结石等其他病理产物的阻滞造成血行不畅，反映于舌象上亦可见到青紫舌。

　　若血行不畅、气机郁滞日久，便易形成瘀血凝滞于局部，出现络脉损伤，络伤血溢，舌象可见瘀点、瘀斑；或在舌面并不显象，而在舌下出现络脉怒张、分叉，呈现青紫、绛、紫黑色，或舌下细小络脉呈现暗红色或者紫色网络，或舌下络脉曲张出现紫色珠子状大小不等的瘀血结节，皆为瘀血的常见征象。

　　综上所述，龙江地区独特的地域环境影响着当地居民的体质禀赋、患病病因病机、临床证候等，若临证能够结合地域特点详加分辨，必然对临床的诊断和治疗有所裨益。

中医思维之取类比象

鸡西市中医医院　董玉臣

　　2021年11月18日，余门诊接诊一老年女性患者。苗某，该患于半个月前无明显诱因出现左侧肢体活动不利，在鸡西某三甲医院住院治疗，昨日出院。为求中医治疗，今日来我科就诊。刻诊：左侧肢体活动不利，左下肢凉，疼痛肿胀，当即予下肢血管彩超，回报示左小腿肌间静脉内径增宽，管腔透声差（可疑血栓形成）。余觉此为寒滞经脉致血行不利，当即想到当归四逆汤，《素问·痹论》曰："凡痹之类，逢寒则虫，逢热则纵。"经脉内运行的气血津液又有寒则凝滞、温则流通的病理生理特点。处：当归30克，桂枝15克，赤芍20克，细辛5克，甘草5克，通草10克，大枣3枚，三棱10克，莪术10克，皂角刺10克，芦根15克，水煎服。第二日痛止，第三日肿消，继以针灸疏通经络，左侧肢体恢复如常。

　　本证用当归四逆汤，本无奇也。然笔者以通草、芦根为对药治疗血管性疾病，是中医理法方药取类比象思维的应用。芦根为芦苇的地下茎，取其管状喻血管，通草为通脱木的茎髓，喻为血管内容物。笔者以此二者为对药配伍其他方药治疗血管类疾病每多获效。今以此案倡导中医同道重视"取类比象"这一中医独有的思维模式，也是精通中医的关键。

取类比象愈顽疾

黑龙江中医药大学　陈　飞

2014 年春季接诊了一位男性患者。该患是一名粉刷工人，近一年自我感觉四肢倦怠无力，时常感觉四肢麻木，严重时四肢瘫软无力不能活动。经过省内多家医院诊断为椎间盘压迫神经根：颈椎到腰椎的全部椎间盘都存在不同程度的膨出或突出，并压迫神经根。就诊时患者自觉肢体酸软无力麻木，饮食二便睡眠正常，脉象沉稳有力，舌苔稍厚舌质淡红，别无异羔。根据影像学诊断椎间盘突出压迫神经根，辨病论治选择龙江医派名方脊痛消加减治疗。处方：当归 15 克，泽泻 20 克，川芎 15 克，泽兰 20 克，赤芍 25 克，防己 15 克，杜仲 25 克，黄芪 50 克，地龙 10 克，延胡索 15 克，三棱 15 克，五灵脂 15 克，莪术 15 克，车前子 25 克，鹿角片 5 克，蜈蚣 1 条。5 剂，水煎服，日 2 次温服。药后疗效显著，后复诊两次守方共服 15 剂临床治愈。

这个案例强调几点，第一就是要明确诊断，其中包括现代医学的疾病诊断、中医的疾病诊断和证候诊断，明确诊断才是确保疗效的前提，该案例注重辨病论治和龙江医派名家名方相结合，椎间盘疾病选取脊痛消辨病论治。第二，在现代医学辨病论治的情况下，更加注重中医药的辨病和辨证思维，本案涉及取类比象传统中医药思维。首先该病病位在脊柱，脊柱乃中医督脉所行之处。《神农本草经百种录》曰："鹿之精气全在于角，角本下连督脉……鹿之督脉最盛可知，故能补人身之督脉。"因此本案加鹿角片 5 克引药入督脉。其次该案病本在椎间盘突出压破神经根，脊髓多根之状似蜈蚣多足之形，《医学衷中参西录》曰："蜈蚣，走窜之力最速，内而脏腑，外而经络，凡气血凝聚之处皆能开之。"故用蜈蚣 1 条活血通络，治愈顽疾。取类比象思维是传统中医药思维的重要组成部分，以象用象是其关键，如鸡内金化石、核桃仁补脑、多动多变之证为风、重浊黏腻为湿等。

浊 毒 刍 议

黑龙江省中医药科学院　贾维刚

浊毒是脏腑气血功能失常，生理或病理产物蓄于体内，蕴育而成的致病物质，可损害脏腑、经络、气血、阴阳。"浊毒内蕴"正成为现代疾病的主要构成因素。

浊毒的产生因由为脾运无权。脾运无权有两种状态，运行无力多是素体禀赋不足所致。运行不利多由饮食不节、肥甘厚味超出了脾的正常运化能力、精微不得正化造成。脾运无权，可使水谷精微不能转化为机体的精微物质，日久腐化而成浊毒，还可使精微输布失常，清浊难分，留中滞膈，酿生浊毒。情志失调下的肝失条达也是"浊毒"蕴郁的重要因素。

浊是浊毒常态下的主要表现。浊为特征，可痹阻孔窍、滞气碍血停精，与痰、瘀同气相求而胶结为病。毒性乖戾、劫阴动血，是否重伤脏腑、气血，是决定发病缓急、病情轻重和转归方向的关键。浊毒相合，浊借毒性而能入津液聚集之所，毒隐浊中则害体于无形。浊毒致病，以郁闭孔窍、滞阻枢机、损伤脏腑、机体失养为核心伤害，具有隐匿胶结而气血精津暗耗、猝发与缠绵并见、易夹痰夹瘀而深重多变的致病特点。

浊毒是贯穿众多疾病全程的起始因素，又因其易于寒化、热化和化燥伤阴而出现他症变发的危害。而素体腠理致密和肥膏咸厚饮食使得北方人浊毒内蕴体质偏多。这可能是北方区域动脉硬化性疾病发病率偏高的原因。

浊毒的症状表现有虚乏、倦懒、短气、头晕昏沉、脘闷、便黏垢浊等，并可在易外感、易疲劳、胃腹恶风畏寒、稍有不适即腹泻以及在上盛下虚、上热下寒表象方面循迹。舌脉则以舌体正常或肥大、伴见齿痕、舌质暗红或淡暗、舌干裂纹、舌苔浊腻黄厚、脉象弦滑或滑数或弦涩或沉弦等多见。

"浊毒"治疗，以解毒活血化浊、开窍畅中通滞、疏肝悦脾健运为治则。以化浊解毒为治疗大法，辅用健脾、除湿、清热等法，使窍开气畅、正气得复、浊瘀毒郁渐除。具体有芳香化浊解毒、除湿化浊解毒、健脾化浊解毒、清热化浊解毒等方法。甘露消毒丹芳香行气悦脾、解毒开窍畅中，能令湿浊热毒俱去，可用于各种浊毒为病的各期治疗，推荐广泛使用。

脉 证 启 悟

齐齐哈尔市中医医院　郎笑飞

庚子年夏，有中年男患刘某赴余处问诊，言其素健，近日因腹胀纳呆，欲求得药一二剂，缓其所苦，余观其貌如常，又无他症，盖以为小疾，几剂可愈，然诊其脉，弦细似有似无，沉按如泥，方知已有颓败之象，遂警铃大作，嘱其先做肝胆脾之 CT 影像，余观其结果再言。翌日知悉其确诊为肝癌，决心赴天津手术治疗，三个月后患者再访，其术后靶向治疗以致周身皮疹，苦不堪言。复查又发现胰腺转移，遂放弃西医治疗。仅服余中药得过一日是一日，余哀其不幸必当尽力。是时症见：面目微黄暗，乏力，腹胀，腹部膨隆，胸闷，口干口苦，小便不利，舌淡暗苔白腻，右脉关尺沉弱无根，左脉弦细关微郁，沉按如泥。急则治标，当先复其脾肾之阳，利湿化浊，乃予以四逆汤合茵陈五苓散加垂盆草、赤芍等，后加减进退三个月，复查胰腺肿物消失，腹水未见，续服至今，历时一载又五月，现患者略口干、气短，余无显症，生活工作如常，复查各项指标正常。

余素知己资识尚浅，偶得一愈，实无甚高见。然仍有感于"凭脉辨证，凭证用药"乃医之基石也，脉不欺我，若不诊其脉，见之颓象，仅凭其症以为小病，或久治不愈方觉，岂不误人哉！此病例观其脉关尺无根乃脾肾阳衰，弦细关微郁沉按如泥，乃肝失疏泄、湿热瘀郁日久，困竭脾阳，伤及于肾，肾阳一衰，则气化不利，成木郁土壅水聚之象。土壅水聚岂不是泥？木在泥里岂不腐烂？叹中医取象比类之大智慧也！观其脉，可知其证，可推其机、演其理也。亦感于"知犯何逆，随证治之"之警句，本例无奇方重药，仅凭"黄疸病，茵陈五苓散主之"仍可偶获一功，大道至简，任疾病之难杂，病情之重厄，非药怪方奇量重才能医治，盖寻方常药足矣，皆不外审因度机、辨证论治耳。

从临床释"阳生阴长，阳杀阴藏"

黑龙江中医药大学　陈　斌

"阳生阴长，阳杀阴藏"见于《素问·阴阳应象大论》，《素问·天元纪大论》亦有类似的论述："天以阳生阴长，地以阳杀阴藏。"历代医家注释时，或互参两篇，或两篇别论，众说纷纭，莫衷一是。张介宾基于"阴阳之中复可分阴阳"立论，认为阳生阴长是阳中之阴阳，阳杀阴藏是阴中之阴阳，阴阳对立之中又有互藏之道；李中梓则从常乱的角度来解释阴阳的作用，认为阳生阴长是阴阳之治，阳杀阴藏是阴阳之乱；现行的高校《内经》教材从古文修辞角度立论，将此句释为互文，即"阴阳既主万物的生长，又主万物的杀藏"。这些注释多为理论演绎，并未将其临床意义显现出来。现通过一则医案，简要阐释"阳生阴长，阳杀阴藏"的临床意义。

曾治一男子，35岁，患阳事不举，或举则精泄，形寒肢冷，腰膝酸软，记忆减退，舌淡胖苔滑，脉沉迟无力。诊为肾阳不足，治以温阳益肾，收敛涩精，方用肾气丸合金锁固精丸加减。用药两周，形寒肢冷、腰膝酸软已减大半，而举则精泄之症丝毫未减。在原方基础上加黄柏少许，又服一周，精泄之症减半。再服病又大减，继续调理月余房事恢复正常。

笔者认为，"阳生阴长"，体现了阴阳互根互用的关系，用之于临床，可推演为"生阳以长阴"、"长阴以生阳"，张介宾"善补阳者，必于阴中求阳"、"善补阴者，必于阳中求阴"之论，以及其创制的千古名方左、右归饮（丸），即是基于此理。"阳杀阴藏"，是阴阳相互制约的体现，用之于临床，火热内盛、阴液外泄之证，治以寒凉泻火，无须刻意敛阴，如白虎汤之止阳明大汗，即"杀阳以藏阴"；阴血不足、虚热内生之证，治以滋阴养血则虚火自息，如当归补血汤之治血虚发热，即"藏阴以杀阳"。

本案确属肾阳不足，然而，经过温肾治疗后患者形寒腰酸之外症明显见效，但其举则精泄却丝毫未减。考虑到精泄日久、虚火内生的可能，在敛涩无效之时，运用"杀阳以藏阴"之法，以少许苦寒之黄柏清虚热而藏阴精，收效颇佳。是证，《内经》的阴阳学说绝非空洞的理论，而是临床的指南，应当基于临床来阐释经典，方能发挥经典的价值。

"寒地龙药"名议

黑龙江中医药大学　隋方宇

黑龙江中药材地域特色鲜明，生态优势突出，道地性强、品质优、药效高，其中人参、刺五加、板蓝根、平贝等药材在国内外市场久负盛誉。这里生长的中药材有1120种，蕴藏量达135万吨，载入药典的药用植物有130种，被誉为"寒地龙药"。"寒地龙药"，顾名思义，即为寒带地区所产的道地中药材。

"寒地"在此处特指黑龙江省。黑龙江地处我国最北部，属于寒温带区域，区域内有纵横交错的大小兴安岭山地，有群山环抱的松嫩平原，有源远流长的松花江、嫩江、乌苏里江以及三江平原，平均气温为-5～5℃，四季分明，昼夜温差大，光照充足，水流充沛，土壤肥沃，且素有"寒地黑土"之称，是世界上"三大黑土地"之一（其余两大黑土地分布在乌克兰大平原和美国密西西比河流域）。黑土是由寒温带湿润和半湿润地区的草埋于原始草甸的植被下，逐渐形成深厚的腐殖质层的高寒黑色土壤，因此黑土土壤肥沃、自然有机、营养成分高，这些都为中药的生长与栽培提供了得天独厚的自然条件和生态优势。

"龙药"则有两层含义：其一指黑龙江省的道地药材；其二与近现代我国北疆新崛起的中医学术流派——龙江医派之名交相辉映，取其医药结合之妙。龙江医派作为黑龙江省非物质文化遗产，是在独特的历史、文化、经济、地理、气候等诸多因素作用下逐渐形成的具有鲜明地域和黑土文化特色的学术流派，在其百余年的发展过程中，不断创新，薪火相传。龙江医家用药考究，龙江大地药材丰富，许多医家就地取材，省病疗疾，如王明德认为穿山龙"温而不燥，祛风可靠，疏经通络，蠲痹最妙"，常可用于产后或老弱患痹痛者。更有医家系统整理了当地地产药材，如武雅滨整理了北安地区地产药材 156 种；史献章则踏遍尚志群山，整理了地产药材 420 种，附方 4000 余首，为"龙药"的开发与应用提供了宝贵的资料及经验。"龙药"与"龙医"相辅相成，相得益彰，在龙江这片黑土地上为中医药事业的弘扬与发展发挥着巨大作用。

为医亦须读"杂"书

齐齐哈尔市昂昂溪医院　王　旭

　　时初学医，拘执古人"夫为医者，在读医书耳"一句，屏却"杂"书，唯医书是读。及览《本草纲目》，见濒湖自言"上自坟典，下至稗记，凡有攸关，靡不收掇"，恍悟皇皇巨著，无"杂"莫成。后又览《名老中医之路》，见邓铁涛教授有言："读书杂，有好处。今天我们仍然认为，知识面既要有深度，又要有广度。积累知识好比金字塔，底宽顶尖，乃能巍然屹立。"由此更悟：将欲升高行远，无"杂"莫至。于是顿改前弦，文史古籍恣情涉猎，犯了个"杂"字，却也得了"杂"的好处：读《后汉书·马援传》知薏苡可胜瘴气，补《本经》之未备；读《大唐新语》，知头风取百会、脑户刺血之伟效，并知腹部缝合术于唐代即有成功之例；读《资治通鉴》，知冰罨疗法始于辽代；读《觚賸》知于显微镜尚未传入我国之时，疥虫即曾被人单凭肉眼分清雌雄。显而易见，上述种种医事内容，恐读尽医书，终难获知，是则"杂"书之于医家，岂唯"开卷有益"而已！然因"杂"书无穷，目力有限，读不胜读，尽管医事多载其中，而未及见，未及知者正复不少。四年前与一达斡尔族小学时同学邂逅，契阔之际，知余学医，乃言达族虽无本民族医药，却是自古即知用兔脑催生。问其从何而知，答言闻于其父，其父精汉文，亲见某书所载。余自谓医书读过若干，而除蒙、藏、维之外，达族从未一见，遂笑其人是在为本民族曲增光彩而编造神话，不意其后不久，应召编写《卫生志》，有机会读到清初文人方式济所写之《龙沙纪略》，内中果有"达呼里、红呼里（按即今之达斡尔族）腊月八日男妇皆出，猎兔取脑，以为速产之药"数语。掩卷自问，身为黑龙江中医，却不知黑龙江医事，反而质疑于达斡尔族同学，能不汗颜！由此一蹶，益感"杂"中有医，"杂"可补医，不唯须读，抑且读而须广。自知荒陋，不敢语诸高贤，幸偏执医书、目不旁视者以余为鉴。

（李国清，徐阳孙. 1987. 龙江医话医论集［M］. 哈尔滨：黑龙江人民出版社：324-325.）

医家"字"病可不戒哉

黑龙江中医学院 惠 群

　　医生本是为人祛疾除患而治病的，然而有些医生却患了恣书妄写的"字"病，医家"字"病可谓常疾、久疾、危疾喽。何以言之？有实例为证：

　　最近，在我院中医师进修班医古文考试时，一百三十八份七百余字的卷面上，竟出现了八十二个错别字，举其显者如：齐恒候（桓侯）、珍病（诊）、未常（尝）、感概（慨）、竞然（竟）、正救（拯）、宝全（保）、扒望（巴）、未节（末）、焦悴（憔）、帖附（贴）、徇常（寻）、振惊（震）、结操（节）、保贵（宝）、任平（凭）、正个（整）、真惜（珍）、轻视（轻）、竞地（境）、白吃（痴）、曲从（屈）、地步（步）。

　　有的一份试卷上就有二十多个错别字。当究其原因时，皆一言以蔽之："惯了。"嗨！诚然是"惯了"，诸如临床上把"三棱"写成"三△"、"祛疾"写成"祛疾"之类，屡见不鲜。甚至有的人竟把数学符号"∵"、"∴"也夹在行文中间，不伦不类。由此看来，医家"字"病，岂不"常疾"？

　　古人云："医之为言意也。"是说医生治病应当尽心尽意，不可粗心粗意。诊病如此，习字亦然。明代缪希雍在《祝医五则》中第二条就指出："凡为医师，当先读书。凡欲读书，当先识字。字者，文之始也，不识字义，甯解文理？文理不通，动成窒碍。虽诗书满目，于神不染。触途成滞，何由省入？譬诸面墙，亦同木偶。望其拯生民之疾，顾不难哉？"然而，古之于字不拘的医家，也不乏其人。清代吴医顾铭照就在《吴医汇讲》中谈过这样的事情，他说："有医人工于草书者，医案人或不识，所系尚无轻重；至于药名，岂能尽识草书乎？孟浪者约略撮之而贻误；小心者往返询问而羁延"。所以他曾向同道呼吁："凡书方案，字期清爽，药期共晓。"现在，社会上人们常常感慨地说："医生的字是最难认的。"恐不为夸张吧！由此看来，医家"字"病，岂不"久疾"？

　　"医药为用，性命所系"。此理此情，人皆知之。作为一名医生不注意习字写字，倘或关键之误，就可能发生医疗事故，轻者遗人终身之羸，甚者绝人宝贵生命，岂不是犯罪吗！明代名医戴原礼写过这样一件事：有一次他到京城，听说有一医家方术甚高，治病辄效，就登门拜访。患者挤满门庭，医家应酬不暇。偶有一个求药的人拿了方药离去以后，医家急忙追出门来嘱告那个人说："煎药时要先加一块锡煎煮。"原礼对此很诧异，因为方书上明明写着"惟锡不入药"。于是他就向医家叩问加锡块的缘故，那个医家还气傲不凡地说："这是古方啊！"原礼对此颇为感慨，原来古方上是"饧"字，"饧"乃是糯米所煎的糖，而那个医家不辨"锡"、"饧"，还特意叮嘱病人加锡块。倘有剧毒，岂不杀人？现在相声中说的把"单国瑞"写成"单口喘"的医务人员，虽是艺术加工，然现实中也不无存在吧。由此看来，医家"字"病，岂不"疾"危？

　　医家"字"病既然如此严重，那么患"字"病的医务人员难道不该深戒而治一治吗？各级医务部门难道不该重视而抓一抓吗？

（惠群.1985. 医家"字"病可不戒哉［J］.中医药学报，（1）：37，8.）

漫谈传统医药非物质文化遗产的保护与传承

黑龙江中医药大学　姜德友　张依轮

自古以来，民间便有伏羲创八卦制九针、神农以身试百草的传说，传统医药承载着中国古代人民同疾病作斗争的经验和理论知识，为中华民族的繁衍昌盛作出了不可磨灭的贡献。但随着全球化进程的加快，外来文化从多方渗入，西医西药凭借其"直观科学"的特点，逐渐成为人们治病就医的首选和评判诊疗效果的金标准。而以数千年临床实践经验为基础的传统医药却因"未经科学评估"、"不符西医标准"而身陷囹圄，传统医药传承与发展的土壤遭到了严重破坏。

为破解这一困局，我国国务院于 2006 年将传统医药纳入非物质文化遗产的保护工作中，为中华民族撷取历史悠久且以活态形式传承至今的优秀传统医药文化、保留原生态文化种源。这本是一件令人欣喜的事情，但因我国非遗保护工作起步较晚，经验匮乏，导致现阶段面临"重申报、轻保护"、"保护性破坏"等诸多问题。笔者认为，推进合理保护、落实有效传承当秉承以下三项原则：

1. 以人为本　传统医药的传承路径主要为师徒心传口授，传承人作为活态传承的主体和非遗的承载者，应当被视为保护工作的重要抓手。为边远地区的传承人提供生活及健康保障、以表彰命名的方式调动传承人的内在积极性等措施应被大力推进。只有我们全心全意地保护好传承人，才能保证非物质文化遗产代代传承，后继有人。

2. 原真性保护

（1）重视保护原生态文化。若以一己喜恶或现代医学的评价体系为标准，将古朴的原生文化改造得面目全非，新文化的创造就会成为无源之水、无本之木。

（2）尊重文化的多样性。多元一体的传统医药文化是交流、传承、创新的源泉，我们当以宽容的姿态平等相待，不要被轻易同化。

3. 多方参与、各司其职　我们当明晰，非遗的传承主体为深深根植于民间的传承人，保护主体则为政府、商界、学界以及新闻媒体等社会各界。二者应当各司其职，互不干涉又彼此配合。传承主体应专注于传承；保护主体当尊重传承人的身份并携手积极保护，利用自己的优势，帮助、鼓励推动民间社会的自主传承，避免因越俎代庖而使非物质文化遗产遭到保护性破坏，并正确处理好原真性保护与合理利用、传承和发展创新之间的辩证关系。

关于教育的追问

黑龙江中医药大学　李文英

大学的使命随着历史与时代的发展，呈现出不同的样貌与标准。一所好大学在不同历史时期和环境下，或许会有衡量标准、衡量角度上的差异，但一所好大学的标准，有没有能够穿越不同历史阶段、不同衡量标准却始终不变的核心内容？

1854 年，都柏林天主教大学校长约翰·亨利·纽曼这样描述大学：一所大学就是一个群英会集的殿堂，天下各处各地的学子到这里来，以寻求天下各种各样的知识。蔡元培出任北京大学校长时，谈及大学与大学生时他说："所以诸君须抱定宗旨，为求学而来。入法学科者，非为做官；入商科者，非为致富。宗旨既定，自趋正轨。诸君肄业于此，或三年，或四年，时间不为不多，苟能爱惜光阴，孜孜求学，则其造诣，容有底止。"可见，做好大学就要一心做教育，就要全力以赴，就要单纯而明确。教育没有自身之外的目的，它与我们自身的深层需求息息相关。

在短短几年中，一所好大学，一个好老师，一定要让学生了解在以往他所知晓的那个小小的世界之外还存在着更为广阔的天地，需要他亲自领略、亲身感悟，充分汲取知识营养以支撑自己走好未来征途。所以，今天我们追问好大学应有的样子，其实是在追问教育本身的意义。

教育是一时的，但也可以是终身的。教育本质上是一个灵魂对另一个灵魂的唤醒。真正的好老师，就像在你心灵突然打开了一扇窗，让你进入一个新的世界，让你从此变得不再是原来的自己。我相信这样的成长是终身受益的。当年老师一个醍醐灌顶般的点醒，成为我们一生用之不尽的力量源泉，一个人的一生若能遇到一个这样的老师，何其幸运！由此可见，教师的真正价值，不论是什么职称专业还是什么学术背景的老师，都有可能成为那个打开新世界的窗口。他的教育成就，不再是一时的风光，而是呈现在展开的未来。这是我心中好老师的样子，我将为此不懈努力。

龙江医派形成的主要影响因素小议

黑龙江中医药大学附属第一医院　李秋实

中医学术流派的形成是中医学不断发展过程中突出的医学现象，不同学派之间的学术渗透、交叉、融合，使得中医学术不断完善、创新、发展。龙江医派作为地域性中医学术流派，其形成和发展受黑龙江特殊的文化、自然地理气候、居民体质秉性、生活习惯、教育形式等诸多因素的影响，从而被赋予了北寒地域特色内容。

黑土文化是不同历史阶段居住于黑龙江地区的各族人民群众基于本土文化，融合吸纳外来文化形成的新文化，包括鲜卑文化、渤海文化、金元文化、满族文化、流人文化、侨民文化等，是龙江医派形成的源流，也是其发展和创新的动力。随着各类文化的渗透融合，龙江医派逐步形成了地方医学流派的内涵和风格，例如融入各族医药内容，朝医的太极针灸法、阴阳五行针灸法；蒙医的正骨按摩法；达斡尔族的涂抹獾、貂油治烧、烫伤，用冬青或辣椒熬水外洗治冻伤等。

黑龙江省位于我国最北部，属于温带、寒温带大陆性季风气候。整体来看，气温由东南向西北逐渐降低，干燥程度自东向西由湿润型过渡到半干旱型，具有冬季漫长寒燥、夏季短暂湿润、春秋多风且燥的特征。这样的地理气候环境使得居民起居多以火炕、暖气等方式取暖御寒，饮食多以肥咸甘厚味及饮酒为主，脾气多急躁易怒或忧思，体质多腠理闭固、肌脂厚实。因此所患疾病，若因于外感者，多为寒、燥、风之邪，且以寒邪最为常见，遣方用药常在辛温散寒的基础上，加大药量并酌加防风、乌头、杏仁等；若因于内伤者，多为湿热痰火内生，渐积日久，气机郁滞，血滞瘀阻的病机，故糖尿病、痛风等代谢性疾病及心脑血管疾病多发。临证形成了清热化痰、活血化瘀、行气解郁及清热通络等治法特色和善用大方、复方、猛方的治疗特色。

纵观龙江医派历史源流，龙江中医教育对龙江医派的形成有着不可忽视的影响。20世纪30年代初，高仲山积极开拓中医社会教育，开设中医函授教育和创办"哈尔滨汉医学讲习会"、"中医讲习班"，培养出众多龙江中医药人才，壮大了龙江医派，其中的佼佼者有马骥、张琪、张金衡、钟育衡、陈景河等。近代院校教育逐渐创办后，他们便成为龙江中医教育界的中流砥柱，使龙江医派薪火相继、绵延不绝。

除此之外，还有哲学、经济、经典及百家著作、个人实践经验等因素的影响，正是这些影响因素的多维作用，使得龙江医派成为我国北方独树一帜的中医学术流派。

龙江医派漫谈

黑龙江中医药大学　刘春红

在中医学数千年漫长发展过程中，龙江医派可谓是我国北方极具代表性的中医学术流派。回顾龙江医派跌宕起伏、脉冲式的发展历程，龙江中医人筚路蓝缕、薪火相传，也曾屡次达到医学发展的黄金时代，取得一定的辉煌成就。

龙江医派医学肇始可追溯到肃慎时期，医疗实践多为少数民族医药内容，直到唐朝，随着中原地区的医术、本草及药物的传入，黑龙江地区的医事制度、医药交流往来逐步兴起。金代女真人攻陷北宋汴梁，一些医官、医药、医药典籍、医疗器械的掠夺客观上带动了中医药在黑龙江的传播与发展，如医学知识、外科医疗水平得到提高，注重建设医疗机构"太医院"等。到了清代，军中医官、一些士大夫出身的流人将先进的中医药文化带到黑土地，成为各路医派的先驱者。民国初期，黑龙江中医有六个支系，分别为龙沙系、松滨系、呼兰系、汇通系、三大山系和宁古塔系。

龙沙系的主流是由唐宋至明清的中原医药辗转传承而来，此系医风延及黑龙江的嫩江、讷河、克山、望奎一带，渊源深远，文化和经验基础雄厚。他们自标儒医，重医德，讲气节，放任不羁，注重文化修养，临证多用经方，用药轻，辨证细腻。松滨系起于黑龙江的巴彦县，因沿松花江滨流传而得名。该派系医家多以明代医书《寿世保元》、《万病回春》为传承教本，用药多以平补为主，少有急攻峻补之品，理论上讲求体质禀赋，临证上重视保元固本。呼兰系世人多称为"金鉴派"，源于光绪年间秀才王明五叔侄于1921年所创之"中医学社"。该社讲学授徒专重《医宗金鉴》，并辅之以明清医书《内经知要》、《本草备要》、《温病条辨》，此派医家用药简洁精炼，擅长时方，治热性病经验丰富，分布于黑龙江的哈尔滨、绥化、阿城、呼兰一带。汇通系以阎德润为代表，他是近代西医界少有的以肯定态度研究中医而成就卓著者，虽习西医，但是热爱中医，著有中医专著《伤寒论评释》，主张中西医汇通，是黑龙江近现代中西医汇通派的优秀代表人物。三大山系属走方铃医性质，串雅于东北各地区。该派偏重奇方妙法，忽视医理探究，除惯用外用膏药外，多习针灸之术，而针灸又以刺络泄血手法称绝。宁古塔系在今宁安县一带，古为渤海国，此系军医官较多。1664年流徙宁古塔的周长卿擅长医术，为居民治病，是宁古塔中医的创始人。各个支系中医学术各有千秋，临证各具风格和特长，初步形成了龙江医派格局。

抗战时期，一代名医高仲山可谓龙江医派发展壮大的关键人物，他积极组织学术团体，筹办中医教育，发行中医刊物，兴办教育，整合凝聚龙江中医的各个支系，形成了以高仲山、马骥、韩百灵、张琪四大名医为核心的黑龙江省名中医群体。他们在黑龙江省特有的地域环境、历史、文化背景下，在天人合一、病证结合、三因制宜等思想的指导下，通过长期的临床实践，认识到我省的寒地特点、民众的生活方式、饮食习惯所造成的常见疾病是以外因寒燥、内伤痰热、气血不畅为病因病机特点，积累了以温润、清化、调畅气血为常法的丰富诊疗经验，并有论著传世，如《黄帝内经素问合解》、《汉药丸散膏酒标准配本》、《高仲山处方新例》、《湿温时疫之研究》、《时疫新论》等。

由此可见，在这片白山黑水间孕育了北寒地区中医药防治疾病的优势与特色，且达到了一定的历史高度，可以说龙江医派是我国北方地区医学流派的一面旗帜。

龙江医派非物质文化遗产"口述史"研究的思考

黑龙江中医药大学佳木斯学院　刘佳明

龙江医派是近现代我国北疆新崛起的中医学术流派，是黑龙江省非物质文化遗产。为了更好地将大量即将消失的龙江中医历史记忆有效地记录和保存，自 2018 年，黑龙江中医药大学佳木斯学院开展了龙江中医"口述史"研究工作。几年来，我们走访龙江名老中医、民间老中医及其后人 80 余人，通过录音、录像、笔记等手段，收集记录老中医们的学医行医经历、诊疗技术经验和医话传承等医事，共采集录音录像 500 余小时，拍摄照片 2000 余张，形成访谈笔记、访谈录、调研报告等文字材料 50 万字，抢救性挖掘整理了一批珍贵的龙江医史资料。

百年龙江开发，哪里有流民，哪里就有中医。直到 20 世纪 80 年代中期，在黑龙江边远地区和广大农村，中医因其简便验廉的特点，一直是老百姓最基本的医疗保健手段。持有祖传秘方及几十年治病经验的民间中医遍布城乡。他们熟悉当地中草药，治疗多用当地最普通的中草药配制偏方、验方，费用低廉，疗效显著，确有绝技，受到百姓信赖。这些珍贵的治疗经验是龙江医派宝贵的文化遗产。

百年龙江中医人为龙江百姓抗击疫病、护佑健康作出了巨大贡献，留下了诸多宝贵的经验技术，但有文字记载的医著、医案、医事掌故并不多，偏远地区医史文献资料寥寥无几。我省需加快建立龙江中医"口述史"研究管理机构，出台相应政策，加强学科建设。在政策上支持，资金上扶持，科研上支撑，使龙江医派"口述史"研究工作制度化、规范化，吸引更多专家学者特别是青年学者走出书斋，深入基层，开展田野调查，挖掘抢救龙江中医历史遗产，推动龙江医派历史传承研究。

"传承精华，守正创新"，充分利用，加快传播龙江医派"口述史"研究成果。组织中医药专家学者对收集的资料进行再挖掘，创造性转化创新性发展，开展龙江特色中医药科研攻关，助力龙江中医药产业发展。"讲好龙江中医故事"，通过举办展览、中医药博览会，利用广播电视等大众媒体，向大众宣传普及龙江中医历史文化，助力龙江中医药事业高质量发展。

复合病治疗一得

黑龙江中医药大学　鲁美君

余 2014 年 2 月 24 日诊治王某，41 岁，女性。初诊其主诉：下午关节处、臀部起荨麻疹、色白。自汗出。半身活动不利。西医诊断：脑梗后遗症、心肌梗死、高血压、眼底动脉出血。临证病情复杂者频现，往往患有多种慢性疾病，如何着手治疗亦要变通。有时可以将其多种疾病或临床表现归纳为中医辨证论治中的一个大病机，这时一个方子即可胜任；有时病情病机复杂，无法同时治疗多种疾病，可以根据疾病的轻重缓急分步骤治疗。例如此患者，有急性的荨麻疹，亦有心脑血管的慢性疾病。急性皮肤病患者较为痛苦，患者急于求治；慢性疾病药效亦缓，故可暂缓医治。故处方：荆芥、防风、桂枝、白芍、地肤子、苦参、苍术、蝉蜕、胡麻仁、牛蒡子、泽泻、当归、炙甘草、白鲜皮、茯苓皮各 15 克，生白术 20 克，黄芪25 克。七剂，水煎服。据其风疹的特点，其病机为阳气不足，风邪郁于肌表，故以温卫祛风、燥湿止痒为其治疗原则。方中以消风散为主方加减，去其清热药物，祛风除湿止痒；加桂枝汤中主药桂枝、白芍调和营卫；玉屏风散中黄芪、白术、防风益气固表。

3 月 3 日复诊：两剂药后荨麻疹已愈。自汗出减轻、右侧肢体不利、头痛欲裂、头晕。急性皮肤病已愈，可继续治疗西医之心脑血管类疾病。此患者脑梗死后遗症、心肌梗死、高血压、眼底动脉出血，西医诊断虽多，但中医辨证皆主要由气虚血瘀所致。故处方：白参、黄芪、当归各 20 克，麦冬、五味子、桂枝各 15 克，白芍、地龙、川芎各 15 克，红花、桃仁、升麻、赤芍、全蝎、炙甘草各 15 克，葛根 30 克，蜈蚣 1 条。七剂水煎服。方以补阳还五汤为主，合桂枝汤、生脉饮，更切合其病情，亦体现中医临证常见合方治病的辨证思维。

3 月 10 日复诊：汗出、头疼大减，肢体活动明显灵活。上方黄芪改为 30 克，加防风 15 克，炒白术 15 克，善后。另外，在治疗疾病时要抓住病人体质特点，从复杂的临床表现和疾病中进行归纳总结，阳气不足是其病机关键，故补气温卫贯穿始终。治疗过程中可以根据情况分步骤治疗，亦可多种疾病同时治疗，灵活变通。

时时留意皆学问

黑龙江中医药大学　韩海伟

经言针刺之效如"拔刺"、如"雪污"，故我于针道多有留意。一次与中医同道闲聊，提到曾见一针灸师刺一飞行员太溪穴，导气下降，其鼻衄立止。心中暗自琢磨：肾主摄纳潜藏，气逆血随，收降肾气以止血逆虽于理可通，但对针灸效果之迅捷却半信半疑。

庚子年夏，一中年男性患者以鼻衄到门诊求诊，据云半个月前无明显诱因忽鼻中出血，时发时止渐出渐多，甚至"将近两碗"。起初于急诊止血即效，反复数次，效果渐差，在哈市某医院附近租房居住以便及时治疗。其形体魁伟，而面色晦暗少华，脉洪大按之微芤躁动，舌白润，声低懒言。故以清降阳明、益气养血兼收涩止血，仿竹叶石膏汤法加减处方。患者离开不久，一工作人员冲进诊室，匆忙说道，"刚才那个患者鼻子出血了！"急出查看，见该患者靠墙仰面，虽以卫生纸堵塞鼻孔，却仍有鲜血滴沥而下。家属焦急询问中医急救止血之法，然而我并无经验，心中顿时茫然无措。忽忆及同道所述经历，想针刺或许有效。急索针，考虑到其脉洪鼻衄皆阳明经气逆冲之象，遂先刺两足三里，得气后行泻法以折其逆；继刺两太溪穴，待得气，针尖转下以引气下潜。前后行针约一分钟，已不见血液渗出。让其试着慢慢松开捂鼻之手，拔出塞鼻的卫生纸，血竟未出，患者及家属喜出望外。后服药 21 剂，一年后介绍其邻里来看病，据云未再发作。

经历此案，益信窦太师"拯救治法，至妙者针"之说。并且，医道如立体网络，一方一法一针一药都是网中结点，若能由点切入，积少成多，进而由约而博，也不失为中医学习的一种方法。而其功夫的关键就在于如鸡抱卵、时时留意。

《三因司天方》略说

黑龙江中医药大学　韩海伟

清代医家缪问曾对同乡名医姜体乾的医术十分怀疑，因为一般认为高明医生开方必药少精专，而他的方子"必多至二十余品"。但姜氏治病，"人所不能措手者，投剂辄效"。于是，缪问向其求教，姜先生拿出宋代陈无择的《三因司天方》给他看，缪氏心中的疑惑才释然。原来姜氏治病，"每于《三因司天方》中或采取数味、或竟用全方，然后杂以六经补泻之品"，方虽庞大，而绝非无纪之师，故能屡建奇功。

若究《三因司天方》的原理，须知"运气"之学。人生养于天地，如鱼游于水，水温环境的变化会影响鱼的生长，天地的变化也必然影响于人体。所以对于疾病的诊治，须知天地气化的情况，运气学的作用正在于此。运气学脱胎于阴阳五行学说，"五运"标志天地间五行——木、火、土、金、水气化作用的强弱，"六气"标志——太阳、阳明、少阳、太阴、少阴、厥阴气化作用的盛衰。古人又以天干纪五运、地支纪六气，于是每年的气化情况便可由干支符号推演，进而对该年的气象、物候、民病、治法、方药等方面进行预判。《三因司天方》五运方十首、六气方六首即本于此理。如甲年土运太过的附子山茱萸汤（附子、山茱萸、木瓜、乌梅、半夏、肉豆蔻、丁香、藿香），为救土运太过（腹痛满、身重）肾水受制（清厥、烦冤）而设。土寒湿滞，故以附子辛热燥烈祛寒湿，以肉豆蔻芳辛醒脾，以半夏辛燥和胃，丁、藿之芳香"辟雨湿之阴气"。肾水暗耗，故以山萸滋之；母仇子复，肝风郁动，则以木瓜、乌梅柔养，防土水方争、风动又起。《三因司天方》诸方是为挽救作用于人身的天地气化，使归于平而设，为治本之法。虽然仅十六首，且为陈氏治运气病的示例方，但如果能借为阶梯，进入运气学的堂奥，当于临床大有裨益。

漫谈龙医精神

黑龙江中医药大学附属第一医院　王　瑶

所谓一方水土养一方人，不同地域环境特征不仅从外在影响这方土地上居民的衣食住行，更从内涵陶冶了他们的秉性与思维方式。黑龙江地区风光雄浑壮美，山峦巍峨、旷野广阔、林海苍茫、湖泊湛然，在这样环境中养育的龙江人，性格逸韵豪爽、率真热忱、朴忠仗义、机敏豁达、幽默诙谐，也正是在这北疆边陲、白山黑水之畔，一代代中医药人通过不懈努力，逐步形成了以高仲山、马骥、韩百灵、张琪四大名医为代表的黑龙江名中医群体，即"龙江医派"。几十年来，龙江医派队伍不断壮大，名医辈出，薪火相传的不仅仅是精粹的学术思想，更包含了广为传颂的龙医精神。

在学术方面，龙江医家们倡导"扩前人所已发，阐前人所未发"，时常探讨交流，切磋医艺医学，而且能博采众家之长，不自我满足，不故步自封，在择善而从、务实求效的基础上，更敢于突破自己，创出独有的特色中医药诊疗方法，充实了龙江中医药的内容，丰富了祖国传统中医学宝库，展现了龙江医家们勤奋务实的敬业精神和求真创新的博学精神。而对于博采众长，龙江医家们也不局限于传统中医学，如马骥先生就曾摒弃门户之见，求学于哈尔滨医学专门学校，系统学习解剖学、病理学、生理学、微生物学、药理学以及西医的内、外、妇、儿各科理论，临证中也主张取中西所长，全面分析，结合诊治，展现了龙江医家执中致和的包容精神。

"仁"者爱人也，龙江医家们以"大医精诚"之训，筑"救死扶伤"之心，广施仁爱之道。他们既淡泊名利，怀普治天下之心，又精医术，多学求进，以适应时代及人民群众的需求，为济世救民努力不懈，展现了龙江医家仁爱诚信的厚德精神和济世救人的大医精神。

抗战时期，龙江医家们或以身份作掩护为中共地下党传递情报，或直接加入东北抗日联军用中草药救治伤员、为官兵传授医药知识，用自己的方式为国贡献力量，体现出铁肩护道的爱国精神。在 1929～1949 年这段艰难困苦的历程中，我国中医界逆流而上，积极开拓中医社会教育，开设中医函授和"汉医讲习所"，培养中医人才，团结中医队伍，创出一条教育自力的道路，这体现的是勇于开拓的创业精神。新中国成立后，各级院校如雨后春笋发展起来，中医教育蓬勃发展，各种具有中医学特色的师承教育人才培养方式层出不穷，展现了重育贤才的传承精神。通过理论与著书、办学和教育，龙江医派文化精神已传遍全国和世界。

读　眼　术

宁波市医疗中心李惠利医院　王晨彤

望诊位于四诊之首，其理论多肇始于《黄帝内经》，后世医家对此诊法给予了高度重视，更有"望而知之谓之神"的说法，古人以"神"喻之，足见其重，而《内经》在五官望诊中描述最为详尽的就是"望目"。吾承袭《内经》所论，并与临床结合，在情志病多见的龙江地区，尤善望目知情，即从眼神中捕捉患者的性格、情绪，从而全面掌握病情，有利于准确地辨证施治。在临床上，性格不好可分为三个层级：一级为生闷气，患者虽不与人争吵，但怒火却萦绕于心，需要较长时间方可化解。此类人多抗压能力较差，生活或工作中稍有不顺，便反复琢磨，越想越气，却无处发泄。这一层级的患者眼目多黯淡无神，无法掩藏得阴郁空虚或飘忽不定，眉间纹路颇深，神似"纠结"之态。二级为与人争吵，此类患者脾气暴躁，一言不合便怒上心头，随即与人争执不下，甚至高声叫喊，但无论是否吵赢，皆情绪激动，或可伴随头晕目眩、手足麻木、胸闷气短等症状。这一层级的患者眼目缺乏柔和的光亮，甚或是带有严峻的寒光，暗藏随时准备战斗的神态。三级为打人毁物，其人多缺乏一定的自控能力，一旦遇事不顺，便气血上涌，理智全无，事情过后也许存有悔意，但再遇不顺之事时依然无法自控。这一层级的患者可出现鹘眼凝睛，即指双侧眼珠突出，如庙堂凶神之目，红赤如鹘眼，凝视难以转动。以上三个层级对于身体的损伤程度并不是依次递增的，临床上，虽然二级、三级这种随时爆发怒气之人很容易患有肝病、心血管疾病或肿瘤等，但一级患者，由于怒气无法发泄，情绪内化严重，久而久之更易罹患重大疾病，且这类患者多善于掩藏情绪，甚至意识不到自己的焦虑或抑郁，因此医患交流时应尤其注意疏导他们的情感，患者一旦难以继续掩饰，或达到"心理崩溃"的时刻，则立刻眼圈发红，眼瞳湿润，甚至泪眼滂沱或呜咽抽泣，开始承认并诉说心病。情志疾病多从肝论治，肝主疏泄，斡旋气机，疏肝开郁可使情绪柔和，且足厥阴肝经"连接目系"，对"目神"有调控作用。吾临证多以张仲景的柴胡加龙骨牡蛎汤加减治疗：柴胡15克，白芍15克，枳壳15克，炙甘草15克，生龙骨20克，生牡蛎20克，焦栀子15克，茯神15克，合欢花20克，法半夏15克，并将此方命名为"开心汤"，使患者闻药名即病减，再饮药而病愈。

漫话养心的智慧

青岛市中医医院　李三洋

中医学主张形神合一，即心理与生理相互关系，相互影响。《黄帝内经》中言："任物者谓之心。"在《类经》中亦有言"是以耳之听，目之视，无不由乎心"，表明中医所言的"心"是人类基于感官、意识、情绪等形成的思维活动能力。养生先养心，中医养心方法不仅注重心理问题、维持身心健康，也使人注重人文道德修养、追求东方智慧。

在中医病因学中，几乎所有疾病都会涉及情志因素，不良情志既是病因，也是诱因，还是影响疾病康复、复发的重要因素。动态平衡的情志活动通过调控气机而有利于脏腑功能，而过度的情志会导致人体气机不利，血脉不畅，久则"百病生于气"。《素问·举痛论》有言："喜则气和志达，荣卫通利。"心情舒畅有助于气血调和，防御疾病。正如《素问·上古天真论》所说："恬淡虚无，真气从之，精神内守，病安从来。"因此，通过养心使情绪保持平衡，心态保持乐观、豁达、虚无，从而达到预防和治疗疾病的效果。古代中医学家历来注重养心，形成了各具特色、较为系统的养心法，如傅山论情志养生有以德润身，以德养性；萧然物外，致虚守静；博学多闻，兴趣广泛；习武练拳，运气走脉；走出小世界，放情丘壑间等，这些方法能调节情绪、净化内心，达到调节阴阳、治病防病、延年益寿的目的。

还应注重道德修养，"天行健，君子以自强不息，地势坤，君子以厚德载物"，道德养心是中医养心的崇高境界，即"心"能"处物、为人、为智"的过程，是情志养心升华的过程。以德养心，以道、德、礼、义等人生价值观，使自我、他人、社会能够获得知足常乐、淡泊质朴的养生意识，继而才能维持现世的和谐、完满状态，恰如"上善若水，水善利万物而不争"，孔子云："仁者寿"、"大德必得其寿"，道德高尚、宽厚仁慈之人在顺应社会道德的同时必然心气平和，心安而无惧，由此则气血安定，有益身心。

现代社会竞争加剧、物欲横流、德育不足等问题，导致了人们牺牲生理、心理上的健康去追求物质、权利，殊不知日益浮躁、急功近利的精神状态也会导致生理异常，并造成心理、社会的不和谐问题。因此，养生应先关注内心人文建设，使人民大众逐渐重视从生理、心理、道德等养心过程中达到情理交融、身心合一、知行合一。

"心开窍于舌" 刍议

黑龙江中医药大学　孟　璐

"心开窍于舌" 起源于西汉中晚期，《内经》秉承"天人相应"观念，提出"南方生热，热生火，火生苦，苦生心……心主舌……在窍为舌。"《灵枢·五阅五使》云："舌者，心之官也。"明确指出"心开窍于舌"。

从经络循行角度，《灵枢·经脉》阐明了心与舌之间的密切联系，如"手少阴之别……循经入于心中，系舌本"。从生理功能角度，《素问·灵兰秘典论》言："心者，君主之官，神明出焉。"《灵枢·忧恚无言》曰："舌者，音声之机也……横骨者，神气所使，主发舌者也。"指出心主藏神，舌之能言需受心神调摄。从病理症状角度，《灵枢·五阅五使》云："心病者，舌卷短，颧赤"，指出心若有病变则舌卷而短缩。从临床治疗角度，《素问·脏气法时论》载："心病者……取其经，少阴太阳，舌下血者。"记载了心病治疗可使用点刺舌下放血之法。

殆至东汉时期，仲景提出"舌胎"一词，后世医家在《内经》、《伤寒杂病论》基础上进一步明确了"心开窍于舌"的诊断意义及治疗价值，发明了舌诊、舌针、舌下给药、舌下放血等方法指导临床，有桴鼓相应之效。

《内经》时期，尚有心"开窍于耳"、"开窍于目"两种说法。《素问·金匮真言论》云："南方赤色，入通于心，开窍于耳。"明确指出心开窍于耳。心之脉络与耳相通，耳窍受纳心之气血，心脉通和则耳聪以听，心脉异常即耳鸣耳聋。反之，从耳窍色泽亦可测心脉常变，故调心之气血，亦可疗耳疾。《素问·解精微论》曰："夫心者，五脏之专精也，目者，其窍也。"明确指出心开窍于目。手少阴心经"合目内眦"、"系目系"，若心脉充盈、神明内守则目明，心气涣散、神不内守则目眩。

须知《内经》非一时一人之作，对"心之开窍"有不同观点实属正常，故此探赜索隐，参伍互证，虽有殊重，然心"开窍于舌"、"开窍于耳"、"开窍于目"三种学说均裨益临床，切勿偏废。

倡导卫生礼仪　推广抱拳礼

黑龙江省龙江医派研究会　姜　坦

古往今来，东西各国的众多族群都在各自的社交生活中形成了各具特色的见面行礼方式。如起源于周礼的揖礼、兴起于汉代的跪拜礼、满族的抱见礼和打千礼，日本、韩国的鞠躬礼，印度、泰国、马来西亚的合十礼，欧美国家的碰拳礼、贴面礼、亲吻礼、吻手礼、屈膝礼，以及现代各国通用的握手、举手、点头、欠身、脱帽等见面问候礼仪。

为控制疾病的传播，人与人之间的交流应更加谨慎，以往的近距离问候方式以及握手礼都不符合卫生防病的要求，鞠躬礼和合十礼虽避免了肢体接触，却不符合我国国情和民情。

如何在日常交流中，既保持礼貌又避免交叉感染呢？建议大家在寒暄、打招呼、表达恭喜时采用由揖礼改良而来的抱拳礼，以代替握手或拥抱。

具体方法为：一手四指卷曲紧握，拇指扣压在食指、中指的第二指节伸侧；另一手除拇指外的四指第二指节弯曲，食指、中指、无名指的屈侧覆盖在握拳手指间掌指关节凹陷处，拇指自然弯曲，覆盖握拳手的拳眼；握拳手食指屈曲的第二指节抵于上手虎口处。男士左手在上、右手握拳在下；女士右手在上、左手握拳在下。两手合抱于面前，拳眼正对鼻尖，与鼻尖水平距离约 15cm；双肘自然弯曲，双腿站直。平辈直身行礼，向长辈行礼时上身与垂直线约呈 15°角微俯。抱拳的同时微笑着说出问候。

此抱拳礼较揖礼更为简便、亲切，且具有丰富的文化内涵。双手相合后，拳眼面与上手拇指如同阴阳鱼；上手除小指外的四指与握拳手指间凹陷及拳眼间的凹凸契合，亦呈现出阴阳交合的关系；鼻居面中，位列"面王"，为后天之本脾所主，故双手与鼻同高，以示尊重。同时，双手置于面前可阻挡言语问候时由口中喷出的飞沫，防止病原微生物经飞沫传播，可谓一举两得。

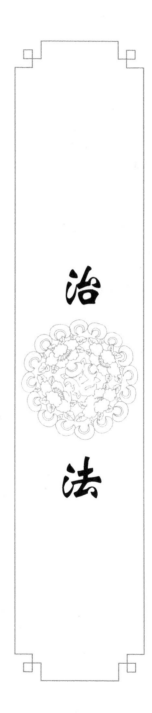

治法

大方复法临证要诀

黑龙江省中医研究院　张　琪

大方复法是针对危重病症、病情复杂的疑难杂病而立，源于《黄帝内经》，始践于《伤寒杂病论》，后世医家多有发挥。清代喻嘉言提倡"大病需用大药"。王孟英也曾言"急病重症非大剂无以拯其危"。通常药味在 12 味以上，多则 30 余味，整方总剂量大于 250 克。治法在两种以上相须为用。时过境迁，人类的平均寿命大幅度提高，整体健康水平提高，但老龄化程度加重，疾病年轻化，病情复杂化，多病种合病并病状态常见，针对如此的民众健康状态，大方复法应运而生。同时黑龙江地处东北边疆，塞外寒冷之地，民众多脂多盐饮食习以为常，健康意识淡薄，因此大方复法更是最合适龙江民众的治疗方法。临证时药味、药量要适度，中病即止，切勿过度治疗，同时要注重保护脾胃，以防脾胃损伤，同时要关注肝、肾功能的变化，以防医源性、药源性疾病的发生。

大方复法的临证运用完全符合传统的辨证论治、君臣佐使、七情和合等理论，无非是针对复杂病症、复杂证候采用的多治法、多药味的方案。例如，在治疗慢性肾衰竭时，其病机虚实夹杂，脾肾两虚，且夹血瘀、湿浊、热毒，因而在处方中需分层次用药，常补脾益肾、活血化瘀、祛湿泄浊、清热解毒的诸多药物合用。慢性肾衰竭失代偿期，临床以脾肾两虚、湿浊瘀阻者居多，治以补益脾肾、活血泻浊，方中既用四君子汤益气健脾，又加菟丝子、熟地等补肾益精之品，同时又用连翘、大黄、黄连合草果仁、半夏以清热解毒化浊，桃仁、红花、丹参、赤芍活血化瘀，药味达 20 多种，虽多而不乱，有法可循，疗效甚佳。大方复法是针对复合病症、复杂病机，采取的综合性治疗方案，其基本原则与传统方药的组方化裁并无区别，重点在于明辨复杂病机、复合证候、审机组方、合理用药。

疏解三焦、肺胃同治法治咳小议

黑龙江省中医研究院　张　琪

李某，男，27 岁，工人，1983 年 3 月 8 日初诊。咳嗽白痰，胸满气逆，肢体酸楚，倦怠乏力，纳呆，舌苔白稍干，脉象弦滑带数，荏苒三个月不愈。此为外邪内侵，三焦郁滞，邪从热化，肺胃不清，当以疏利三焦清肺胃法。处方：柴胡 15 克，黄芩 15 克，半夏 15 克，党参 15 克，甘草 10 克，生姜 10 克，红枣 3 个，杏仁 10 克，紫苏 10 克，牛蒡 15 克，水煎服。连续复诊四次，共服上药十二剂而愈。

此方即小柴胡汤加宣肺之品，唐容川在《血证论》中盛赞此方治咳之妙，他说："兹有一方可以统治肺胃者则莫如小柴胡汤……小柴胡能通水津，散郁火，升清降浊，左宜右有，加减合法，则曲尽其妙。"根据唐氏之论，此病总的病机在于肺胃，胃失和降，肺失肃降，得小柴胡汤三焦疏通，肺胃之气得以清肃下行，则诸证自除。笔者受唐氏之启发屡用此方治愈外感不解之咳嗽，常应手取效。柴胡，《名医别录》谓"主痰热结实，胸中邪逆"，《大明本草》"主消痰止嗽，润心肺"，确为治疗外感咳嗽之良药。小柴胡汤能使上焦得通，津液得下，胃气因和，故凡属于外感咳嗽无论新感或旷日持久用之咸宜。

（张琪.1984. 试从《素问·咳论》谈临床治疗咳嗽的心得［J］.黑龙江中医药，（6）：54-55.）

润燥通幽治反胃便秘小议

黑龙江省中医研究院　张　琪

朱丹溪曰："翻胃……大约有四，有血虚、有气虚、有热、有痰。"临床观察反胃病机虽有四，但以津枯血虚者居多，因幽门血少津枯，无以濡润，食糜至此不能下行，必反胃吐出，朱丹溪用四物汤加童便虽有一定疗效，但不如东垣之通幽汤为佳，此方中当归二地黄为滋阴养血之品，桃仁、红花润燥活血，升麻升清阳，槟榔破气滞，补而不滞有升有降，润燥通幽为治疗本病之妙方，原方治幽门不通上冲吸门，噎塞不开气不得下，大便艰难。曾治一噎膈病人，食入即噎塞不得下行，良久反胃而出，咯逆吐痰沫，喉中有辣样感，大便5～6日一行，便干如羊矢，舌绛无苔，脉象浮涩，经某医院胃镜钡餐检查，排除食管癌，初步诊断为食管炎，幽门不全梗阻，经治无效，来门诊求治，余投以通幽汤加赭石30克，二冬20克，连服数剂诸证大减，继服而愈。

程国朋曰："内经云：三阳结谓之隔，结，结热也，热甚则物乾，凡噎膈不出胃脘乾槁四字，槁在上脘者，水饮可行，食物难入，槁在下脘者食虽可入，久而复出。"程氏对噎膈反胃之病机阐述颇为精湛。张锡纯氏之参赭培气汤治疗此症亦佳，方中知母、天冬、当归、苁蓉、柿霜清热润燥，生津养血，以濡润胃脘之干槁。张氏谓此症"由中气衰惫，不能撑悬于内，则贲门缩小，以及幽门、小肠、大肠皆为之紧缩。观膈症之病剧者，大便如羊矢，固因液短，实亦肠细也"。因此方中除上药润燥生津养血外，又用人参以益气，气旺则津生，且人参原有生津之功，又用赭石、半夏以降逆镇冲。此方配伍严谨，立论结合西说亦较新颖，余每用之确有良效，1983年从边陲呼玛来一病人食入噎塞难下，必吐出痰沫1～2口，食糜方能下移，尤其固体食物更难下行，在某医院检查怀疑食管有占位性病变，来本所门诊求治。病人体质瘦弱，舌瘦色赤，脉细无力，大便5～6日一行，余以参赭培气汤加桃仁15克，红花15克，服药6剂，食后下行较前通畅，噎塞感减轻，大便2～8日一行稍干。继用上方加黑芝麻30克，连服25剂，饮食恢复正常，噎塞感完全消除，获得了近期缓解，可见此方之效。

（张琪.1985. 临证掇英（续）［J］.黑龙江中药，（5）：18-19.）

润燥开结以治反胃关格小议

黑龙江省中医研究院　张　琪

反胃、关格概括肠梗阻，固然应辨证有寒热、虚实之分，但其中属于实热者居多，实热郁结，气机不利，肠道不通，气壅上逆，以腹痛、腹胀、呕吐、便秘为四大主症，故治疗必以开郁、泄热、润燥、通腑为法则，余有一验方治疗此病颇效，处方：桃仁15克，芒硝25

克，枳实 10 克，槟榔 20 克，广木香 3.5 克，蜂蜜 200 克。共煎三次，第一次加水 300ml，煎成 150ml；第二次加水 250ml，煎成 150ml；第三次加水 300ml，煎成 150ml。以上合并一起，加蜂蜜 200ml，再煎一沸，共 600ml，每次服 150ml，四次服完。昔余在黑龙江省兰西县农村巡回医疗，遇一急性肠梗阻病人腹痛、胀满、呕吐、便闭、痛胀难忍，时在穷乡僻壤无法手术，余投以此方，令其如法急煎，一剂而大便通利，痛胀诸症悉除，继以理气疏郁之剂而安，当时随余侍诊之乡村医生高某在侧，惊奇此方之效，向余求教，余将本方方义面述，后高某以此方治愈 10 余例肠梗阻病人，本年来哈面谈此方之效。本年 3 月治一卓姓女患，与丈夫口角后腹胀、便闭、呕吐，经某医院检查诊此为单纯性肠梗阻，因年老体弱，建议服中药保守治疗。余诊其脉左右弦滑有力，舌苔白燥，腹痛胀满，便闭气不下行，痛苦莫名，余以此方连服 3 剂，大便通利而愈。又治一丁某，男，23 岁，经某医院诊治为慢性粘连性肠梗阻，非手术适应证，腹胀不排气，呕吐，亦投以此方服之，大便通利腹胀消除而安。

此方妙在芒硝与蜂蜜合用，芒硝味咸性寒有荡涤肠胃积滞之功，《伤寒论》调胃承气汤、桃核承气汤、大承气汤皆用之以软坚润燥，荡涤肠胃积滞，蜂蜜清热，润燥补中，《伤寒论》治阳明燥结，大便不通，用蜜煎导法治疗便燥，开外用导法之先河。《金匮要略》大半夏汤治反胃蜂蜜与半夏合用，取其润燥通幽以治反胃呕吐，可见蜂蜜既可润燥清热又药性平和，具有补中效能。本方与芒硝合用，润燥之功通腑涤肠胃郁结，药性缓和而不猛，非他药所能及，辅以槟榔、枳实、桃仁、木香、开郁疏气活血润燥，相得益彰，宜其服药后奏效迅捷，无不良反应，诚为治疗此病之佳方也。

（张琪.1985. 临证掇英（续）［J］.黑龙江中医药，（6）：16-18.）

百合病治疗不应忽视温柔养阳

黑龙江中医学院　李　群

《金匮要略·百合狐惑阴阳毒病证治》说："百合病见于阴者，以阳法救之；见于阳者，以阴法救之。"一般认为这是百合病总的治疗原则。然由于仲景所论百合病以阴虚立论，且治疗诸方皆为此设，所以对该条的解释众说纷纭。例如，认为"阴法"、"阳法"，当指"从里治"、"从表治"，百合洗方就是"见于阴者，以阳法救之"之例；百合滑石散是"见于阳者，以阴法救之"之例。照此，"百合病一月不解，变成渴者"就是"阴者"，"百合病变发热者"就是"阳者"了？百合地黄汤所主之证又当为"阳者"还是"阴者"？且任应秋先生常将百合洗方内服使用，"效甚著"，也动摇了这种解释。

本文认为，"阴法"、"阳法"当指百合病发病过程中，应根据阴虚、阳虚在不同阶段的突出表现，而相应施予的养阴清热、温柔养阳之法。如前所述，百合病病机要点以心阴虚为主，阴虚生内热，故治当养阴以纠阳之偏盛，即"见于阳者，以阴法救之"，本篇以百合地黄汤为主要代表方的治百合病诸方便是。然而在一定的条件下，如久病阴虚之甚，或素体阳虚，甚至可以是在百合病的误治伤气、伤阳之后的一定病变阶段，会由于"阴损及阳"而呈现畏寒、神疲、默默然、唇淡、口和、舌淡等阳虚见证，这时若仍一味坚持养阴清热而不顾其阳虚，显然是行不通的，当酌用温柔养阳法治之，即"见于阴者，以阳法救之"。正如尤在泾所说："病见于阴，甚必及阳；病见于阳，穷必归阴。以法救之者，养其阳以救阴之偏，则阴以平而阳不伤；补其阴以救阳之过，则阳以和而阴不敝。内经'用阴和阳，用阳和阴'之道也。"

也许有人会问：百合病是阴虚之病，不应用温柔养阳法治之，且仲景在百合病篇中又未设养阳方。诚然，百合病是以心阴虚为主的全身疾病，相应的治疗当以养阴为主，这是其"常"。但当阴虚甚时，可累及阳气化生不足而出现阳虚证候。百合病为虚证，多病程长，仅条文所言，就有"六十日乃愈"者，出现阴损及阳的病理变化也不足为怪。有人就指出百合病"或阴伤重于阳伤，或阳伤重于阴伤"，尤其素体阳虚者，或误治伤气、阳者更易发生，这便是其"变"。作为百合病的治疗原则，在提出其"常"之治的同时，又提出其"变"之治，正体现了作为《金匮要略》基本论点的整体观，辨证论治在百合病治疗上的具体运用，仲景言百合病以阴虚为主，并无排斥阴阳之间的互根、转化之义，相反仲景所以在百合病的末条提出百合病的治疗原则，正提示我们治疗百合病须针对阴虚之常，但不应忽视阳虚之变，是颇有意义的。程扶生曰："前治皆用阴和阳法也，此复补以用阳和阴，故仲景用思，最为精密"，"阴法当指百合地黄一类方剂，至于阳法，仲景虽没明白指出，然而总不出温养之剂的范围"。

（李群.1985.百合病病机要点与治疗原则之我见［J］.黑龙江中医药，（1）：12-13.）

温 覆 小 议

黑龙江中医学院　王芝兰

温覆是仲景微发汗的辅治方法之一。其作用机制不外乎借助加盖衣被保持的温度与所服药物的辛散之力相合，犹如风火相煽，使热气迅速流遍全身，营卫通利而汗出。因此，徐灵胎说："如发散之剂欲驱风寒出之于外，必热服，而暖覆其体，令药气行于荣卫，热气周遍，挟风寒而从汗解。若半温而饮之，仍当风坐立，或仅寂然安卧，则药留肠胃，不能得汗，风寒无暗消之理，而荣气反为风药所伤矣。"此法简便易行，妇孺皆知，但用之不当，则欲速不达而反受其害，或汗出不透，恋邪生变；或汗出太过，亡阳绝命。笔者常见有感冒发汗者，覆被欲取汗，须臾自觉憋闷，即伸颈舒臂，坦露于外，似此根本不能取汗，安能祛病？故此法虽为小技，实关性命。临床医生须谨记其术，不得忽视。

凡发汗并非均需温覆，须依药力作用大小而定。一般而言，发汗力微者，多须覆；发汗力峻者，则不须覆。桂枝汤及其兼证类方发汗力微，故其方后多注"温覆"；大青龙汤发汗峻猛，不用借助外力自能汗出，且恐过汗亡阳，故其方后不要求"温覆"；麻黄汤、葛根汤、麻黄加术汤等发汗之力小于青龙汤大于桂枝汤，故其方后则要求"覆"。"覆"与"温覆"一字之差，轻重有别。覆者，薄也；温覆者，厚也。仲景根据药力峻缓之别，采取"温覆"、"覆"、"不覆"几种措施，因药制宜，轻重各异，使其均能收絷絷微汗之效。

温覆亦应掌握时间，适可而止，不可不及或太过。仲景要求为"一时间许"，即一个时辰。临证时可依具体情况，酌情处理，以汗透为原则，不必拘泥时间。张景岳曾经描绘古人强发逼汗情景，惟妙惟肖，逼真生动。他说："余尝见有子病者，其父母爱惜之甚，欲其速愈，且当温覆之，令复以重被，犹恐不足，而以身压其上，子因热极呼叫，其父母曰：'犹未也，须再出些方好。'及许久放起，竟致亡阳而毙。"似此但知温覆助汗，而不知汗多杀人，哀哉悲哉，实可叹也！

温覆还要注意机体各部位应区别对待。庞安时说："凡发汗须如常覆腰以上，厚衣覆腰以下，以腰足难取汗故也。半身无汗，病终不解……令腰脚周遍为度。"因头胸居上属阳汗易出，腰脚居下属阴汗难发。若不分阴阳上下，均覆以重衾，必头身大汗淋漓，而腰腿以下无汗，病必不除。只有分别阴阳，薄上厚下，则全身上下，热度均匀，营卫周流，汗出漐漐，病邪未有不祛之理。古人观察至详，措施周全，实乃经验有得，可堪效法。

（王芝兰.1985.温覆小议［J］.中医药学报，（1）：38.）

引血下行小议

黑龙江中医学院　康广盛

引血下行，顾名思义，即指导引逆乱于上或当下不下之血下行而言。在祖国医学中，引血下行一是指某种药物的功效，如"牛膝性善下走，能引血下行"（《中草药学》上海中医学院编）；一是指针对某种病因病机的治疗方法。二者虽然具有不可分割的相辅相成的关系，但后者比前者的意义更深广，而后者又常被人们所忽视，所以本文意在结合临床实践重点谈一下治疗方法中的引血下行（法）。

引血下行（法），是祖国医学治疗学中常用的一种治疗法则。临床主要用来治疗两类疾病，一类是气机上逆，或火邪上攻，以致血随之上犯作乱的病证。如《素问·生气通天论》曰："阳气者，大怒则形气绝，而血菀于上，使人薄厥。"《素问·调经论》曰："血之与气，并走于上，则为大厥。"《素问·至真要大论》曰："诸逆冲上，皆属于火。"临床常见的病证如中风、头痛、眩晕、吐血、咳血、衄血、逆经等。第二类是当下之血，因受外感六淫或内伤七情，或饥饱劳役，或房室所伤，以致下血骤停或欲下未下，留著为患，如《医学入门》曰："经行与产后一般，若其时余血一点未净，或外被风寒及湿冷暑热邪气，或内伤生冷，七情郁结，为痰为瘀，凝积于中，曰血滞。"临床常见病证如闭经、癥积等。

下面兹举病例一则，借以说明引血下行（法）之具体运用。

病例：马某，男，66岁，社员，宝清县人，就诊于1968年3月。

患者于就诊前日突发头痛眩晕，以致昏仆不醒人事，稍见口眼喝斜，遂请某医急救，当时诊为"脑血管意外"。翌日神志时清时迷，口眼喝斜，半身不遂，语言謇涩，头痛眩晕仍甚，遂余约诊治，望其面色赤如着妆，两目紧闭，强令开之，则眩晕更甚，目睛亦赤，心胸烦热，口干渴饮，小便黄赤，大便三日未解，舌质红苔黄燥，脉弦硬稍数。此正谓"血之与气，并走于上"之"大厥"证。治宜镇肝潜阳，引血下行。方用镇肝熄风汤加减治之：怀牛膝一两，生赭石一两，生石决明一两，玄参五钱，白芍四钱，天冬三钱，川楝子三钱，山栀三钱，青蒿一钱，川军二钱。

该方重用牛膝引血下行为主药，以治"血菀于上"之标。辅以生赭石重镇降逆，助牛膝引血下行，用生石决明镇肝潜阳息风，佐用玄参、白芍、天冬滋阴降火，以治气血上逆之本，因并见热象，故又佐山栀，大黄清热泻火，苦寒降泄，亦助主药引血下行。川楝子"善行肝气下达，又能折其反动之势"（《医学衷中参西录》）。用青蒿少许既能清肝又可顺肝之性，甘草调和诸药以为使。两剂之后神志转清，语謇好转，眩晕头痛大减。六剂之后，语謇若失，眩晕亦轻，尚觉半身不利，继服三剂后，改用滋阴潜阳之剂重以治本，少佐活络之品，以兼顾半身不利之标。服药二十六剂而告痊愈。

（康广盛.1977. 引血下行［J］.中医药学报，（4）：5-8.）

"去菀陈莝" 新解

黑龙江中医学院　李国清

"去菀陈莝"语出于《素问·汤液醪醴论》，是在论述水肿病的治疗时提出来的。然而世人对"去菀陈莝"四字的理解却不尽相同，历代注家皆以为是荡涤久积之水，并作为水肿病的治疗原则。如王冰所说："去菀陈莝，谓去积久之水物，犹如草莝之不可久留于身中也。"张景岳注："菀，积也。陈，久也。莝，斩草也。谓去其水气之陈积，欲如斩草而渐除之也。"马莳也说："菀，积也。陈莝，陈草也。邪气之在人身，犹草莝之陈积也。"张志聪说："积者，谓之菀，久者谓之陈，腐者谓之莝。"这些注释对后世影响很大，而且广为流传。从此，"去菀陈莝"的本来面目就不见了，被蒙上了攻逐积水的面纱，戴上了水肿病治疗大法的桂冠。如此下去，以讹传讹，不知要到何时，这样既不利于发掘祖国医学遗产，也不符合经文原旨，故不揣简陋，以正谬误。

"去菀陈莝"，本不是一句之词，"莝"，当为"茎"字之误，属另一句之字，因其句脱落太甚，故只留一"茎"字，不可再为句。后世则武断地句为上读而遗误至今。注家又是多随文衍义，所以晦涩难明。"去菀陈"三字当为一句，其义不注自明。

从《素问·汤液醪醴论》所述的内容来看，水肿病则是由于五脏阳已竭、孤精于内、气耗于外、阴阳之气失于平调所致，所以在治疗时首先提出要平治于权衡，经过"去菀陈"、"微动四极"、"温衣"、"缪刺其处"、"开鬼门"、"洁净府"等方法治疗后，即可达到"五阳已布，疏涤五脏。故精自生，形自盛，骨肉相保，巨气乃平"的目的的。可见水气病的治则应当是"平治于权衡"，而"去菀陈"只不过是治疗水肿病的若干方法中的一种而已。即使把"去菀陈"解为涤除积水，也只是治标之法，怎能为治本之则呢？"去菀陈"作为一种治疗方法，早在《灵枢·九针十二原》中就有所记载"菀陈则除之"。《灵枢·小针解》注释时说："菀陈则除之者，去血脉也。"《素问·针解》说："菀陈则除之者，出恶血也。"杨上善在《黄帝内经太素·知汤药》中说得更加清楚"菀陈，恶血聚也。有恶血聚，刺去也"。这些都充分地说明《素问·汤液醪醴论》的"去菀陈"，是一种刺络放血疗法。"菀陈"则是指络脉中的瘀血，而不是水气。运用针刺络脉放血治疗水肿病，在《灵枢·水胀》早有论述："黄帝曰：肤胀鼓胀可刺邪？岐伯曰：先泻其胀之血络，后调其经，刺去其血络也。"《灵枢·四时气》也说："风㽱肤胀，为五十七痏，取皮肤之血者，尽取之。"可见"去菀陈"这个刺络放血治疗水肿病的方法早有记载，并非鲜事，只是随着岁月的流逝，而逐渐被湮没、被遗忘，甚至面目全非。在发掘祖国医学遗产、振兴中医事业的今天，应当让"去菀陈"这个针刺放血治疗水肿病和其他病的方法，尽快地应用到临床，重放异彩。

（李国清.1986."去菀陈莝"新解［J］.中医药信息，（1）：1-2.）

湿温治验小议

桦南县中医医院　刘忠伟

李某，男，22岁，桦南镇正南农民。1985年9月7日入院。患者于8月26日发病。始则发热微汗，身重肢倦，腹胀满，4天后发热加重。于9月3日在县防疫站检验伤寒血清凝集反应：H凝集效价为1：160；O凝集效价亦为1：160。检验单位诊断为伤寒，嘱其口服氯霉素，每日2克分四次，连服4天。其间患者还数次服用安乃近，虽汗出多但热不解，体温递增。9月7日入院。查体：体温38.2℃，急性热病容，表情淡漠，上腹部压痛。实验室检查：白细胞计数：3600/mm³。其中中性粒细胞：46%，嗜酸性粒细胞消失。因其对氨基苄过敏，入院后继续用氯霉素，每日1克静脉滴入，4日后体温仍不降。9月10日达39℃，自觉症状加重。患者要求服用中药。11日诊：壮热有汗不解，时有寒战，面赤气粗，渴喜冷饮，唇齿干燥，不能纳谷，表情呆滞，舌苔黄较腻少津，脉滑数。停西药，给予中药，方：石膏40克，黄连7.5克，黄芩10克，柴胡15克，寸冬15克，苍术10克，花粉15克，生地15克，玄参15克，茯苓15克，甘草10克。服二剂后，病人热退，余症明显好转。又于上方稍作加减，投以健脾之品，服用十余剂，病告痊愈出院。

湿温一病，多发于夏秋之际。病人感受湿热之邪，由卫传及气分，缠绵难解。章虚谷说："人身阳气旺，即随火化而归阳明；阳气虚，即随湿化而归太阴。"这说明了湿热的偏重偏轻与患者的体质因素密切相关。该患年轻体壮，中阳偏旺故热盛阳明，兼湿蕴太阴，而且渐有化燥化火之势，所以临床出现热象偏重诸症。再则应用西药解热之剂，使本来就被阳明之热蕴蒸之津液又大量外泄，致使唇齿干燥，舌上少津，出现伤阴之症，如此时不能及时治疗，必致邪传营血，引起热盛动血之危症。遵循古代医家的"温热存阴，最为紧要"、"温热为法，法在存阴"的治疗经验之说，把清热养阴作为治疗温病的主法，故施以上方。系石膏汤去解表之品与增液汤化裁加味而来。方中石膏大寒以清阳明之热；芩、连清热燥湿；寸冬、生地、玄参以滋阴清热；花粉以清热生津；柴胡和解退热；茯苓渗湿健脾；甘草补脾益气，缓和诸药。诸药相伍，以清气分之热，补耗伤之阴，利太阴之湿，使正复邪除。

（刘忠伟.1987.急重症验案举隅［J］.黑龙江中医药，（6）：27-28.）

治疗痿证岂可一概"独取阳明"

《黑龙江中医药》编辑部　李国平

《素问·痿论》云："论言治痿者，独取阳明何也？岐伯曰：阳明者，五脏六腑之海，主润宗筋，宗筋主束骨而利机关也……故阳明虚则宗筋纵，带脉不引，故足痿不用也。"验之于临床，如能妥善调其虚实，和其顺逆，筋脉骨肉，确能取得卓著疗效，但却不能尽愈诸痿，因其证型各异。如余于 1981 年曾遇治一痿证患者丁某，年五十许，半年来渐见两下肢痿弱不用，兼有遗精早泄、遗尿、腰脊酸软、头昏目眩等证，脉沉细而数，舌淡无苔。肝主筋，肾主骨，肝肾阴虚，精血不能濡养筋骨经脉，宗筋则纵缓不收，故渐而成痿。肾主藏精，肾虚不藏，故遗精早泄。肾与膀胱相表里，肾虚则膀胱不约而遗尿。腰为肾府，精虚髓空，腰脊失养，故见酸软。头昏目眩，则属肝肾阴虚，水亏木旺之故。脉细数，舌淡无苔，均为阴虚内热之征。治以滋阴清热，补益肝肾，以补肝汤与虎潜丸合剂加减：当归 15 克，川芎 15 克，白芍 15 克，熟地 20 克，炒枣仁 15 克，木瓜 15 克，龟甲 15 克，黄柏 15 克，知母 15 克，锁阳 15 克，牛膝 15 克，炙甘草 10 克，煎服。服上药五剂后，自觉两足任地有力，腰酸及头昏目眩等症亦随之减轻，药中肯綮，毋庸更张，继服前方 20 余剂，患者步履一如常人，痿证遂告愈。

由此可见，治疗痿证不可不加任何辨证，而一概"独取阳明"治疗。应细心辨证，审因施治，师古而不泥于古，读书不能死于句下。临证需灵活变化，方能收到桴鼓之效。

（李国平.1986. 医话二则［J］.黑龙江中药，（2）：30.）

血亏注重补肾

黑龙江中医学院　张世英

我在临床治疗中，对于血亏病人，往往在补血的同时增加滋阴益精之品，健脾兼顾调补肾之阴阳，收到意想不到的疗效，在惊愕之余探讨祖国医学理论，也就豁然而悟。

治疗血亏有几种治则，如补气养血，因为血之于气，异名同类，气旺则血充，气虚则血少，故补气可以生血；健脾生血，因为脾为后天之本，气血生化之源，所以健脾可以使血生成有源；补血柔肝，肝有藏血和调节血量的作用，肝虚可以导致血亏，调补肝血，固然对血亏病人有益；滋阴补血，因为津液与血都是液体，津液是血液的重要组成部分，血亏会伤津，津枯血亦燥，所以治疗血亏病人，注意滋阴是对的。然而，我认为虚劳血亏病人，宜调补肾之阴阳，有助于精血的生成。血的生化与脾、肝、气、阴有重要关系，也是治疗血虚病人求其本之法。然而祖国医学认为，肾藏精，肾精有促使人体生长发育的作用。肾又主骨，骨又生髓，髓之精又转化为血，所以调补肾之阴阳，可使精转化为血，治疗血亏病人疗效更为卓著。明代著名医家赵献可积累治疗慢性虚损病的经验，重在调补命火和肾水。《医贯》中说："故欲补太阴脾土，先补肾中少阳相火……世谓补肾不如补脾，余谓补脾不如补肾。"临床实践中证实，养血同时益精，健脾兼顾调补肾之阴阳，使很多重病顽症转危为安。兹举一病例验证。唐某，患虚劳病，卧床不起，面黄肌瘦，唇爪无华，头晕心悸，气短乏力，纳差腹胀，腰膝酸软，舌淡苔白，脉沉细无力。西医确诊为再生障碍性贫血，曾用养血补气法之人参荣汤，健脾益气法之归脾汤，又用补养肝血法之四物汤加补气滋阴之品，都无明显疗效。而本人用调补肾之阴阳之法，大有起色。以龟甲胶、鹿角胶、熟地、黄精、紫河车、旱莲草、女贞子、补骨脂、肉桂、巴戟天为主。偏于肾阳虚，补肾阳之品偏重；偏于肾阴虚，补肾阴之品偏重；如阴阳俱虚，即肾之阴阳并补。我的体会是治疗血亏病人，当然以补气血为主，但更重要的是要调补肾之阴阳，用药注意补阴不要太滋腻，腻易伤阳；补阳不可过甚，过甚会损阴，要守方治疗，耐心服药，必获疗效。

（李国清，徐阳孙. 1987. 龙江医话医论集［M］. 哈尔滨：黑龙江人民出版社：311-312.）

治痰勿忘化瘀

黑龙江中医学院附属医院　蒋立范

人之气血津液，贵乎循行不息。血与津之运行，赖气之推动，气行则血行，气滞则血瘀，气畅津行，气结津停而痰生。《灵枢·邪客》云："营气者，泌其津液，注之于脉，化以为血。"即云津乃血之成分。血之运行除气推动外，尚须依津之载运，故津充则血行流利，津枯不载血则血停成瘀。反之，血行则津必随之，血瘀则津必停聚而痰浊生矣。而痰浊又可阻络使血滞而成瘀，可见痰瘀密切相关，故曰：治痰勿忘化瘀，治瘀亦助消痰。

余曾治苏氏女患，自幼患"支气管扩张症"，咳吐痰血时有发作。近年来病情加重，此次病发已达七月之久，其间曾两次住院治疗，抗生素、止血之剂累月服之，然黄痰、咯血，终不间断。且时发低热，口燥咽干，五心烦热，咯痰不爽，面微潮红，气息短促，动则尤甚，食少纳呆，胸脘痞满，舌质红而少津，舌苔薄而黄白相兼且呈剥脱之象，脉细稍数。初诊：痰热久恋，气阴两伤。拟清热化痰，益气养阴法治之。处方：生黄芪40克，沙参20克，花粉25克，鱼腥草50克，蒲公英40克，侧柏叶40克，藕节25克，前胡15克，桔梗15克，紫菀15克。水煎服。

守此法服药月余，热不再发，气短，口燥咽干有所转机，咯痰较前爽利。然黄痰减少无几，咯血从未间断，再守此法，恐无济痰血之证。再次详询病情得知该患每于痰血动发之际，胸部刺痛难忍，且常咯吐紫黑血块，视其口唇紫暗而燥，遂立拟痰瘀并治之法。

处方：生黄芪30克，当归15克，桃仁15克，红花15克，赤芍15克，侧柏叶30克，苍术15克，白术15克，莱菔子25克，葶苈子25克，陈皮15克，鱼腥草50克。水煎服。

服上方，两剂而黄痰大减，四剂而痰消，饮食大增，精神振奋，胸痛咯血俱失。连服两周，痰血未再涌动。

病者乃痰湿素盛之体，痰血阻络，血难循经则咯血难止，血瘀津凝，浊痰难消，故方用鱼腥草清解热毒，当归、赤芍、桃仁、红花以化瘀血、清热毒。瘀血化则咯血自止，黄痰自消，再以葶苈子、莱菔子泻肺之痰壅，黄芪扶正祛邪，补肺气以助其宣通之力，诸药相合而收事半功倍之效。

先贤唐容川云："须知痰水之壅，由瘀血使然，但去瘀血，则痰水自消。"实属真知灼见。余临证多年，方有所悟。

（李国清，徐阳孙. 1987. 龙江医话医论集［M］. 哈尔滨：黑龙江人民出版社：315-316.）

师法不泥方

黑龙江省中医药科学院　刘　娜

2022 年初，余在病房治一女性患者，45 岁，口干伴多饮、多尿二十余年。自述二十多岁时做药物流产后即出现上述症状，日益加重，经西医院检查排除糖尿病和尿崩症。近一年血肌酐轻度升高，肾功能减退。入院后经查抗核抗体谱确诊干燥综合征肾损害。患者自述口干如刀挫，饮水多而口干不解，每日尿量四至五升，伴有眼干、小便清长、小腹凉、四肢不温，乏力、腰酸，观其面色少华，舌质绛红而干，无苔，脉沉。此乃上热下寒之征，辨为肺热脾虚肾寒，仿《金匮要略》瓜蒌瞿麦丸清上温下法，治以清肺温肾健脾，即投白虎汤合瓜蒌瞿麦丸化裁：生石膏 20 克，知母 20 克，生地 20 克，北沙参 20 克，麦冬 20 克，天花粉 20 克，黄连 10 克，补骨脂 20 克，肉桂 10 克，肉苁蓉 20 克，熟地 25 克，山茱萸 20 克，龟甲 15 克，桑螵蛸 20 克，益智仁 20 克，覆盆子 20 克，黄芪 30 克，党参 20 克，甘草 15 克。水煎服。服药第二日口干即明显缓解，5 日后口干大减，饮水量减少，舌质由绛转红，出现薄苔，后以上方合参芪地黄汤化裁治疗两周，除口干、眼干明显缓解外，再无舌如刀挫感，饮水量明显减少，小腹凉及四肢不温亦有好转，尿量减至每日三至四升。舌质转为稍红且有薄白苔，最可喜之处是血肌酐亦降至正常，肾功能恢复。

该患者口干多饮舌红为上焦肺热津伤，《素问·至真要大论》云"诸病水液，澄彻清冷，皆属于寒"，其小便清长、小腹及四肢不温为下焦肾寒；肺失清肃不能下滋于肾，肾阳虚不能化津上济于肺，二者又互为影响。又云"热者寒之"、"寒者热之"，当寒温并用、清上温下，上清肺热以生津止渴，下温肾阳以固摄缩尿，故用《伤寒论》之白虎汤合《金匮要略》之瓜蒌瞿麦汤加补肾固摄之品治疗，方中生石膏、知母、生地清肺热；沙参、麦冬、天花粉养阴生津；心火刑金，故加黄连清心保肺，肺热清则口渴止。肉桂、补骨脂、肉苁蓉温肾阳；熟地、山茱萸、龟甲滋补肾阴，阴中求阳，阳气得充，则气化津生，渴引减轻；桑螵蛸、益智仁、覆盆子补肾固摄缩尿；又用芪、参、草以益气健脾，以后天补先天，则肾气得固，封藏有度，尿量随之减少。此案启示，在学习《伤寒论》、《金匮要略》时，应对经典方剂所治病证的病因病机及治则治法进行透彻理解，在临床应用遣方用药时，应师其法而不泥其方，并根据患者症状灵活加减，方能用之得当，效如桴鼓。

复阳气，治失眠

黑龙江中医药大学　陈　斌

2013 年末，遇一女子，患不寐半年，诉每晚仅能睡 3 小时，服天王补心丹、柏子养心丸等安神药无效。追问病因，近 1 年每晚都运动近 2 小时，运动初期尚能安卧，渐则昼日疲乏，夜难入眠。刻症精神不振，面色晦暗，语声低微，畏寒肢冷，常自汗出，食少纳呆，二便可，舌苔薄白微腻，双脉皆大而无力。诊为阳虚不寐，投以桂枝加龙骨牡蛎汤加味，药用桂枝 15 克，白芍 15 克，龙骨 25 克，牡蛎 25 克，干姜 10 克，半夏 10 克，黄芪 15 克，炙甘草 10

克，大枣5个。5剂，水煎服，并嘱夜间勿外出运动。后以此方加减调治月余，昼精而夜眠，病告痊愈。

《素问·生气通天论》云："阳气者，一日而主外。平旦人气生，日中而阳气隆，日西而阳气已虚，气门乃闭。是故暮而收拒，无扰筋骨，无见雾露，反此三时，形乃困薄。"强调生活作息要以阳气消长的规律为准则，日出而作，日落而息。夜幕降临，阳气入阴，当收敛阳气，避拒虚邪。违此准则，必伤及阳气，百病丛生。

《灵枢·营卫生会》云："卫气行于阴二十五度，行于阳二十五度，分为昼夜，故气至阳而起，至阴而止。"指出卫气出于阳则寤，入于阴则寐。至于导致不寐的病机，《内经》总结为"气血衰，肌肉枯，气道涩，营气衰少而卫气内伐，五脏之气相抟"，即营卫气血不足、运行不畅，导致脏腑功能失调，卫阳不能归于阴经五脏而发不寐。本案不寐，为长期夜间运动所致。初时，运动使长期疏于运动之形体气机复于和畅，故能安卧；久则夜间运动耗伤阳气，无以归阴，致神失所养而不寐。又观其有自汗出、畏寒肢冷之症，诊为阳气不足，卫表不固，治以温阳益气、敛镇安神，用《金匮要略》桂枝加龙骨牡蛎汤，以干姜易生姜以温复其阳，加黄芪以益其气，加半夏以引阳入阴，阳气得复，卫气得固，诸症全安。

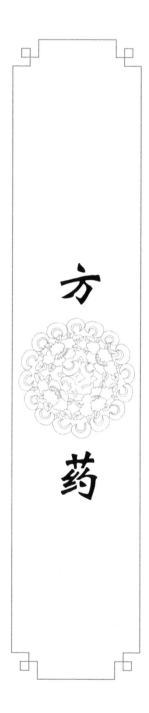

方

药

巴豆治急证小议

黑龙江中医学院附属医院　马　骥

巴豆性味辛，热，有毒。若服用巴豆油一滴可致吐泻，亦有服用二十滴而造成死亡者，所以有人不敢使用。我随侍先祖父、承先公临诊多年。公认为，巴豆之毒，正是其救人之用，用之得当，诚有神功，实为一种拯急济危之良药。

1932年秋，在日寇的铁蹄践踏下，哈尔滨市又遭松花江水泛滥之灾，街水深越丈，疫疠流行，以霍乱、痢疾、湿温、温毒为最多。其间死人最快者为干霍乱，其证候表现为脘腹绞痛，欲吐不出，欲泻不下，四肢厥冷，冷汗如水，腓肠转筋，脉微欲绝。先祖父曾用《金匮要略》中的三物备急丸救活较多危重病人，并说："此证最急，为秽浊之邪，壅遏中焦，若不急取吐下，则贻误病机，将祸速反掌。"故必急投三物备急丸。其方由巴豆、大黄、干姜所组成，以温水或米汤送下。方中巴豆辛热峻下，开通闭塞，性虽峻猛，但得大黄相辅，因其性相畏，其辛热之毒可减。巴豆得干姜，其祛邪之功加强，且祛邪而不致伤脾。

我临证用巴豆，对病势剧而体强者，去皮炙用，取其峻猛效捷。病急、体不甚强者，则宜制成霜用，取其性缓。1949年夏季某日，忽抬来一病人，见其唇青口噤，呻吟叫号，冷汗淋漓，脘腹疼痛，颠倒起伏。其状吐不出，泻不下，躁扰之形，莫可名状。切其脉，伏而不见。我认为当时酷夏，病缘内伤饮食，外受暑侵，清浊相忤，乱于胃肠，遭此卒疾，必峻攻逐邪，方可以拯其急，迟则祸不旋踵。迅奔邻右药店，索巴豆、杏仁各两枚，去皮火炙，用纱布包之，捶烂后用热汤渍之，榨取其汁，待温，撬齿强行灌之。汤下咽，须臾，病人腹鸣，大吐浊水，喷射而出，远达2米左右。复灌以温水，再使探吐，俄更下利二行。移时患者神苏噤开，痛定汗止。再酌橘皮竹茹汤，加厚朴、半夏，煎汤频饮之，禁予他食，渴则以人参麦门冬汤呷之以复其气津。翌晨家人邀诊，患者精神大爽。更依前方投两帖，三日尽剂，患者渐复常食，静息半月而告愈。

据先祖历年之经验，对此证，察其邪在脘膈者，则取《外台秘要》走马汤；重当脐腹以下者，则用三物备急丸，服后得吐下，邪有出路，为有生机。服后其功不显者，宜饮热汤助其烈性，顷即可致吐下。若用上法仍不吐下者，预后不佳。若吐下太过，饮冷米汤或冷水，其毒立解。

我还常用巴豆治疗寒积腹痛、食物中毒等急证。巴豆一品，其性极烈，能吐能下，可升可降，用之有节，能止能行，实为斩关夺隘之猛将，治疗急证之良药。

（夏洪生.1988.北方医话［M］.北京：北京科学技术出版社：764-765.）

谈芒硝的消石妙用

黑龙江中医学院附属医院　马　骥

芒硝、朴硝、风化硝及玄明粉本属一物，惟其质量精粗与炼取之法有异，其性味与功用稍有差别。芒硝乃炼制朴硝成凝后之浮于上层者，其质清明，或如晶体，作棱柱状。本品气味大寒，辛苦咸，无毒。功专泻热通结，软坚润燥，为攻逐脏腑实热积滞，痰实搏结，腹胀便秘，固结留癖，黄疸热淋，口疮目疾等证极为灵效之要药。仲景师于《伤寒论》中用芒硝者凡六方，然以大承气汤、调胃承气汤、桃核承气汤三方最为常用。基于芒硝咸寒软坚之功及《神农本草经》所载谓其有"能化七十二种石"之说。余于多年来用之以治尿路结石，每收意外良效。配伍于群药中，以治胆结石，亦可使证情缓解或全瘳。兹介绍治验之病例与常用方二首，以供临证中参考。

一、尿路结石

本病属于祖国医学中所称"沙石淋"。其病因盖由肾经湿热，流注下焦，蕴积日久，被火煎炼，凝聚而成沙石，其证轻微者，尿中常见沙堑，细小而易出，或偶感微痛，或排尿不畅。其严重者，则屡发或突发腰部剧烈绞痛，多下掣少腹部，痛不可忍，或小便癃闭，或尿中混血。此时虽注以麻醉药，其痛亦只能缓解一时。本证之诊断，应依其既往证与现在证，结合放射线摄片、实验室检查，不难确诊。

余治疗尿路结石，屡用自制之"化石汤"，或与自制"金珀消石散"方，或单用或并用，其收效极速。严重者，多可勿需手术治疗。结石较大，位高难下者，二方应同时交叉使用。其小者用散剂即可获效。

（1）化石汤方：生地 25 克，川牛膝 15 克，胡桃肉 40 克（碎），冬葵子 20 克，石韦 15克，滑石 20 克（研），瞿麦 20 克，车前子 20 克（布包），大叶金钱草 30 克，生甘草 10 克，净芒硝 15~20 克（另包，分三四次以开水冲服。若发现腹泻者，可适当减量，或减去）。以上合煎为汤剂，约取药汁 500ml，一日分三次，空腹时温服。禁用油腻及辛辣食物，可多饮茶水；腰、腹痛甚者，方中加入延胡索 15 克（碎）。

（2）金珀消石散方：海金沙 100 克，苏琥珀 40 克，净芒硝 100 克，南硼砂 20 克。以上共碾极细，密箩筛过，每次以白水送服 5~10 克，一日三次。

曾治陈某，年四十五，为某厂之副主任，体质素健。唯近日感腰部时发疼痛，痛时不可忍，身躯不可俯仰，当赴该厂医院乞治。经摄片，诊为"尿路结石"，有大于小指头之结石，紧嵌于右侧输尿管之中段。因其发作时剧痛难忍，厂医师劝其做外科手术，陈以胆怯拒绝之。嗣后由其同仁之介绍，邀余为诊之。主治医出示摄片，告以曾用哌替啶等药镇痛而无效，且病者坚决拒绝外科治疗，以致束手。恳为尽力支援。予书以前记二方，汤剂中增入延胡索 20克，命煎成后一日分四次温服之。散剂则与汤药相互交叉服之。近二日许，腰、腹疼痛顿止，身躯俯仰动作如常人。以二方疗效显著，持续服之，其证终未发作。历三周，复摄片察之，则结石已消尽无迹矣。将息一周，恢复工作，至今十年无恙。

又治某厂工程师刘某，年近五十，平日屡发腰痛，以为操劳所致，毫未介意，忽一夜熟睡中，卒发腰部剧烈疼痛，掣及少腹，放射于外阴至股之内侧，其痛时发时歇，当发作时，先感脊背恶寒，气逆呕恶，尿量减少，或癃闭。继则病发，腰痛如折，周身发冷汗，气息促急，呻吟号叫。经厂医院实验室检查及摄片，可见肉眼血尿，于左肾盂下端与同侧输尿管中部各嵌有大于黄豆粒之结石一枚。当邀某大医院外科医师会诊，以为必用手术取出方可根治。病者及家属因恐惧外科手术，而要求暂予保守治疗，以冀另寻别法。医师不得已，乃投吗啡、哌替啶以维持其现状。嗣经侄辈之介绍，邀往诊之。病者陈述发病经过，医师亦热情乞为设法除治，乃书前二方，益其量，命如法服之。至第三日，腰、腹痛复发时，过后尿中混有白色沙粒，其大者三枚，可及绿豆粒，自此痛之发作已不甚频繁。再摄片察之，其左侧输尿管结石已消失，肾盂下端之结石依然如故。既获初效，病者坚信中药之奇验，乃昼夜坚持服之，痛不复发，尿中常混白垩及多数小砂粒，其大多如火柴头。二十余日后，尿液澄澈无沉滓。更摄片视之，左肾盂结石已消失，乃离院返家休养。

又，赵某七天前，突然腰痛如折，牵连少腹，当天到某医院拍片：右肾有一块高密度结石，呈椭圆形约 1.0cm×1.2cm 大小；左腹第 4 腰椎旁有小块阴影，为左输尿管结石。发作时，虽注射阿托品、哌替啶，但疼痛仅能缓解一时，按中医辨证，据其腰痛如折、排尿困难、时而中断、尿时窘迫刺痛难忍，溲色黄赤，舌质红，苔黄而腻，脉沉数，辨为湿热蕴于下焦，日久结为砂石，应治以清热利湿、通淋消石之法，乃投化石汤（即前方）。服药七剂，排出数块大小不等之砂石。最大一块，有黄豆粒大小。遂拍片，右肾结石明显缩小，仅剩 0.5cm×0.2cm 大小，左输尿管结石消失，排尿无任何不适。继以金珀消石散服二十余日，诸症全消。腹部拍片，右肾结石消失。追访年余，未见复发。

二、胆道结石

胆石之证，多发于 40 岁以上之人，其初于右季肋下及心窝部作痛，每易误诊为胃脘痛。其病乃由肝胆气郁，日久化火，煎炼胆汁而凝成沙石。或平日过嗜肥甘厚味、辛辣醇酒，致热自内生，木旺化火，甲乙自燃，胆气凝聚，久结成石。腹部切诊，其痛多限于右季肋下，或牵及上脘，其痛更可波及右肩胛部与臂内侧或腕部。证之严重者，可见往来寒热，呕恶吐食，心烦口苦，胸闷善太息，颜貌颦蹙，呻吟叫呼，周身出冷汗，甚至神志昏蒙，身目发黄疸。此外，可见舌质紫赤，苔黄厚燥，大便秘结，小溲重黄，质黏如豆油。若通过 B 型超声或胆囊造影，则诊断更加明确。数十年中，余治斯证多例，每取清泻肝胆、化石逐瘀之法而获效。常用方剂，如大柴胡加芒硝汤，或加郁金、山栀子等。右季肋下胀痛甚而畏按者，原方中加马鞭草、桃仁、牡丹皮、延胡索。发黄疸者，加紫草、白鲜皮、茵陈蒿。烦渴欲饮冷者，加生石膏、知母、寒水石、玄参等可收良效。前方中亦可加入大叶金钱草、青橘皮、炒麦芽等其效亦佳。

芒硝属于妊娠禁忌药，远在唐代甄权所著《药性论》一书中，已有"堕胎"的记载，明·张景岳之《景岳全书》，亦有同样之记载。对于妊娠期用芒硝，古人具有不同见解。如元代王好古于其所著《汤液本草》中谓："硝石利小便而堕胎。伤寒妊娠可下者用此，兼以大黄引之，直入大肠，润燥、软坚、泻热，而子母俱安。"《内经》云："有故无殒，亦无殒也。"金代张元素之经验，谓芒硝"孕妇惟三、四月及七、八月不可用"，余皆无妨。

根据以上诸说，若结石发病于妊娠中，用化石汤、金珀消石散则亦应格外审慎。

（李国清，徐阳孙.1987.龙江医话医论集［M］.哈尔滨：黑龙江人民出版社：250-254.）

谈桂枝加芍药汤与桂枝加大黄汤

黑龙江省中医研究院　张　琪

《伤寒论》原文 279 条："本太阳病，医反下之，因尔腹满时痛者，属太阴也，桂枝加芍药汤主之；大实痛者，桂枝加大黄汤主之。"

以上二方主治，本太阳病而误下之，损伤脾胃之阳气，腹满而痛，属于太阴脾虚之证。误下伤脾之阳气，而肝木又乘虚侮脾，故用桂枝汤加重芍药，姜、桂温脾胃且和中解表，大枣、甘草健脾胃，重用芍药以抑肝和脾。

如前证属腹满实痛者，则属夹有实热宿食之类，为虚中夹实之证，可于原方中加大黄以泻实，则腹满痛自除。

临床运用桂枝加芍药汤治疗胃肠痉挛、胃脘痛、腹痛效果甚佳，日人吉益东洞谓芍药主治"结实拘挛"。《伤寒论》29 条："脚挛急……芍药甘草汤与之，其脚即伸。"足以说明芍药治筋挛缩之有效药物。《伤寒论》凡腹痛皆用芍药，但既非虚寒之腹痛，亦非实热之腹痛，乃肝木凌脾之腹痛。芍药有柔肝和脾之作用，故治此类腹痛如响斯应，芍药治胃脘痛亦如此。1985 年 11 月医治一李姓妇女，胃脘痛甚剧，久治无效，呻吟床笫。邀余诊视，见其舌苔白稍燥，脉象小有弦象，观以前所服之药非芩连苦寒，即姜桂辛热，因其无效，遂用桂枝加芍药汤，增柴胡、枳实以疏肝和脾，连服四剂而脘痛即止，继而康复。

1985 年 10 月医治一女孩，腹痛不食，日渐消瘦。余见其舌苔白中心稍垢，恍悟此乃肝木乘脾夹有食滞，予桂枝加大黄汤，服三剂而愈。

仲景云："太阴为病，脉弱，其人续自便利，设当行大黄芍药者宜减之，以其胃气弱易动故也。"是指太阴虚证而言，可见凡腹痛当用芍药者，皆太阴气滞、肝络郁结不舒为病，非属于虚寒。

（李国清，徐阳孙.1987. 龙江医话医论集［M］. 哈尔滨：黑龙江人民出版社：254-255.）

论中满分消丸与中满分消汤

黑龙江省中医研究院　张　琪

中满分消丸与中满分消汤均出自东垣《兰室秘藏·中满腹胀门》，二方一治热胀中满，一治寒胀中满，临床应用疗效卓著。东垣首创脾胃学说，二方皆从脾胃论治，脾主升，胃主降，脾阳健则清升，胃阴濡则浊降，脾胃一升一降相互资助，阴阳相济，何病之有？如脾胃阳虚则清阳不升，胃热阴伤则浊阴不降，升降失调，清浊混淆，此胀满之由生也，东垣制中满分消丸方如下：

厚朴炒 50 克，枳实、黄连各 25 克，黄芩 50 克，半夏 25 克，陈皮、知母、泽泻各 15 克，茯苓、砂仁、干姜各 10 克，姜黄、人参、白术、甘草、猪苓各 5 克，蒸饼丸焙热服。

此方以参、术、苓健脾；干姜、砂仁温脾以助阳；脾恶湿，又用四苓以淡渗利湿，二陈化痰湿，使脾阳健、湿浊除而清阳自升；用黄连、黄芩苦寒以清胃热、除痞满，热清则胃阴复；又以知母滋阴，协同芩、连以清热，使胃气和、浊阴降，清升浊降则胀满自除。脾胃不和，则肝气得以乘之，故用枳、朴、姜黄以平肝开郁，行气散满。方由四君、四苓、二陈、泻心等组成，看似药味复杂、实则配伍严谨，临证观察此类胀满甚多，舌苔多见白腻而燥、口干苦、腹胀呕恶、大便不爽、小便黄或少、脉弦滑等，属于湿热中阻，应用此方可收桴鼓之效。笔者曾以此方治疗极顽固之胃脘痛、胀满久不愈者，以及慢性肝炎、结核性腹膜炎、慢性肾小球肾炎、氮质血症等，凡属脾胃不和，湿浊中阻者，应用此方皆能收到异病同治之效。

中满分消汤为治寒胀中满，原方谓治寒疝二便不通，阴燥足不收，四肢厥逆，食入反出，下虚中满，腹中寒，心下痞，下焦虚寒，沉厥，奔豚不收等。方药组成如下：川乌、泽泻、黄连、人参、青皮、当归、生姜、麻黄、柴胡、干姜、荜澄茄以上各1克，益智仁、半夏、茯苓、木香、升麻、黄芪、吴茱萸、厚朴、草豆蔻仁、黄柏以上各2.5克。

是方乃从《素问·阴阳应象大论》"中满者，泻之于内"立法，此泻之于内，非用泻下以去菀陈莝，乃令上下分消，除其寒湿，盖因多食寒凉或脾胃寒湿，失于运化，"脏寒生满病"。寒湿阻滞故有二便不通、四肢厥逆、食入反出等症。方中川乌、二姜、吴茱萸、荜澄茄、益智仁、草豆蔻仁温阳以化气，除湿开郁，暖脾胃，温肾阳以祛其寒；青皮、厚朴行气散满；升麻、柴胡升清阳；茯苓、泽泻利湿浊；人参、黄芪补益中气；陈皮、半夏和胃化痰；当归和血养血；黄连、黄柏苦寒反佐于辛热药，为热因寒用。尤妙在麻黄一味与川乌合用，既可除寒邪、又可宣通气血之壅滞。温中有凉，降中有升，补中有发，调气与和血并行而不悖，方虽杂而法度严。凡寒湿胀满，面色青暗，舌淡口和，手足厥冷，脉象沉迟，小便清，大便溏，或二便不通等，皆可用此方治之，无不收效。如近治一徐某，腹胀满不能忍，小便频，一夜7~8次，大便溏，面色晦暗，脉沉，舌白润，手足厥冷。经某院检查未予确诊，因而无法施治，求诊于余，拟方如下：川乌15克，麻黄10克，荜澄茄10克，半夏15克，吴茱萸10克，当归15克，升麻10克，柴胡15克，川朴15克，木香10克，草豆蔻仁15克，干姜10克，黄芪20克，党参15克，益智15克，本年11月10日复诊，服上方6剂，腹胀满大减，自述可减十之八九，小便一夜3~4次，大便转成条状，腹部舒适。继以此方调治而愈。

（李国清，徐阳孙.1987.龙江医话医论集［M］.哈尔滨：黑龙江人民出版社：255-257.）

乌药顺气散治疗"中气"刍议

黑龙江省中医研究院　张　琪

吕某，男，32岁，工人，1983年3月8日。自述十年前因与领导不和，情怀抑郁日久，患发作性昏厥症，发作时手脚厥冷，神志不清，舌硬麻不能言语，颈项强直，心中抽掣1~2小时即缓解，但发作越来越频繁，精神倦怠，面色不泽，脉象弦迟，舌润，畏寒遇冷及生气即加重，久治不效，经介绍来门诊治疗。审证求因，此病当属肝气郁滞又感风寒，为风邪壅于经络气滞不通所致。故予乌药顺气散疏气散风，加赭石、龙牡以镇潜之，使邪不上犯。处方：乌药15克，川芎15克，白芷15克，僵蚕15克，橘红15克，枳壳15克，桔梗15克，麻黄15克，生姜10克，甘草10克，龙骨20克，牡蛎20克，生赭石30克。水煎服。5月18日复诊：服上方12剂，诸症基本消失，二个月仅发作两次，甚轻，只口角、舌稍麻，转瞬即逝，手脚转温，已无畏寒现象，面色转润，脉象滑。前方加苍术15克，继服10剂，诸症痊愈，一年后随访未犯病。

此患所得为"中（zhòng）气"之病，又名"气中"，多由七情气结，或怒动肝气，气逆上行所致，见忽然仆倒、昏厥、不知人事、牙关紧闭、手足拘挛等症，其似中风，但身凉不温，口内无涎声。方中用乌药以通调逆气，乌药辛温香窜，为疏郁散气之妙品，四磨汤、正气天香散皆用其温通逆气以止痛；麻黄、桔梗宣通肺气，肺为气之主，肺气通则周身之气皆通；川芎、白芷和血气而散风，川芎为血中气药，善能和血而散气郁，白芷芳香利窍为祛风之圣药；气逆则生痰，故用橘皮、枳壳理气化痰；白僵蚕散结消风化痰；干姜温中通阳；甘草和中；再加姜枣调和营卫。相互配伍有调顺逆气、消风化痰的作用，所以适用于因大怒引动肝气上逆，又猝感风寒之"中气"。

（张琪.1987. 乌药顺气散之临证应用［J］.中医药信息，（1）：10-12.）

清热镇惊汤刍议

黑龙江中医学院　吴惟康

清热镇惊汤原载于《医宗金鉴·幼科心法要诀》中，为治触异所致的小儿急惊风之常用方。余早年在哈尔滨市行医时，以本方治疗小儿热毒炽盛，出现壮热、喘咳、气促、鼻煽、烦躁、尿赤、便秘、舌红苔黄、脉滑数等症，疗效较好。以后随着临证渐多，感到本方清热解毒祛风之力不足，故又加入双花、连翘、僵蚕、蝉蜕四药，名加味清热镇惊汤。通过多年临床实践，证明用本方治疗小儿高热效果很好，大多在 24～48 小时即可退热。药物组成：柴胡5克，薄荷3克，寸冬4克，栀子4克，黄连2克，龙胆草3克，茯苓5克，蝉蜕4克，生甘草3克，木通3克，双花5克，连翘4克，钩藤3克，僵蚕4克，水煎服，日服四次。

全方具有清热解毒、化痰平喘之效。方中柴胡为祛邪热要药，黄芩清肺热，黄连、栀子清心热，龙胆草泻肝火，寸冬滋肺阴，生甘草和中清热解毒，木通、茯苓利小便以除热排毒。因本方能清泻肺肝之热，散内外之风，故取效甚捷。吾曾治一患儿，发病3天，气急喘咳，鼻煽，喉中痰鸣，手足躁扰不宁，面红目赤，壮热，体温高达 40℃，呼吸 52 次/分，心率 147次/分，双肺布满湿啰音，舌红苔黄燥，脉洪数。此为风温犯肺，热毒炽盛，有欲惊之势。急以加味清热镇惊汤，一剂，水煎服。次日患者热退，体温 36.5℃，再服一剂，诸症消失，即告痊愈。

（夏洪生.1988. 北方医话［M］. 北京：北京科学技术出版社：734.）

方药勿求奇

齐齐哈尔市中医医院　陈景河

清人徐大椿曾以用兵与用药相喻，甚是；然则兵，诡道也，奇兵常可制胜；医，正道也，方药不可求奇。

解放初治一笤姓女，18 岁，自幼尿频，夜必尿床。初谓其贪睡，渐至白昼亦遗，裤褥常湿。然无力医治，及早遣嫁，花烛之夜，夫婿遭淹，以故屡遭打骂，母家于心不忍，接回求治于余。诊得精神抑郁，脉象沉缓无力，小腹不温，形体瘦弱，知其心肾有亏，命火不足，下元虚惫，乃投桑螵蛸散加附子。其父持方购药，旋即归来，言肆中人评曰"平淡之方，不治大病"，恳请再议。余为之一笑，且嘱服之勿辍，须两月而止。不期果愈。

1957年治一中年女患，患淋病，三天前突然尿频尿急，尿清灼痛，牵引小腹，脉沉弦。即书八正散加小茴与之。病人持方归家，值亲友多人议事，其舅氏粗知医，言："这种套方谁都能开！"余之挚友某适在座，闻而走告余，余亦为之一笑。所赖患者本人坚信不疑，药尽二剂而症霍然。

旧邻黄姓七岁小儿，素无病，二年前突于某夜惊叫一声，当即四肢抽搐，"八候"毕现，但少顷平复如初。半年后搐搦再发，十数日一见，近则一日数见。脉象弦滑，手心热，腹稍大，诊为食痫，嘱令购一捻金，每服3.5克，以薄荷叶、钩藤少许为引，煎汤送服。儿父与余过从甚密，不拘礼仪，直率而言："一捻金家里现存着，不必现买……你别替我心疼钱，掂量点好药！"余复为之一笑，先以"先吃七天，再做道理"。儿父默然而去。七日后复来，面带喜色，服药后确未一发，且食增眠实，嘱续服三个月而止。病者今过四旬，以刻字为业，子亦二十余岁，父子皆无他异。

桑螵蛸散、八正散、一捻金，皆为寻常方药，余岂不知，然余之所重，在方药之效，不在方药之奇。想近人何廉臣却因以怪药平地木（即经霜甘蔗），蟋蟀原配一对为引，遂遭鲁迅异议，为医者不可不鉴。

（李国清，徐阳孙. 1987. 龙江医话医论集［M］. 哈尔滨：黑龙江人民出版社：296-297.）

药量不须拘　在人善用之

齐齐哈尔市中医医院　陈景河

语云："中医不传之秘在量上。"这是中医治病取效在遣方议药用量上的巧处。而量之大小，必须在辨病、辨证的基础上，因时、因地、因人，符合病情与机体的情况为宜。以药论之，如麻黄一味，在《伤寒论》中有十四方用到，有六两、四两、三两、二两、一两、十六铢、十八铢等若干种用量。以方论之，桂枝三两，即为桂枝汤；桂枝五两，即为加桂汤；芍药三两，亦为桂枝汤；芍药六两，即为加芍药汤；干姜一两半，生附子一枚，即为四逆汤；干姜三两，大附子一枚，即为通脉四逆汤。李东垣治慢性病，以大方小量著功，如补中益气汤、清暑益气汤等，皆给后世医家垂示法程。此中奥妙，余不敢强作解人，唯依辨证论治原则，用药不拘本草所言之量。曾治一长达十年之久的头痛患者，日二三度发，兼心烦欲吐，眼珠痛，每痛发必用木棒自击巅顶，受木棒击处，头发脱净，几同斑秃。诊断为肝阳上亢夹血瘀，投川芎茶调散改汤剂加减：川芎35克，羌活5克，柴胡15克，防风10克，白芷5克，生地25克，黄芩15克，香附20克，桃仁5克，红花5克，水煎服。

患者执方凝视，欲言又止而去。六日后复来，言药后大效，此间仅发作一次，其余症状皆未出现，并问前所服方之中当归、川芎几乎无一方不用，不知效果怎样？余乃知其初诊时欲言又止之故，答曰："以前所用，必依本草所论之量而在15克以下，此次用至35克，以是取效。"后守服20剂，再未复发。另，某女产后腹痛甚剧，恶露不畅，用药效果不显，日赖自用吗啡缓解。余于详询病史之际，断其药效不显必在药量，乃以芎归汤各药100克予服，药后痛止，堪称桴鼓相应。然则不仅是增其用量始能取效，更有减其用量方能取效者。曾治一患者，十余年来经常患外感，七八日一作，头昏，流清涕，既畏寒，又畏热，易出汗。余书桑叶 3 克，苏叶 2 克，薄荷 1 克，辛夷 0.5 克，煎汤代茶，服一剂即头清眼亮。以其表邪既解，遂以补益药仍取小剂量缓缓图之，半年后不再多汗，畏寒畏热亦消失。

（李国清，徐阳孙.1987. 龙江医话医论集［M］. 哈尔滨：黑龙江人民出版社：300-302.）

真阳虚衰与石硫黄

哈尔滨医科大学附属第一医院　钟育衡

真阳也叫肾阳，或称命门火。它有两个重要功能：一是温煦和激发脏腑的作用；另一是将肾水蒸腾化气敷布周身的作用。真阳虚衰，一般临床表现为：形寒怕冷，四肢不温，头晕，耳鸣，面色青白，舌质淡，脉沉微等。真阳虚衰临床上可分许多类型，其中真阳虚衰阴寒内盛虽不多见，却常为顽固疾病。

1934 年，我治愈一例真阳虚衰阴寒内盛病人。患者朴某，男性，40 岁，朝鲜族。病人以耕种水稻为生，久经冷水浸渍，寒湿入里，真阳暗耗，30 岁左右患有腰以下寒冷透骨，皮衣重裘不能使其转温，而且炎夏伏暑也离不开毛衣棉裤。结婚多年无子。经许多医生诊治，服用大量附子、肉桂、鹿茸等药物，效果不明显。求我诊治时，病人腰以下（包括阴部）扪之冰手，舌质淡，苔薄白，脉沉缓无力。余以为这便是真阳虚衰阴寒内盛之证。当以火中之精——石硫黄治疗为宜。拟石硫黄、续断、杜仲三味共为细面，日服一次或两次，凉开水送下。方中以石硫黄为君，温补真阳；续断、杜仲为臣，补肝肾兼通经络。先后治疗七十日，共计服石硫黄 235 克，续断 192 克，杜仲 192 克。病人由好转渐至痊愈。次年又生一男孩。石硫黄为热性有毒药物，一般为外用，很少内服。治疗真阳虚衰阴寒内盛之证，内服石硫黄胜过其他药物。石硫黄内服应该从小剂量开始，逐渐加大。

石硫黄内服不可入煎，面服为宜。此药气味特殊，应向病人说明，鼓励病人坚持服用，服药后，大便稍稀，此外，未发现其他副作用。

（夏洪生.1988. 北方医话［M］. 北京：北京科学技术出版社：216-217.）

逍遥散的临证化裁刍议

黑龙江中医药大学　段富津

逍遥散出自《太平惠民和剂局方》，是妇科之常用方，主治肝脾不和，营血虚少诸证。原方是由等量柴胡、白芍、当归、白术、茯苓、炙甘草（减半）、煨生姜、薄荷（少许）所组成。其功效可概括为疏肝、养血、健脾三个方面。从组成原则分析，方中柴胡为君药，白芍为臣药，故该方侧重于疏肝，而健脾养血之功略逊。临床实践中，此方证以肝郁为主者固多，但脾虚偏重者，或血虚较显者，亦往往有之。因此，运用逍遥散时，又需随证化裁，疗效方能显著。余治一女，年四十，患肝炎二年，近两月来，除右胁疼痛，心悸失眠，善惊易怒外，下肢明显浮肿，身重乏力，饮食减少，食后腹胀，胁痛因之而甚。察其舌苔白腻，脉左弦右缓。问及月事，常后期而至，血色浅淡而量少。此乃肝郁脾虚，营血不足之逍遥散证。但病者自诉，已服逍遥散（汤剂）二十剂不效。再细辨之，确认逍遥散证无疑，遂处以茯苓50克，焦术25克，柴胡、当归、白芍各15克，甘草8克，薄荷、生姜少许，加大腹皮、橘皮各10克。煎服两剂，患者尿量增多，浮肿渐消。继用四剂，患者肿平痛减，饮食有增。后以此方加减，共服十数剂，自觉病愈而出院工作。

　　该患者现证以脾虚停湿为主，湿阻气机，则肿胀痛甚。遂变茯苓为君，重在淡渗利湿，明代虞抟说："治湿不利小便，非其治也。"臣以白术健脾燥湿。脾喜燥恶湿，脾虚失运，则湿气内停。苓、术合用，使湿去脾健，水不复聚。湿去则肿消，气机得以调畅，故其胀痛亦减。以柴、芍疏肝，归、芍养血，其气滞血虚诸证，随之而愈。

（夏洪生.1988.北方医话［M］.北京：北京科学技术出版社：729.）

漫谈苣荬菜

黑龙江省卫生厅　张金良

　　苣荬菜为菊科苦苣菜属植物，生长于地边、路旁或庭园，东北、华北、西北地区多见，又名取麻菜、苦荬菜、苦苣菜、苦菜。黑龙江农村在春末夏初，常取其芽或嫩叶用以佐餐，是3～4月间常食用的野菜之一。本品苦寒无毒，过去饥荒年间，往往用之做成菜团以充饥。作为中药，药店常以小蓟入药。

　　本品作用，主要有清热解毒和凉血止血两个方面。其中用于治疗血证效果较好，曾治疗一例再生障碍性贫血而取得满意疗效。现分别说明如下：

一、用于清热解毒

　　（1）治疗急性细菌性痢疾，可取苣荬菜50～100克，水煎顿服，服2～3剂即可取效，农村作为验方可用之。

　　（2）治疗急性咽炎，用鲜苣荬菜50克，切碎，灯心草一钱，水煎频频服之，每每取效。

　　（3）治疗内痔脱出发炎，以苣荬菜100克煎汤熏洗患处，有止痛消瘀的作用。

　　（4）治疗急性阑尾炎，可用苣荬菜50克，红藤100克，水煎服。

二、用于凉血止血

　　（1）治疗衄血尿血，可用苣荬菜50克，侧柏叶25克，蒲黄25克，水煎服。

　　（2）治疗功能性子宫出血，可用鲜苣荬菜100克，水煎服。

　　（3）治疗再生障碍性贫血亦可用鲜苣荬菜治疗。

　　某年3月曾治疗林甸县女青年彭某，18岁，患鼻衄和崩漏，二者交替发作，延续半年余。曾在县医院确诊为再生障碍性贫血，尔后又在省医院再次骨穿确诊，后住省中医学院附属医院。当时的主要症状是鼻衄和崩漏交替出现，血无止日。血红蛋白20g/L，头晕心悸，神疲懒言，纳减乏力，舌淡脉弱。治以益气健脾，党参 25 克，白术 15 克，黄芪 25 克，当归 15 克，远志 10 克，炙甘草 5 克，茯苓 15 克，酸枣仁 15 克，乌梅 15 克，水煎服，每日一剂。本方为归脾汤加味而成。人身阳气为阴血之引导，如果气乱于内，则血不归经，而有上溢下陷之患。故用归脾汤健脾益气，引血归经，加入乌梅取其酸收敛阴。住院十余日，曾输血两次，每次 400ml，效果不甚显著，后因家中经济困难，出院回家治疗，原方抄录一份，并告其可自挖苣荬菜嫩芽做辅助治疗。一个月后，随其父来哈，喜形于色告之曰："鼻衄和崩漏出血已止，食量大增，已身强有力矣！"经化验，血红蛋白 90g/L，询之用药情况，答曰，除每日一剂汤药外，每天食用大量（斤许）苣荬菜佐餐，此后饭量大增，身体日渐好转。遂将原方剂量稍做更动：党参 15 克，白术 15 克，黄芪 15 克，当归 10 克，远志 10 克，炙甘草 5 克，茯苓 15 克，酸枣仁 10 克，乌梅 5 克，嘱其继续服用。两个月后，其父来信曰，已经不再服药，可以参加体力劳动了。由此可见，苣荬菜可用于治疗再生障碍性贫血。

（李国清，徐阳孙. 1987. 龙江医话医论集［M］. 哈尔滨：黑龙江人民出版社：260-262.）

谈谈白头翁汤的主治

黑龙江中医学院 吴化林

白头翁汤所治"不是一般之湿热痢，当为热毒深入血分，纯下血痢之证"。许多医家也认为本方与其他治痢方的区别就在于它的主治为脓毒血痢。对此，应从《伤寒论》原文及方中药物作一研讨。

《伤寒论》370 条曰："热利下重者，白头翁汤主之。"372 条："下利欲饮水者，以有热故也，白头翁汤主之。"上述两条，仲景均强调"热"字，说"热"是与"寒"作了鉴别。因该方出自厥阴篇，厥阴病是上热下寒的寒热错杂证。本方所治，仲景明确指出为热利。所言症状，一为下重，一为欲饮水。下重为热邪伤气，湿邪阻滞，气陷湿阻则重也，其病主要在气分；欲饮水，为邪热消烁津液，而口渴饮水自救，也说明热仍在气分。若热毒完全进入血分，则蒸腾营阴上潮于口，必口渴不甚，或竟反不渴，不欲饮水。仲景原书未谈一个"血"字，可见白头翁汤主治纯下血痢之说，恐非仲景原意。

从原方分析，该方组成为白头翁二两，黄柏三两，黄连三两，秦皮三两。其中仅白头翁偏入血分，以清热凉血，解毒止痢，只占全方总重量之十一分之二。其余之大量黄柏、黄连、秦皮，均偏入气分，而有清热燥湿、解毒止痢之功。如黄柏，《神农本草经》曰："主五脏肠胃中结热，黄疸，肠痔，止泄痢。"《中药大辞典》指出其功效与主治为："清热燥湿、泻火解毒。治热痢、泄泻、消渴。"黄连苦寒，《神农本草经》曰主"肠澼腹痛下利"，《本草新编》曰"止吐利吞酸、解口渴。"其主要功效是泻火燥湿，解毒杀虫。因而是治疗热痢下重、口渴之主药。若热毒深入血分，阴津大伤，反应去之。《温病条辨》在应用清营汤治疗热入营分，舌绛而干，口不渴时，即有去黄连之告诫。秦皮亦为清热燥湿，主"热痢下重"的常用药物。四药均为苦味，以苦坚之，苦燥而泻火，坚阴止痢。可见白头翁汤主治证应为湿热痢，伤阴不重，其证属实，虽可见下痢脓血，但绝非纯下血痢之证。

既曰本方主治湿热痢，又何以区别芍药汤呢？芍药汤较本方多芍药、当归、大黄、槟榔、木香、官桂等调和气血之药，而清热解毒燥湿之力不及白头翁汤。所以一般的湿热痢，气血不调较重，热势较轻，症见腹痛，下痢不爽，赤白相兼明显者，当用芍药汤，若热毒较重，身热欲饮水，下重，舌苔黄腻，脉弦数明显者，当选白头翁汤。临床上往往根据证情，将二方结合起来，化裁应用，其效更佳。

（李国清，徐阳孙.1987. 龙江医话医论集［M］. 哈尔滨：黑龙江人民出版社：281-283.）

谈防风的双向调节作用

黑龙江中医学院　吴化林

防风，又名山芹菜，是临床常用的辛温解表药。但其临床绝非单为感冒风寒，轻疏发散之用，而是具有多种功效。现就其双向调节作用，谈以下三点：

一、解表发汗与走表止汗

防风味辛能散，是治疗外感风寒之常用解表药。其作用较温和，通过不同配伍可用于表实无汗（如九味羌活汤），亦可用于表虚有汗（如《脉因证治》之防风汤），甚至可用于表里三焦俱实证（如防风通圣散）。防风不仅能发汗，又能走表止汗。《长沙药解》、《本草正》等均记载防风能"敛自汗，盗汗"。如玉屏风散中防风与黄芪、白术相配，防风升脾之清阳，脾主肌肉，可使两补气药更好地作用于肌肤而实肌固表止汗。李杲说："黄芪得防风，其功愈大。"二者有相畏而相使作用。

二、祛风寒止痛与发散郁火

防风为风病之主药，可治疗风邪上攻之偏正头痛及一切风寒湿痹，诸周身不遂，骨节酸痛，四肢拘急等，能随其引而至，祛风寒而止痛。所以无论治疗六经中风之小续命汤，还是治疗五脏偏枯贼风之大续命汤，以及治疗风寒湿痹之独活寄生汤、蠲痹汤等，都配伍防风以疏散风寒而止痹痛。同时，防风又是"火郁发之"之常用药。如李杲治火郁，四肢肌肤皆热，五心烦热之升阳散火汤，《小儿药证直诀》治疗脾胃伏火之泻黄散、治疗痈疮肿毒之仙方活命饮，都取防风与诸药相配；在清热泻火的同时，又以"火郁发之"，上下分消，因势利导。五官科许多方剂都配伍防风以发散郁火而解毒。

三、升阳止泻与顺气通便

清气在下即生飧泄，防风能升脾之清阳而止泻。李杲很重视防风之补脾升阳作用，曾说："若补脾胃，非此引用不能行。"所创升阳益胃汤，以及刘草窗之痛泻要方，均以防风升脾之清阳而止泻。《温病条辨》在补中益气汤中也加入防风一味以补脾升阳、益气止泻（《温病条辨·中焦篇》98条）。防风不仅能止泻，还能顺气通便，治疗大肠涩秘。《医方集解》治风秘、气秘之搜风顺气丸，也以防风配枳壳等药。防风治便秘，不仅由于防风升脾之清气，使"清阳出上窍"，则有助于"浊阴出下窍"，且因防风味辛，本身能搜肝顺气，以助肝之疏泄。《日华子本草》论防风，既能"通利五脏"，六腑通顺，又能升清降浊，涩秘可解。

上述防风的不同治疗作用，除因防风味辛甘温，能入膀胱、肺、脾等经外，主要取决于配伍，配伍不同，治疗作用迥然不同。说明其组药成方的优越性和灵活性。

（李国清，徐阳孙.1987.龙江医话医论集［M］.哈尔滨：黑龙江人民出版社：283-284.）

山楂的妙用

黑龙江中医学院　高长福

山楂是人人皆知的果品，秋末冬初收采以食用，入药多晒干切片或炒用，故称山楂片、焦山楂。山楂味酸、甘、性温，入脾、胃、肝经，入血分，能醒胃理脾，消食化积，为消油腻、肉积、食积之要药。《简便方》载：单味煎服，治食滞不化，民间煮肉常投入山楂数枚使肉易熟。本品常与神曲、麦芽配伍，简称三仙，以增强消食化积之力。如见脘腹胀痛者可加木香、枳壳等品，以行气消滞。若因伤食而引起腹痛泄泻，可用焦山楂 10 克研末开水冲服，有消食止泻之功。

破瘀滞、通血脉是山楂的另一见长。临床常用以治疗多种血瘀疼痛，如儿枕痛、月经痛、肝脾大、心绞痛等。治产后瘀阻腹痛、恶露不尽，常与当归、川芎、益母草相配伍。单味炒山楂 50 克，煎汁加适量红糖内服，治产后腹痛可立竿见影。《医宗金鉴》称此为独圣汤，可见功效非同一般。朱丹溪用此方配合牛膝、川芎、益母草、泽兰、赤芍等每获良效。疝气偏坠胀痛常用山楂与小茴香、橘核等同用；张锡纯曾用山楂肉 25 克，调入红糖，空腹晚服治疗闭经。吾常用山楂肉配伍泽兰、桃仁、丹参治疗月经痛。用鲜山楂 100 克，谷芽 50 克煎汤，调入白糖，隔日服用，可治疗肝脾大。治疗心绞痛时常用山楂 5 枚加入活血止痛药中，收效理想。也有人用山楂酊治疗心绞痛而获预期效果。

现代医学认为山楂是强心、降压、降血脂的佳品，目前已被广泛应用于治疗血管神经症、高血压、高脂血症、动脉硬化、预防脑血管意外等。如山楂玉竹冲剂、山楂寄生煎汤治疗心绞痛、高脂血症，也有人用毛冬青配山楂治疗高胆固醇血症等均收到理想效果。

现代药理研究证明，山楂具有抗菌、消炎收敛止血的作用。山楂白糖调服可治疗由痢疾杆菌引起的肠炎、下痢。焦山楂 100 克，苦参 50 克，可治疗铜绿假单胞菌引起的肠炎腹痛。山楂炭研末兑汤调下，可治疗肠风下血。总之，山楂一味，药虽平常，但其用途甚广，确为一味良药也。

（李国清，徐阳孙.1987.龙江医话医论集［M］.哈尔滨：黑龙江人民出版社：286-287.）

麻黄附子细辛汤刍议

黑龙江中医学院附属医院　王美君

麻黄附子细辛汤原载仲景《伤寒论》301 条，"少阴病，始得之，反发热，脉沉者，麻黄细辛附子汤主之"。从本文可知，病在少阴时，不应发热；病在太阳时其脉应浮，今反发热而脉沉，可见是太、少二经同病，表里俱急。故治宜麻黄附子细辛汤以解其表而温其里。笔者在多年临床实践中，常以本方治疗水肿病；因于肾阳衰微，阴盛于下，复感寒邪、寒水相搏，肿势迅猛，证见：发热恶寒、无汗、少尿、咳喘、面身尽肿、舌苔薄白、其脉沉而紧者，其疗效可嘉。鉴于水肿病人表现尿少尤为突出，觉得本方利水之力不足，余又掺入白茅根、坤草、葶苈子三药，称为加味麻黄附子细辛汤，此方可收到开鬼门洁净府之效。处方：麻黄15克，附子15克，细辛4克，葶苈子35克，坤草20克，白茅根30克（水煎服，日服两次）。

　　全方具有宣肺平喘、温肾利水之效，方中麻黄散寒、宣肺、通调水道，附子一药辛热有毒，峻补命门之阳，达温肾行水之效。笔者对附子用量按病情阳虚程度不同而确定，轻则15克，重则30克，如果沉寒痼冷，久病不愈的患者，量小则杯水车薪，药不胜病，但大剂量运用时应嘱其先煎，以减其毒；分次频服，这样就无中毒之虑了，方中细辛，为余治疗水肿病常用药，其性辛温开降，助阳、行水、化气，如掺入治肾阴虚的药物中，使滋阴药发挥更大作用，可达滋阴不致腻滞之效，又可从阳引阴；如若掺入治肾阳虚的药物之中，又可起到振奋肾气，行水之力。

　　曾治男子吕某，面身尽肿，眼睑水肿，眼不能视，时值六月中旬，竟身着棉衣，自谓曾患肾炎，数日前泅渡河水，贪凉，致发热恶寒，头痛甚，尿少，腰重如带五千钱，特从克东县来我院求治。余急令验尿，尿蛋白（+++），红细胞满视野，颗粒管型与细胞管型均有所见，听其心肺无著变。诊其脉沉而紧，舌苔薄白。此证乃属肾阳素虚，复感寒邪，寒水相搏，肿势鸱张，遂投以加味麻黄附子细辛汤，急煎一剂，日服两次。三日后，诊视患者，其面身浮肿已消过半，患者自谓："服药后汗出，尿多而后周身轻快。"头痛，发热恶寒悉除。连服五剂，面身浮肿尽除。再令验尿，红细胞已减少到（1.5～2.0）×10^{12}/L个，余项同前，诊其脉沉细无力，舌质淡，少苔，此时病人表证解、水泛除。惟呈一派虚证，遂以调其肾之阴阳，以六味地黄汤加入党参、当归、三七粉、五味子、巴戟、鹿角胶善其后，调治月余，患者诸证悉除，化验尿惟剩蛋白（±），欣然返故里，至今未复发。

（李国清，徐阳孙.1987.龙江医话医论集［M］.哈尔滨：黑龙江人民出版社：70-71.）

论辛夷散之功用

鹤岗市中医医院　肖贯一

　　辛夷散本为（严用和）肺热鼻生息肉方剂，方用辛夷、藁本、防风、白芷、升麻、木通、川芎、细辛、甘草各等分研成细末，每次茶清调15克。治疗鼻中生息肉证，气息不通，不闻香臭。因本病是由肺中郁热，上蒸于脑而致，所以用辛夷、升麻、白芷，引胃中清阳上行于脑，防风、藁本上入巅顶，以祛风燥湿而清热。细辛清热通窍。川芎散郁而助阳气上行，这些都是上行升散、清热通窍之品，治巅顶风热，湿热之证。但恐辛燥太过，所以又用木通，泻火下行，甘草甘缓，并借绿茶降火作用来调服没药，升降并用不致发散太过。因此鼻中息肉可攻除之。愚用本方加苍耳子治疗鼻渊（慢性鼻炎、额窦炎）效果满意。常用汤剂煎服一日一剂两次服之。迁延年久不愈者，用全藿香末250克，猪胆汁适量糊为丸，每服7.5克，日二次服之。苍耳子，甘苦而温，透脑止涕。藿香，辛甘微温，入肺脾二经，疏气和胃，《药性赋》云：藿香叶辟恶气而定霍乱，猪胆汁苦寒入心，寒能胜热，润燥泻肝胆之火以解温药太过，在后期用此二味以消炎解热而善其后。

《素问·气厥论》谓："胆移热于脑则辛颏鼻渊。"颏者鼻通脑之径路也。辛颏，则脑中觉刺戟也。鼻渊者，鼻流浊涕如渊之不竭也。盖病名为鼻渊，而其病灶实在于颏，因颏中黏膜生炎，有似糜烂，而病及于脑也，故《内经》谓：系胆之移热于脑也。鼻渊之证，鼻流浊涕不止，因感冒风热上扰清空，清阳不能上升，浊阴反而逆上，治疗不当，而使肺气壅滞，日久迁延不愈，气滞血瘀，鼻腔阻塞，鼻流浊涕变为脓涕，恶臭成为"鼻渊"（慢性鼻炎），进一步恶化为额窦炎证，多因郁中生热，热郁肝胆，又移热于脑所致，《素问·生气通天论》云："营气不从，逆于肉里，乃生痈肿。"在本病严重时鼻颏处发生痈肿，鼻流脓涕。《寿世保元》谓："鼻中流出臭脓水，名为'脑漏证'。"

曾治一患，头痛眩晕，鼻流浊涕，鼻塞不通，气息困难，逐渐加重。经某医院检查为额窦炎证。用西药青霉素、磺胺类药治疗无效。予以手术治疗，本人拒绝，求治于愚，查其证，头痛眩晕，面色淡黄，精神苦闷，记忆力减退，纳呆，鼻颏处偏左痈肿，鼻流脓汁，舌质淡，苔薄黄腻，语声低微，脉见浮数。诊为鼻渊重证（额窦炎），处以辛夷汤：辛夷 15 克，藁本 15 克，防风 15 克，白芷 15 克，升麻 15 克，木通 15 克，川芎 15 克，细辛 5 克，甘草 10 克，苍耳子 10 克，八剂则病大减，脓汁减而肿微消，但症未痊愈，还觉头疼眩晕，记忆力不佳，鼻时流污汁。愚加用藿香末 250 克，猪胆汁适量糊为丸每服 7.5 克，日二次服。经服后其证痊愈。用此二味药以善其后。

（李国清，徐阳孙. 1987. 龙江医话医论集［M］. 哈尔滨：黑龙江人民出版社：257-259.）

大黄的妙用

黑龙江中医学院　孙秉桓

历代医家对大黄都有较高的评价。如《神农本草经》认为"大黄下瘀血，血闭寒热，破癥瘕积聚，留饮宿食，安和五脏"。笔者在临床中运用五制（炙）大黄炭治疗各种类型的精神分裂症，现结合本病特点阐明五制大黄炭治疗的原理及应用情况。五制是将生大黄用盐、酒、醋、土、童便五种附加辅料，分别与大黄共炒焦成炭性，经过热处理，其药物性能就有所改变，更进一步增强该药的效用。盐炙增强入肾经功能；酒炙增强升散活血功能；醋炙增强收敛入肝经止痛功能；土炙增强健脾和胃功能；童便增强清热凉血功能，五味入五脏，各得其所，使大黄成炭以缓解斩关夺隘、所向披靡之猛，又可安和五脏，通和气血，调节阴阳，使之达到治疗目的而建奇功。精神分裂症属实者居多，以痰、气、热为主要致病因素，五制大黄炭则有其特殊功能，泻火镇惊从而使邪热从肠道排出，病得告愈。曾治一魏姓患者，由家人代诉患者因婚姻之事不遂，两年来抑郁不舒，心胸狭窄，平时表现多疑，爱猜忌。几天前因生气恼怒后而精神失常，哭笑无常，语无伦次，昼夜不眠，幻视幻听，恐惧害怕，时而发狂，骂詈不避亲疏，甚则登高而歌，弃衣而走，逾垣上屋，曾打人，破坏门窗，力大无穷。其父、兄说患者心中灼热，口渴狂饮，不欲食，大便数日未解，精神紧张，舌质红绛，舌苔黄燥，脉弦滑而数。证属痰火郁结，肝气不舒，阳明胃热型之精神分裂症。余试用五制大黄炭 500 克，分成三剂，水煎日一次顿服，服后患者精神平静，恐惧狂妄减少，时而哭笑，狂饮止，仍不欲进食，大便已通，下半盆黏稠秽物，臭难闻，检查时能合作，连进二剂，诸症消失，已告痊愈。为巩固疗效，又给补肾养阴助水之剂 10 剂，再结合针足十字点，每日一次，现诊患者精神正常，未复发。

五制大黄炭治疗精神分裂症在目前临床、杂志、文献中很少有人报道，研究其效果待作进一步药理探讨；正确运用此法是发挥中医中药特色与优势的重要内容和课题之一；临证时如运用得当，辄能屡建奇功，解除病苦。五制大黄炭方药简练，炮制严谨，药证合拍，大黄妙用，疗效昭著。

（李国清，徐阳孙. 1987. 龙江医话医论集［M］. 哈尔滨：黑龙江人民出版社：265-266.）

荆芥犯忌谈

大庆市中医医院　杨洁鸿

1980 年 8 月中旬，偶感伤风小疾，自拟几味中药煎剂，方中荆芥用量为 30 克，于上午一服。当天中午正赶上家中购得新鲜鲫鱼烹成，其味鲜美，正要动筷品尝，忽然想起"服荆芥风药，忌食鱼"，遂放下筷子，马上找有关书籍查阅。《中国药学大辞典》云：荆芥"反鱼、蟹"。李时珍引证说："凡服荆芥风药，忌食鱼。杨诚斋曾见一人，立致于死也"，"见食黄颡鱼犯姜芥者立死，甚于钩吻"。查黄颡鱼生于江河湖泊中，性味甘平，功用利小便，消水肿，敷瘰疬，为无鳞鱼。钩吻者，断肠草是也。看来诸说有矛盾处，一说是荆芥忌食鱼，一说无鳞鱼忌荆芥。也有严重性，那就是犯忌会立致于死。我也听同道讲过，一人吃小米饭泡鱼汤，风吹荆芥叶落入碗内，挑出荆芥后，将饭吃下，结果其人死去。但是，到底是什么原因致死，中毒到死亡的症状也未见描写，可见其言并非全部可信。于是我决定尝试一下，并叫家属注意我的反应，就大胆地吃了两条鱼。从饭后到下午 4 个小时，除了微微出汗外，没发现什么不良反应，于是又将余药服尽。仍没发现什么不适之感。

通过这个亲身试验，笔者联想到中药的配伍禁忌问题，例如"十八反"、"十九畏"等。这虽然是中药理论总结，但还是粗线条的。因为其详细机制尚没有找出，即使是中医机制也未见；定量、定性分析不明确。还有反畏同用的例子，如甘遂半夏汤中，甘草与甘遂同用；海藻玉壶汤中，甘草与海藻同用，也有五灵脂与人参同用的记载。但究竟在什么情况下可用，用多少合适，以及能否重复推广，确实是一个难以掌握的问题。

翻开各种版本的"本草"书籍，均泛泛地提到"十八反"、"十九畏"、"妊娠禁忌"以及有关中药的饮食禁忌都说这是前人的记载，又指出它们不是绝对不可同用或不可用的，所以常常在文章结尾时说这些问题"有待进一步研究"。可直到如今，上述问题仍没有解决好，仍没有一个标准的统一的说法，这实在不利于临床。

我的意思是，中药用同药禁忌，首先选主要的，应当从经验的流传上升到实验研究。对其正确的说法加以肯定，对其不正确的说法也应澄清。

（李国清，徐阳孙. 1987. 龙江医话医论集［M］. 哈尔滨：黑龙江人民出版社：272-273.）

话 说 葶 苈

黑龙江中医学院附属医院　邹德才

葶苈为一年生或越年生十字花科播娘蒿之种子。籽细小，扁卵形，黄褐色。其品有二：一者甜，二者苦，甜者性缓，苦者性峻。

葶苈，辛、苦、大寒，入肺与膀胱经。善泻肺水、降肺气、平喘咳、利膀胱、消水肿。

有八旬老妇，面目四肢一身皆肿，胸、腹、四肢按之深陷，头面如斗，喘促倚息不得卧，舌质淡红白腻滑苔，其脉散乱。请余前往诊时，其女儿曰："求数十医，诸医束手，以备后事。"诊此妇时见：痛苦呻吟，腹胀难忍，饮食不能下，食下则腹胀甚重。周查脉证，详观病态，证系阳虚水泛，水邪渍肺，肺气壅塞，失于宣降，脾失健运，肾失开阖，以致三焦水道不利，膀胱气化失权，水邪滥溢为患。宗以泻肺健脾温阳利水之法。投葶苈50克（包），红参末15克（冲），阿胶15克（包），附子25克（包），砂仁20克，桂枝10克，丹参30克，生牡蛎50克。上八味先煎附子令沸一小时，后入葶苈（纱布包）、桂枝、砂仁、丹参、生牡蛎。文火令沸一小时，煮取浓汁300ml，内入阿胶令微火烊化，投红参末拌匀，频服，日一剂。七剂后，水肿减半，能平卧、进食，腹胀已消。但其脉仍散乱，舌淡苔白腻。仍遵原法，守原方，加菖蒲25克，远志15克，茯苓20克，改生牡蛎30克。连服12剂，水肿消尽，脉平气和而痊愈，随访二年未复发。

另一壮男，年30岁，月前卒然发热恶寒，周身不适。病周余胁痛，咳则痛甚，渐致胸胁满闷，气短喘促。月余，胸闷难忍，气急喘促，去西医院求治。诊断："结核性渗出性胸膜炎"。抗痨、激素、放胸腔积液后缓解出院。半年后复发，其证同上，喘促气短更甚，胸闷日渐加重，胸痛彻背，不能平卧，脉滑，苔白而腻。知为悬饮，治以泻肺行水，降气平喘。方宗：葶苈加瓜蒌薤白半夏汤加味。投：葶苈子50克（包），全瓜蒌30克，薤白20克，半夏25克，桂枝15克，肉桂20克，炙甘草10克，麻黄5克，大枣10枚，桑白皮20克，浓煎300ml，均早、晚空腹分两次温服。服汤后小溲骤增。昼夜10余次，溲长量多。服十五剂后，即能平卧，喘消、胸闷得解。但自觉气短，乏力，脉缓，苔薄白而腻。仍遵上法加生芪50克，党参30克，服法同前，连服十二剂，诸证均消。胸透检查：除肋膈角轻度粘连外，水已尽消。

综上二患，知晓葶苈确为泻水之峻品，在上泻肺有提壶揭盖之功。下走膀胱，通利三焦，善攻一身之水。药力虽猛，确无伤正之弊。余治水必投葶苈，因其寒热虚实，随证加减。对寒邪致水而显阴证者，佐以桂、附，以防其寒。以水热互结，热结在里而致水肿者，葶苈尤妙，奏效甚速。以脾虚，中州失权，水湿滥溢，全身皆肿者，佐以参芪，水邪为患，皆为正虚，然葶苈逐水虽峻，确未尝耗气伤阴，动精伤正之流弊，余用葶苈二十余载，每奏奇效，多显奇功。原遵仲景葶苈大枣泻肺汤，大陷胸丸之意也。然仲景在大陷胸丸中加大黄、芒硝之品，乃为不更衣而走大肠。如葶苈配参芪之味，或竹叶、通草、车前之属，确不走大肠而走小溲也，故曰："葶苈为行水之佳品。"望众验之。

（李国清，徐阳孙. 1987. 龙江医话医论集［M］. 哈尔滨：黑龙江人民出版社：273-275.）

川乌小议

黑龙江中医学院附属医院　邹德才

历代本草关于川乌的记载颇多，根据《本草图经》记载，宋代以前为野生，以后开始种植。川乌、草乌明代以前统称乌头，至《本草纲目》始明确区分，《本草纲目》说："乌头有两种，出彰明者即附子之母，今人谓之川乌头是也，其产江左山南等处者，乃《本经》所列乌头，今人谓之草乌头者是也。"其性能与草乌相同，其毒性较草乌为次。川乌一生为二，异于附子，别于天雄。其功能善搜风胜湿，通经活络，通利关节，温经散寒，能达病所，药力甚强。

川乌性猛气锐，辛温而有大毒，故大多用于外治，内服应倍加慎之，且以丸散之剂，如《局方》之小活络丹（川乌、草乌、南星、乳香、没药、地龙）以治寒湿痹痛。青州白丸子（南星、半夏、白附子、川乌）皆生用，该剂均属辛热燥烈之品，取其祛风温经化痰，而治风痰壅盛，口眼㖞斜，手足瘫痪之症。

笔者在临床实践中，以川乌为主，配合其他中药煎剂治疗痹痛及肺寒痰喘之症，确有显著效果。

曾治患者王某，因夜间检车，室热外寒，着衣不足，后觉腰痛，渐痛及臀部牵大腿后侧，连及小腿足踝部，痛如锥刺刀割，麻如触电，昼夜不眠，卧床不起，本厂医院诊断为"坐骨神经痛"，先后服用各种止痛西药和一般祛风湿中药汤剂，均无效。而其痛加剧，经介绍请求治。检查病人，身体壮实，呻吟不止，触之则痛剧，畏恐再按，下肢阴冷，脉弦紧，舌淡红苔白腻。诊断：痛痹。乌头汤加味治之。投制川乌10克，麻黄20克，白芍20克，黄芪30克，没药15克，地龙35克，延胡索20克，怀牛膝30克，水煎500ml分三次温服。服四剂后，痛势大减，惟麻木仍存。投原方加血藤20克，淫羊藿10克，白鲜皮15克，续服10剂而愈，随访六年未发。

再如患者李某，因在松花江上溜冰、滑雪，后而痰喘、喉鸣，遇寒则喘鸣加重，其痰壅盛，且伴肠鸣便溏。西医诊断为"过敏性哮喘"。服各种脱敏药及激素仍不缓解，病势日渐加重。父母惊恐，经介绍前来求治。患童体壮，搀扶来诊，痰鸣不止，腹痛肠鸣，大便溏薄。舌淡红苔白腻而滑，脉弦紧。诊断"冷哮"，青州白丸子加味治之。处方：制川乌10克，厚朴7.5克，天南星10克，白附子10克，半夏15克，白术20克，干姜16克，桂枝5克，麻黄5克（包），杏仁7.5克，陈皮7.5克，制甘草10克，先以麻黄令沸去上沫，后入群药，浓煎300ml，分三次温服。上方连服六剂后，喘平泻止。后以二陈汤加味，半夏15克，陈皮15克，麻黄5克（包），茯苓20克，干姜10克，白术20克，杏仁5克，厚朴7.5克，制甘草5克。续服12剂痊愈，随访两年未复发。

川乌为辛温大毒之品，内服必须严加炮制，炮法有三。法1：将净川乌凉水浸一周，每天换水2～3次，反复漂洗，以尝不麻为度。撩起后，每10斤原药加豆腐二斤半同煮，至无白心为止。法2：取净川乌反复用清水浸漂，口尝仅有麻辣感时取出，每100斤川乌，加甘草5斤，黑豆10斤，加水适量共煎煮，至川乌熟透，内无白心为度。将川乌取出，晒或烘干，切片或捣至绿豆大小，备用。法3：将净生川乌片入蜜中令其三沸，去川乌加群药，加水适量，煎药。

川乌善祛寒除湿，上走心肺，中温脾阳，下暖命门，在《本草思辨录》中说："乌头治风，亦惟阳虚，而挟寒挟湿者宜之。"在例二中，取其川乌走上祛风散寒除湿之长，暖中之功，配以半夏、南星……以散肺寒，除湿化痰，治风寒痰盛，呕吐涎沫，胃寒便溏。此乃《局方》青州白丸子之意也。虽此方各药均以生投为丸，笔者畏其性烈、大毒，乃以制川乌入药，如用之得当，亦可得心应手，奏效卓然。

（李国清，徐阳孙.1987.龙江医话医论集［M］.哈尔滨：黑龙江人民出版社：275-277.）

谈补中益气汤中的升麻、柴胡

黑龙江中医学院　李秀珍

补中益气汤为东垣所创名方之一，疗效甚佳，颇受医界重视，方中黄芪益气升阳为君，参草助君补气健脾为臣，升柴虽为佐使，其作用不可忽视。其一，本方为治脾胃气虚、清气下陷之主方，欲使脾气得健，阳气得升，单提举则无气以升，单补气则下陷之气难以复，故应益气与升举并用。方中芪、参、术、甘补气之力有余，升阳举陷之力不足，必配伍升柴，此二味药薄气轻，善于升提，气薄发散为阳，味薄者升而生气，能生发脾胃之气，振奋清阳，提其下陷，以助升阳举陷之力，对治疗脾胃气虚，中气下陷而引起的脱肛、久泄、崩带，升柴必不可缺。其二，本方治气虚发热，发热机制虽说法不一，但总属脾胃受损。方中参、术、芪等甘温除热以治脾胃气虚之本，但尚有其标——脾气下陷，使郁遏在下之阳气，不得发越，由生气之"少火"，变为元气之贼的阴火而乘其土位，脾主四肢肌肉，故身热。此火既非阴虚火动，又非命门火衰，而是阳气被郁，如此根据"火郁发之"的原则，升柴二药可佐于益气之中借其开发之性，散其火郁，升其阳气，使热退而阴阳平。其三，对气虚外感之证，本方益气养正，升柴长于疏通达表而散邪，使邪去正扶而身安。为治气虚外感之常用方，本方总以扶正为主，治疗气虚外感，必以虚为主而兼外感者方能使用，若外感邪气重者，则非本方所宜。对脾胃气虚、中气下陷而无外感者，用升柴能协益气之品扶正御邪，防邪内入，既有未雨绸缪之意，且无辛散耗气之虞。最后欲使全方达到益气升阳的目的，还要靠升柴的引经报使之功，升麻为脾胃引经之要药，柴胡虽不能直入脾胃，但脾胃的升降运化，有赖肝气的疏泄，脾胃精气转输、敷布而有赖少阳胆气的升发。柴胡能条达肝气，以促进脾胃的运化，生发少阳春生之气，以斡旋其升降出入，使脾胃升降有序，精微得输，以灌四旁。综上所述，本方临床之所以广泛应用于脾胃气虚，中气下陷，气虚发热，气虚外感等证，与升柴在方中的重要作用是密切相关的，二者是不可缺少的佐使药。

（李国清，徐阳孙.1987.龙江医话医论集［M］.哈尔滨：黑龙江人民出版社：279-280.）

大柴胡汤运用一得

黑龙江中医学院附属医院　温广学

余治一两岁小儿。病已四日，高热（39℃以上）不退，咽赤肿，时有呕吐，便三日未解，不欲乳食，时有惊惕。曾用过退热剂，复方新诺明，青、链霉素等药，药后汗出热不解，并有增高之势。舌质赤，苔薄黄而燥，脉滑数，其儿素来便干，日一次。诊为感冒夹惊，表热里实证，投以解表泻热之剂，方宗大柴胡汤加味。即柴胡、大黄、枳实、元芩、清半夏、白芍、生姜、桑叶、大青叶、六曲。水煎二次，取汁 100ml，日分 3～4 次服完。二剂未尽便通热退。

余治儿科疾病近二十载，深感儿科疾病以热为多，其因是小儿为"纯阳"之体；六淫之邪又多以火化；乳食内停郁而化热；惊恐内迫，五志动极皆阳也。热病之中尤以外感最为常见。其治虽有麻黄、桂枝、杏苏辛温解表之方；疏解之剂及银翘、桑菊辛凉解表之剂或白虎、承气亦有不效之时。尤对素有食积内热，复感外邪，邪热互结，表热里实者，解表而里不去，通里而表不解，此时必用两解之剂，方能奏效。大柴胡汤即谓此也。

大柴胡汤是《伤寒论》方，治外邪未解，里实已俱，是表里两解之剂。方中柴胡解表，元芩清热，大黄、枳实通里，芍药敛阴，半夏和胃止呕，姜枣调和营卫。又加桑叶、大青叶助柴芩解表清热之力，六曲缓其枳实、大黄通里之峻。解表清里并用，热去有路，既从表解，又从里去，故退热甚速。临证只要壮热不退，而里实已俱，或里实不著，但不虚者均可应用，用药中病即止，不可过剂。

（李国清，徐阳孙.1987.龙江医话医论集［M］.哈尔滨：黑龙江人民出版社：280-281.）

白虎汤小议

黑龙江中医学院附属医院　刘文康

白虎汤是治疗阳明经证的方剂，在《伤寒论》与《金匮要略》中使用方法记载颇详。用之得当，可奏奇效。白虎汤的临床应用机会甚多。凡表邪已解，内热已炽，邪在气分，均可使用，临床以身大热，口大渴，大汗出，脉洪大为主要指标。但其证候表现往往不尽一致，如有"热深手足厥者"此即厥者必发热，先热者，后必厥，热深厥亦深，热微厥亦微，此当与寒厥、阳厥相鉴别；又如"表里俱热，脉浮滑者"；也有"谵语遗尿，发汗则谵语……手足厥冷"等，此时触之身必热。凡此种种均为白虎汤之适应证，对于临床均有十分重要的研究价值。下面笔者就白虎汤的临床应用——治高热、神昏、厥逆，粗浅谈一下体会。

患者赵某，男性，21 岁，因高热、肢厥、神志不甚清晰，于 1985 年 6 月 4 日入院。查病人体温 41℃，颜面潮红，呼吸急促，30 次/分；上肢厥至肘，双足阴冷，神志欠清，脉速 134 次/分且洪大，尿赤量少而无遗尿，触之身热，如炭灼手。此为内热过炽，"热深厥深"之故耳，按白虎之义，倍生石膏量。投生石膏末 150 克，知母 30 克，郁金 20 克，石菖蒲 20 克，生牡蛎 50 克，甘草 10 克，水煎 600ml，日一剂，频服。三剂后体温降至 38℃，神志清楚，四肢转温且热，小溲仍黄赤但量多，脉数而大，舌红少津。患欲急求冷饮，令频饮其汤以代水，后服四剂而热退痊愈。

（李国清，徐阳孙.1987.龙江医话医论集［M］.哈尔滨：黑龙江人民出版社：287-288.）

木 香 小 议

黑龙江中医学院 周民权

一九七二年秋，曾治一患，略有体会，愿小议之。

中年妇女荆某，因腹痛于某省级医院诊为"急性胆囊炎"。继用大量抗生素及解痉药，治疗近月余，仍无明显好转，遂求治于中医。余观之，妇人表情痛苦，呻吟不止，烦闷、辗转不得安卧，且时有加剧。不能进食、口不甚渴，无寒热、无黄染。右胁下痛不可近，但切之尚软，无肿物，脉弦，舌红，苔薄。此患胁痛、脉弦，知病在肝。无寒热，无黄染，口不甚渴，乃无湿热所扰。烦闷疼痛，时有加剧，无肿物，则为气滞，而非血瘀，即诊为"肝气郁结胁痛"。拟疏肝理气之法，处方：柴胡 10 克，郁金 15 克，木香 5 克，黄芩 15 克，川楝子 15 克，延胡索 15 克，甘草 10 克，水煎服，一日一剂。三剂后，疼痛稍缓，然无大进步，仍痛苦呻吟。遂效前法，增用木香 20 克。当晚，忽想起学生时期，随师临床实习之际，曾诊一老妇，患肝郁之证，一同窗误将老师处方中的木香 1.5 克，错抄成木香 15 克。次日，老妇因添气短而复诊；师查，乃木香用量太过所致，遂训诫之。想到此，一夜忐忑不安。次日一早，急往视之。哪知病人安卧床榻，其夫伺其食，虽饮食倍增，却仍有饥感，并笑曰："欲找医生算账，赔其粮款……"吾亦转忧为喜，知乃木香之功。然病情已转，为慎重起见，又将木香改为 10 克，三剂后，易投逍遥散加减调理之。随访三个月，未见复发。

此患之病愈，关键在重用木香。木香乃行气之品，功专行气止痛，能行周身之气，治一切走注，气痛不和。《本草纲目》曰："木香乃三焦气分之药，能升降诸气……肝郁则为痛，故下焦气滞者宜之，乃塞者通之也"。今效其古训，足见木香行肝气郁结之特效。然因其作用较剧，《汤液本草》中称谓"破气之剂"，故体虚者应慎之，需诫"老妇气短"之弊。但气滞痛重者，必足其量，否则不足以祛病，是谓"见真胆雄也"！

（李国清，徐阳孙. 1987. 龙江医话医论集［M］. 哈尔滨：黑龙江人民出版社：288-289.）

玉屏风散刍议

哈尔滨二四二医院 祝普琴

北国隆冬，一片冰霜，当今盛世，裘羽冬装。尽管如此，感冒对某些人来说，却属常见。个别人预防感冒，不从体质着眼，而有备药习惯，不论风热或风寒，四时皆服银翘丸，还常常责怪不效验，寒热不分，虚实误辨。就此，将多年来，在我地区防治感冒这一常见小病，复议于下，若能发人深省，实为幸甚。

临床最常见感冒，为体虚之人，正气不充，卫气不固，无力御邪，不时之气，每每乘虚而入而患外感。治疗此证，常益气扶正以固表，正符合经旨"正气存内，邪不可干"之理。玉屏风散，古往今来，医者尽知，何以"玉屏风"为名？屏风者，人遮风而用，以玉之华贵誉为方名，可见是一张最好的防治外邪的方子。然它所治之证是机体处于气虚不能卫外，腠理空疏，毛窍开放，营阴不守之时适用。毛孔开放之处，放一个最好的屏风，使贼风不能入，营阴不外泄。从而达到卫外而固表的目的。诚然，玉屏风散之妙用，非只于此，仅就用于防治外感，略述其一二。

玉屏风散的成分：黄芪、白术、防风，三味药剂量之比是 3：1：1，常以每次服 15 克，日服二次。

黄芪大补肺脾之元气，固表实卫为主药，防风走表而祛风，配白术补气健脾，为黄芪的辅药，黄芪得防风的祛风作用使外无所扰，得白术的补脾作用而内有所据，可使固表不留邪，散风不伤正，是固表御风之良剂。

玉屏风散的应用：可以预防感冒。"上工治未病"，符合预防为主的原则。

哈尔滨有冰城之名，寒风凛冽可畏，每当遇风寒时，可以口服 5 克玉屏风散，以防寒固表不得病。体虚之人、每逢劳乏之后，易患感冒，可每日服 10 克玉屏风散，以减少感冒。如已感冒，自觉恶风寒、自汗、流清涕、打喷嚏、舌淡、脉浮者，正是玉屏风散的适应证。

值得重视的是，医皆熟知恶风、自汗出，提示自汗出是表虚特有症状，可用本方，其实这就局限了玉屏风散的治疗范围，临床上真正具备自汗的人不是太多，而恶风怕冷、流清涕、打喷嚏却常见，并且常说："我感冒从来不发烧。"这是阳气不足的表现，这类患者，其效甚佳。

另外，对于过敏性鼻炎、慢性鼻炎，收效显著。有的人常年戴口罩，摘下口罩就打喷嚏，流涕如注。亦有人虽不流涕，但鼻塞不通也很痛苦。这些人多半是患了慢性鼻炎或有过敏性鼻炎病史，每遇感寒即可速服玉屏风散，会收到良好效果。玉屏风散能祛风固表，故能使液不外溢而治流涕。

玉屏风散是御风固表的良剂，亦不宜滥用。如感冒发热、咽喉疼痛、鼻流黄涕、便燥尿赤、舌苔黄燥、脉数者不能用，外感风热者不可用。

（李国清，徐阳孙. 1987. 龙江医话医论集［M］. 哈尔滨：黑龙江人民出版社：291-293.）

龙医养生粥

黑龙江中医药大学 姜德友

中医药膳是在中医药学理论指导下，将不同药物与食物进行合理组方配伍，采用传统和现代科学技术加工制作成具有独特色、香、味、形、效，并有保健、防病、治病等作用的特殊膳食。它既充分发挥了美味佳肴的中药效能，又满足了人们"厌于药，喜于食"的天性。

寒地的冬季有半年之久，千里冰封，万物肃杀。寒与肾相应，最易耗伤肾之阳气。干燥的空气，极易损伤肺的津液，甚至脉络。加之北方人常以炙烤、煎炸为主要烹饪手段，温热之物加之峻火猛攻，徒生燥热，煎灼阴津。阴不足，阳无处藏，易被动扰。如此，既伤阴又动阳。所以寒地的饮食调养，补肾、养肺至关重要，饮食上宜温不宜燥，养生方法上在适应寒地饮食习惯的同时，可制成特色的药膳来进行日常调理，达到益寿延年、防病治病的目的。

在此推荐龙医养生粥，可用于家庭自备药膳。

配料：生薏米、百合、小米、大米、黑豆、绿豆、山药、红豆、大枣、枸杞子、花生、莲子、黑芝麻、核桃仁各适量。

制作方法：各种豆类浸泡一夜，米类浸泡半天，大枣洗净，所有材料入砂锅加入适量水，喜甜者可酌量放冰糖，大火烧开，小火煮到粥软烂黏稠即可。

功效：补益心脾，安神镇静，增强体质。

方解：方中生薏米有利水消肿、健脾祛湿、舒筋除痹、清热排脓等功效，生薏米含有丰富的蛋白质分解酵素，能使皮肤角质软化，皮肤赘疣、粗糙不光滑者，可长期食用薏米粥。百合性微寒，味甘，入肺、心经，有润肺止咳、清心安神之功效，百合粥味甘质润，香甜可口，是老幼咸宜的药食佳品。小米有益肾和胃、助消化、除热的作用，对脾胃虚寒、反胃呕吐、腹泻与产后或病后体虚或失眠、体虚者有益。大米补脾，和胃，清肺。黑豆有活血、利水、祛风、解毒之功效。绿豆性寒，味甘，有清热解毒、降火消暑的功效，十分适合在夏天食用。山药性平，味甘，能滋补脾、肺、肾。红豆利尿祛湿，健脾消肿，具有良好的润肠通便、降血压、降血脂、调节血糖、解毒抗癌、预防结石、健美减肥的作用。大枣具有补中益气、健脾养胃、益精强志、和五脏、通血脉、聪耳明目、止烦、止渴、止泻的功效。枸杞子性平，味甘，具有补肾益精、养肝明目、润肺止咳之功效，有中药"红宝石"之称。花生长期食用可润肠通便、健脾健胃、补中益气，还可促进大脑发育。莲子具有健脾补肾的功效，适用于脾虚食少、便溏、乏力、肾虚、尿频遗精、心虚失眠、健忘、心悸等症。黑芝麻具有补肝肾、润五脏的功效，适合身体虚弱、须发早白、大便干燥、慢性便秘者食用。核桃仁味甘，性温，入肾、肺经，有益智补脑、壮腰健肾等功效。

使用注意：黑芝麻最好事先晾干炒熟研碎，再与其他配料熬制。净莲子经过初步加工，去掉红衣，取莲心，再上屉蒸熟后与其他配料熬制。

辟 邪 香 囊

黑龙江中医药大学　姜德友

自古便有佩戴中药香囊以防治疾病之方法，是中医"治未病"的一种特殊疗法。将芳香类中药装入特制布袋中，佩戴在身，或放于枕边，或悬挂于屋内，以预防疾病，称为"香佩疗法"，属于中医学"衣冠疗法"。《山海经》中早有记载薰草"佩之可以已疠"。芳香类中药能散发出浓郁的芳香气味，可避疫祛秽、调养正气，自古被用于预防瘟疫。芳香类中药多味辛，性温，归经以脾、胃经最多，其挥发油为主要有效成分。《神农本草经百种录》曰："香者气之正，正气盛，则自能除邪辟秽也。"研究表明香囊有提高机体免疫力、抗菌、抗病毒等作用。在此推荐"辟邪香囊"，可用于预防疫病。

组成：苍术、藿香、公丁香、艾叶、甘松、九节菖蒲各等分。

功效：芳香辟秽、祛邪解毒，防治流行性瘟疫。

用法：研粗末装入布袋中，佩戴或放于卧室中、枕边、案桌上。

方解：苍术，芳香燥烈，有燥湿健脾、祛风散寒之功。苍术常用于香囊中，是十分重要的芳香类中药。《玉楸药解》认为苍术"行瘀开郁，化癖，辟山川瘴疠"。藿香，气味芳香，可化湿健脾、和中止呕。《本草正义》谓其"芳香不嫌其猛烈，温煦不偏于燥热，能除阴霾湿邪，而助脾胃正气"。公丁香，气芳香，可温中降逆、温肾助阳。《冯氏锦囊秘录》曰其"禀纯阳之气以生，故味辛，气温，无毒。气浓味薄，升也，阳也"。艾叶，气清香，有散寒止痛、温经止血之效。《医学入门》指出艾叶具有"辟外感风寒"之作用。甘松，气芳香，具有理气止痛、开郁醒脾之功。甘松温而不热，甘而不滞，其气芳香，能开脾郁；其性温通，能行气止痛。九节菖蒲，气香浓，可开窍豁痰、醒神益智、化湿开胃。其芳香可镇静安神，使烦躁不安、焦虑等症状减轻。《药材资料汇编》指出其有"辟秽"之功。全方共 6 味药，利用芳香药物之特点，通过口鼻吸入，对人体进行整体调节，从而发挥辟秽醒神、预防疾病的功效，达到"辟邪"的作用，从而保护易感人群。

注意事项：心肺功能不全及过敏体质者慎用。孕妇禁用。

"去滓再煎"小议

黑龙江中医药大学　吴文刚

煎药之法，系属方药范畴之中，与选药配伍具有同等重要的地位，共处于辨证论治过程中，是完整的理、法、方、药程序的重要一环，直接关系到治疗效果的好坏。正如徐灵胎所说"煎药之法：最宜深讲，药之不效，全在乎此"。

"去滓再煎"是将所需药物按常法煎煮至原药液量的三分之二到二分之一后，去药滓，将所得滤液再煎取二分之一量即成。

仲景在半夏、生姜、甘草三泻心汤方后皆注明要"去滓再煎"，颇具奥义。三泻心汤证之痞，为寒热互结，湿浊壅滞，虚实夹杂，中焦气机升降失调之证。为适应这种错综复杂的病理机转，仲景将苦辛、寒热和甘缓等气味不同之品熔于一炉而共同发挥其调和作用。正如戴北山所说："寒热并用谓之和，补泻合剂谓之和。""去滓再煎"既能减药性之剽悍，又可消药物之格拒而协调药性，以适应调畅中焦气机之需要。同时，既不使药物长期混合加热，又能得到浓度高体积小的制剂，用以避免再度损伤胃气，进而使中焦气机得以通畅而其痞得愈。

泻心法虽形成于千年之前，但其煎药技术手段的科学性已为现代科学所证实。其"去滓再煎"的科学意义，已为国内与日本关于中药方剂的有效成分动态研究所证实。现代药剂学实验证明：其"去滓再煎"排除了药滓回收对药液浓度与含量的影响，保证了药剂的质量。

要而言之，泻心法在《伤寒论》组方用药上颇具特色，有规可循，临证中当如法运用，以取得最佳疗效。

（吴文刚.1990. 谈《伤寒论》泻心法的组方用药特点［J］.中医药学报，（4）：3-5.）

补中益气汤发挥

哈尔滨医科大学附属第一医院　徐　巍

患者郭某，女，58 岁，于 2020 年 5 月 7 日发现宫颈癌，浸润肠管、阴道，后于专科医院行放疗 30 次，后行放疗 7 次，辅助化疗 6 周期，阿帕替尼靶向治疗 5 天，因阴道内溃疡故停用靶向药物，2021年1月6日出现阴道有粪状物流出入院，后于我院行结肠造瘘术。2021年4月12日因阴道有分泌物流出，颜色清晰，伴有阵发性失眠，乏力倦怠，就诊于我门诊，既往心律不齐病史一年余。舌质淡，薄苔水润，脉滑。辨证为直肠阴道瘘（气血亏虚），给予益气养血，托毒祛湿，升清降浊之法。处方：当归20克，黄芪30克，土茯苓20克，白术20克，升麻5克，泽泻15克，陈皮15克，柴胡15克，蜈蚣2条，制远志20克，石菖蒲20克。七日后复诊阴道流出黄白色液体，阴道口疼痛，舌质淡，黄腻苔。原方去泽泻、制远志、石菖蒲，加白术30克，白花蛇舌草20克，蜂房5克，仙鹤草30克，皂角刺15克，以化湿排脓，抗癌解毒。据此方加减服用一月余，2021年5月31日复诊，阴道流液减少，乏力倦怠感缓解。舌质淡，薄白苔，脉弦细数。效不更方，予当归20克，升麻5克，炙甘草15克，土茯苓20克，白术20克，柴胡15克，党参25克，枸杞子20克，陈皮15克，黄芪25克，仙鹤草25克，菟丝子20克，皂角刺15克，蜂房5克，蜈蚣2条，煅牡蛎25克，煅龙骨25克，海螵蛸25克，茜草15克。2021年7月26日自述阴道排出蚕豆大小瘀血一枚，流液几尽，服药期间精神状态转好，体力较前恢复，舌质淡，水润边有齿痕，薄黄腻苔，脉浮细。原方加芡实20克，乌药20克，继续口服，巩固疗效。2021年9月6日复诊阴道漏液完全消失。

宫颈癌放疗后直肠阴道瘘较为常见，治疗棘手，属于恶性肿瘤治疗后副作用，也是治疗的难点，中医药辨病辨证相结合，治疗上具有一定优势。中医认为直肠阴道瘘（粪瘘）属"交肠"、"阴吹"范畴，补中益气汤出自李东垣《脾胃论》，"脾胃乃元气之本，元气乃健康之本；脾胃伤则元气伤，元气衰则疾病所由生"。该患宫颈癌放化疗后，气血俱虚，中气不足，清阳下陷，脏气逆乱，故粪便由阴道而出，治以补中益气汤化裁，以升清降浊为治，佐以化湿排脓、抗癌解毒之药，服药五月而得痊愈。

健脾抗癌法治胰腺癌

哈尔滨医科大学附属第一医院　　徐　巍

患者李某，男，62岁，2019年7月30日因"胰腺癌术后四个月余，化疗五周期后"就诊于我院。患者2019年3月12日因胰腺癌于我院行根治性胰体尾脾切除术，2019年4月16日开始行吉西他滨单药化疗，既往脑梗死病史12年，糖尿病病史12年，应用赖脯胰岛素及地特胰岛素治疗。患者化疗后乏力倦怠明显，饮食减少，睡眠欠佳，舌质淡，薄黄腻苔，脉细。辨证为胰腺癌（脾虚湿盛），治以健脾益气，祛湿散结，处方为黄芪30克，防风15克，党参20克，白术15克，甘草15克，北沙参20克，薏苡仁30克，砂仁15克，炒白扁豆25克，陈皮15克，山药20克，绞股蓝30克，猫爪草15克，蜂房5克，蜈蚣2条。2019年9月2日复诊于门诊，乏力倦怠较前缓解，去防风，加没药20克，白花蛇舌草25克，山慈菇10克，九香虫15克，夏枯草25克。患者自化疗第五周期开始一直坚持服用本方加减治疗，至今已两年半余，服药期间定期复诊，病情稳定，精力、饮食、睡眠均有好转。

该患者胰腺癌术后（$T_3N_0M_0$，ⅡA期）化疗后行中医治疗，胰腺癌素有"癌王"之称，研究表明胰腺癌术后接受吉西他滨化疗患者生存期约为23个月，2年生存率48.60%。Ⅱ期患者两年内复发转移率高，中医在预防复发转移及改善患者生活质量，延长生存期等方面，凸显独特优势。中医认为胰腺为"散膏"，多从脾论治，胰腺癌属"癥瘕"、"积聚"范畴，该患因手术、化疗而致气虚脾虚，湿邪内生，出现乏力倦怠，饮食减少，睡眠欠佳等症，《景岳全书·积聚》载："治积之要，在知攻补之宜，而攻补之宜，当于孰缓孰急中辨之。"故健脾抗癌，攻补兼施，治以健脾益气，祛湿散结之法。

温胆汤治疗眩晕小议

哈尔滨市中医医院　李凤男

　　眩晕一病，轻重不一，有的仅有头晕，稍息即止，有的天旋地转，不能站立，恶心呕吐甚至昏倒。患者张某，52 岁，企业干部。2012 年春节前来就诊，询问病情：头晕、耳鸣、视物旋转、恶心、胸闷不欲进食。查：舌体胖大，舌苔白腻，脉弦滑。此为一派肝阳夹痰上扰清窍之象。早在《素问·至真要大论》就有"诸风掉眩，皆属于肝"之说，《丹溪心法·头眩》就有无痰不作眩的主张，提出"治痰为先"的方法。故给予：生姜 12 克，姜半夏 6 克，陈皮 9 克，竹茹 6 克，枳壳 6 克，柴胡 10 克，紫苏梗 10 克，炒川楝子 10 克，川芎 10 克，郁金 10 克，茯苓 10 克，甘草 5 克等，方中以生姜、半夏为主药，降逆和胃、燥湿化痰；辅以微寒的竹茹佐制半夏温燥之性，止呕除烦；枳壳行气消痰，使痰随气下；佐以陈皮、川楝子，理气燥湿；柴胡疏肝理气；川芎活血祛瘀。痰瘀同治，正应有痰必致瘀、有瘀必夹痰之说。患者服用三剂之后头晕减轻，呕吐已瘥，饮食二便如常，嘱原方再服三剂后眩晕即止。查：舌质淡，苔薄白，脉略弦。

　　眩晕的病因有风火痰湿之别，各类眩晕可单独出现，或互相并见。如肝阳上扰兼肝肾阴虚、肝阳夹痰浊等。临床上多以本虚标实证多见。温胆汤最早出现在《集验方》中，原方由生姜、半夏、陈皮、竹茹、枳实、炙甘草六味药组成。甘草性平，竹茹性微寒，其余四味药皆为温性；药味少，靶向准，是治疗胆胃不降，痰饮内阻的要方。温胆汤加减变化多样，临床上有柴芩温胆汤、十味温胆汤、黄连温胆汤等。如果辨证准确，临床疗效皆佳，是一个值得掌握与推荐的好方剂。

根据六经欲解时妙用乌梅丸

黑龙江中医药大学　柳成刚

　　余学用经方喜用运气学思想指导，其主要特点就是注重时相，常以一年之主运及司天在泉，运之太过不及，气之胜复郁发，作为辨证及选方用药之依据。其不出五行生克阴阳升降出入之理，然阴阳五行无不具有时间特点。《伤寒论·伤寒例》中有"七十二候决病法"，《伤寒论》六经辨证之中有欲解时之说："厥阴病欲解时，从丑至卯上。"就厥阴乌梅丸一方略谈心得，因受《伤寒论》原文，其治蛔厥及久利的影响，除此二者无证可对。2015 年 9 月诊一75 岁妇人，每到后半 3 时许而发心悸怔忡，胸闷气短，甚则胸疼，家属不敢耽搁，每打 120去西医急诊，心电略有缺血，造影、彩超无大异常。住院期间亦时有发作，出院住院多次反复，患者及家属非常苦恼。经人介绍来我处医治，诊其脉沉（里）弦（肝）细（血不足），两尺弱（肾阳不足），舌体胖大苔白略腻（浊阴不降），晨起口苦（火），不发作时体力尚可，饮食不能用饱，饱则中脘闷胀不舒而发呃逆不降（脾失健运，升降失司）。二便正常，情绪不稳，每到半夜怕病发作而惊恐不安（肝藏魂），手足多发凉怕冷（阳虚）。辨其病在厥阴，方用乌梅丸方煎汤服。

乌梅30克，人参10克，当归10克，桂枝10克，细辛5克，附子10克，干姜10克，川椒10克，当归10克，黄连10克，黄柏10克，七剂，水煎服。复诊曰：服药一次当晚自感心安悸减，半夜三点虽有发作，但比前轻浅，服药三日可从夜间11点睡到次日早上7点，半夜不醒自无心悸等症，多年来少有之能睡7～8小时，余证亦除。再服原方七剂以巩固之。

乌梅开花于冬，结果于春，实熟于夏，得春生肝木之味，秉冬之水精，元气启于少阴，萌芽于肝，升发于脾，聚于心肺而成胸中大气。物之萌芽嫩易于损，无用开破，虽病在肝而无行气破气之药，经曰：厥阴（肝）不治，求之阳明（脾胃）。而用人参治脾胃可知。梅收于夏，秉秋收之金气，夏乃阴阳之交，金生水，水涵木，阴阳转换之大药也，方用桂枝带诸阳药之升，破阴之阻碍，出阴入阳。厥阴肝经其在东方，虽为阴经其升可知，医者只知有肝阳上亢，不知肝气主升，全在阳气破阴之力。上接少阳相火，寒热之证成，用黄连、黄柏而交济之，再用当归养血而归肝心。然其症见心悸怔忡，胸闷气短，甚则胸疼，病位在心，何以治厥阴而愈者？阴阳之转换、脏腑之升降、寒热交通、气机、气化，无不为其治也。然其要者时间也，后半夜三点正值丑时，阴气虽重但为黎明前之黑暗。阴尽阳生，所谓"两阴交尽"出阴入阳为厥阴之治也。"时立气布"、"天人相应"，乃仲圣六经辨证之要也。

柴胡加龙骨牡蛎汤治疗失眠

哈尔滨医科大学附属第二医院　于慧敏

2022年初，余于门诊遇一中年女患，望其倦怠神疲，时抓耳挠腮，时哀叹长嘘，详询病史，知其困于不寐时日居多，甚则以年论计。初者，琐事扰神致目不瞑，不卧出，烦忧不安，后经西医诊治予以奥氮平口服，心烦症略瘥，然眠寐颇不足，遂自行予以助眠之药，然量大效不显，继察之脉象细如线而数，望其舌红而少苔，且素有善忘、手足心热、夜汗出及小便不畅等症，余闻之，便忆及《伤寒论》107条"伤寒八九日，下之，胸满烦惊，小便不利，谵语，一身尽重，不可转侧者，柴胡加龙骨牡蛎汤主之"，此方虽论少阳病兼表里三焦俱病之剂，但重镇理怯、安神定志效足，再添其兼症，辨为神志不安、阴虚血少证。柴胡20克，桂枝20克，龙骨25克，生牡蛎25克，川芎20克，赤芍20克，当归20克，合欢皮25克，首乌藤25克，茯神20克，远志20克，百合20克，知母20克，生地20克，陈皮15克，枳壳10克。水煎服，一剂后，效稍出，余二日，其自行将艾司唑仑减半，夜卧时长与前日相差无几，一候余，兼证尽瘥，主症差其一二，嘱其继用此剂，日后再诊。

不寐者乃阴阳失调也。柴胡加龙骨牡蛎汤本为伤寒误下，正气受损，邪气弥漫三阳，然今治目不瞑是以情志不畅，且素日忧虑不安为本，故以此剂加减。龙骨、牡蛎重镇安神，配以合欢皮、首乌藤、茯神、远志养心安神益智。此外因阴虚血少，虚火灼津，故以赤芍清泻火热，知母清热生津，滋阴润燥，当归、生地补血活血，润肠通便。再配以其他药物治其兼证。诸药配伍共奏标本兼治，调和阴阳之效。习经典非故步自封，理解其意，准确辨证，便能一方多用，尽显其效。

桂枝汤合苓桂术甘汤治疗鼻鼽

黑龙江中医药大学附属第四医院　孟长君

2021 年冬春之交，一七旬女患来诊，诉其鼻流清涕月余，晨起喷嚏不已，恶风、喜暖、怕冷，大便不成形，日一行。观其面色淡白，舌质淡嫩，苔水滑欲滴，按其脉沉弱。《刘河间医学六书》云："鼽者，鼻出清涕。"遂诊为"鼻鼽"。患者恶风、鼻流清涕、喷嚏为"太阳中风"。正如《伤寒论》第 12 条所云："太阳中风，阳浮而阴弱，阳浮者，热自发，阴弱者，汗自出，啬啬恶寒，淅淅恶风，翕翕发热，鼻鸣干呕者，桂枝汤主之。"思其喜暖、怕冷，大便不成形，面色淡白，舌质淡嫩，苔水滑欲滴，脉沉弱，此为阳虚水停之征。《金匮要略·痰饮咳嗽病脉证并治》载"水在肺，吐涎沫，欲饮水……苓桂术甘汤主之"。肺开窍于鼻，涕为肺之液，水在肺亦可化涕从鼻出。此乃肺脾阳虚水停，卫表不固，风寒乘虚而入。故投以桂枝汤合苓桂术甘汤：桂枝 15 克，酒芍 15 克，炙甘草 10 克，生姜 4 片，大枣 4 枚，茯苓 20 克，麸炒白术 15 克，七剂，水煎服，日一剂，早晚分服，注意避风寒。竟七剂而涕止嚏已。

《诸病源候论》云："肺气通于鼻，其脏有冷，冷随气入乘于鼻，故使津涕不能自收。"《金匮悬解》载"以其中气虚寒，枢轴不运，肺无下降之路，因而逆行上窍，肺气熏冲，是以清水常流而嚏喷恒作"。二者之说正合本案病机。桂枝汤解肌发表、调和营卫；苓桂术甘汤温阳化饮，健脾利湿。其中桂枝解肌发表，祛风散寒；酒白芍益阴敛营；桂、芍相合，则调和营卫，相须为用。另桂枝尚有温阳化饮之功。生姜辛温，既助桂解肌，又助桂温肺以化饮。茯苓补脾、甘淡、利小便以化饮。麸炒白术，健脾燥湿。大枣甘平，既能益气补中，又能滋脾生津。姜、枣相合，还可以升腾脾胃升发之气而调和营卫。炙甘草调药和中。桂枝汤合苓桂术甘汤治疗本案患者效如桴鼓，充分体现了仲景经方之神效。平素多读经典，领悟其意，知常达变，方可临证时从容不乱。

半夏泻心汤治验

黑龙江中医药大学　乔　羽

2017 年，余三姨夫因软腭鳞状细胞癌来哈尔滨住院化疗，住院期间邀余开方治疗便秘。其自诉因便秘服错药后，剧烈腹泻，几近虚脱，服止泻药后，现大便三日未作，自觉心下胃脘处痞塞不通，伴见口腔溃疡，腹胀。观其舌脉，舌红少苔，脉细弱。余据其主诉大便不通首先想到大柴胡汤证。《伤寒论》言："呕不止，心下急，郁郁微烦者，为未解也，与大柴胡汤，下之则愈。"但其心下胃脘痞塞不通的症状又让余想到半夏泻心汤，谨慎起见，余仔细进行了腹诊，诊见患者脘腹柔软，按之不痛，痞塞以心下为主，并无明显两胁疼痛。且患者化疗后正气受损，大泻之后更显不足，恐难承受大柴胡汤之泻下。《伤寒论》言："但满而不痛者，此为痞，柴胡不中与之，宜半夏泻心汤。"细斟本证，正合经意。遂投半夏泻心汤原方：黄连 5 克，黄芩 15 克，制半夏 15 克，大枣 20 克，干姜 15 克，党参 15 克，炙甘草 10

克。一剂，遵仲景原意，用去滓再煎法，煮取 300ml，两次分服。晚饭后仅服药一次，子时之前即痞散便通。患者和家属大悦，对余信心倍增，放化疗治疗期间以及出院之后，一直请余断续为其诊治，多次化险为夷。

患者形体瘦长，有数十年酗酒吸烟史，舌红少苔，脉细，是典型阴虚体质，心烦、口腔溃疡为阴虚有热之象。阴虚无法濡润肠道，常常大便秘结，因用药不当剧烈腹泻，脾胃受伤，虚而不运，故见寒热错杂痞结于中焦之半夏泻心汤证。方中黄连、黄芩苦寒清热，半夏、干姜辛温散结，共奏辛开苦降之法，炙甘草、大枣、党参补脾胃之虚，建立中气。方中无一味通便之药，但服药后寒热之势得解，中焦气机畅通则大便自然而下。

余习仲景之理多年，每一次治验都让余不禁感叹《伤寒论》之伟大和中医药学之博大精深。

小柴胡汤治验

黑龙江中医药大学　乔　羽

2016 年夏，值傍晚时分，余一外地好友微信求助，语周身不适十余日。余稍慰之，细询其状。好友自述，适经水初来之时，腹痛难耐，伴偏侧头痛，服止痛药难取缓解之效，痛尤然剧也。苦撑几日，临经行末期又遭外感，每逢薄暮酉时身现低热，待一时辰自止，腹部疼痛似痉挛状，伴呕吐、腹泻。至今时呕吐腹泻已止，日暮低热仍在，恶寒覆被，精神萎靡，但卧不得久立。患者种种描述让余有一种似曾相识之感，待分析其发病经过后，恍然大悟，此乃《伤寒论》原文第 144 条："妇人中风，七八日续得寒热，发作有时，经水适断者，此为热入血室。其血必结，故使如疟状，发作有时，小柴胡汤主之。"细细斟酌本证，正合其意。经期气血不足，血海空虚，外邪乘虚而入，正虚无力祛邪外出，正邪纷争，互有胜负，故而往来寒热。当用小柴胡汤，因当时天色已晚，为尽快取效，余建议服用中成药小柴胡颗粒，患者服药后，当夜低热自止，周身得舒。

妇人热入血室，有寒热往来如疟，发作有时，胸胁下腹硬满，经水适断，昼日明了，暮则谵语等病理特征，《伤寒论》记载有针刺期门，随其实而取之和小柴胡汤和解等治法。小柴胡汤方中柴胡味苦微寒，入肝胆经，疏散少阳之邪，黄芩苦寒，清泄少阳之热，二者相配伍，共奏和解之功。胆气犯胃，胃失和降而见呕吐，佐以半夏、生姜和胃降逆止呕。精神萎靡，但卧不得久立，此乃正气不支，故又佐以人参、大枣益气补脾，既扶正祛邪，又可御邪内传。炙甘草助参、枣扶正，兼以调和诸药。诸药合用，以和解少阳为主，兼和胃气，使邪气得解，则诸症自除。如是，法定方出，药证合和，故效彰然。经此一事，感悟良多，余深知唯有熟读经典，勤参透体悟，方能拨云见日，洞察病机，施治得当，药达病愈。

甘遂治疗高度浮肿伴脐突

黑龙江省中医医院　李淑菊

甘遂味甘苦，性大寒，有毒，泻水逐饮，消肿散结。《神农本草经》"甘遂，一名主田，味苦寒，生川谷，治大腹疝瘕腹满，面目浮肿，留饮宿食，破癥坚积聚，利水谷道"。2018年4月12日遇一年轻女性，23岁，因周身浮肿1年余就诊。其2017年3月出现双下肢中度浮肿，血浆白蛋白低，诊为肾病综合征，病理诊断为Ⅱ期膜性肾病，给以他克莫司、激素联合环磷酰胺、单纯超滤3次、白蛋白等治疗浮肿。渐加重至周身浮肿，腹部膨隆，血浆白蛋白14.6g/L，血肌酐98μmol/L，尿蛋白定量9.7g/24h，多方治疗效不佳，出现脐突来诊。刻下症：周身浮肿，腹部膨隆如鼓，脐突，如妊娠7~8个月，无腹胀，大便每日1次，饮食正常，尿量1000ml左右，舌质淡红，苔薄白，脉沉。以茯苓导水汤加减加甘遂：茯苓50克，紫苏叶15克，陈皮15克，炒白术20克，木香10克，大腹皮30克，赤芍15克，桑白皮15克，砂仁10克，槟榔20克，车前子20克，半枝莲20克，穿山龙20克，三棱15克，柴胡15克，水煎服。每日醋甘遂末3克，分2次冲服。每周冲服5天。服药后大便稀如水，每日3~4次，尿量无增加，饮食正常，浮肿逐渐减轻，腹部膨隆逐渐变小，脐突消失。间断服药20天停用。后期以益气养阴补肾治疗，病情痊愈。

本患者高度浮肿，伴脐突，多方治疗无效。《医宗金鉴》载："唇黑脐突阴囊腐，缺盆脊背足心平，脉大时绝或虚涩，肿胀逢之却可惊。"此为水肿的5种危候。《药性论》云甘遂"味苦，能泻十二种水疾，能治心腹坚满，下水，去痰水，主皮肌浮肿"。根据张琪老师治疗顽固性腹水用甘遂的经验，初用甘遂末敷脐无效，故试探给予醋制甘遂末，每日3克冲服，尿无增多，水样便，无明显不适感，体重逐渐下降。间断服用每周服5天，一个月共服60克，体重下降7.5kg，病人尿α_1微球蛋白、尿β_2微球蛋白逐渐升高，高于正常值几十倍，说明甘遂对近曲肾小管有损伤，故停用。半年后肾小管功能逐渐恢复正常。宋代《圣济总录》用醋制甘遂，毒性显著下降，故一直沿用至今。本病人甘遂末冲服出现大便稀如水，每天3~4次，以泻下逐水消肿为功，因其造成肾小管损伤说明有肾毒性，临床使用一定要注意甘遂的肾脏毒性。

"四气五味"简析

黑龙江中医药大学　隋方宇

《神农本草经》记载："药有酸苦甘辛咸五味，又有寒热温凉四气。"四气五味是中药药性的核心理论。刘完素曰："寒热温凉四气者生乎天，酸苦辛咸甘淡六味者成乎地。"是中医学始终强调"天人合一"、"元气一元论"等思想的展现，人以天地之气生，四时之法成，而药亦禀天地之气生。正如缪仲淳在《神农本草经疏》中所云："夫物之生也，必禀乎天，其成也，必资乎地。天布令，主发生，寒热温凉，四时之气行焉，阳也；地凝质，主成物，酸苦辛咸甘淡，五行之味滋焉，阴也。故知微寒微温者，春之气也；大温热者，夏之气也；大热者，长夏之气也；凉者，秋之气也；大寒者，冬之气也。凡言微寒者，禀春之气以生，春气升而生；言大热者，感长夏之气以生，长夏之气化；言平者，感秋之气以生，平即凉也，秋气降而收；言大寒者，感冬之气以生，冬气沉而藏。"

四气所指寒、热、温、凉四种药性是针对人体对药物的反应而确立，即为"入腹则知其性"。因其感于四时之气所生，如春日天气温，故药之气禀天气之性温，夏日天气热，其药性气热，故言之"四气"。《素问·至真要大论》所言"寒者热之，热者寒之，温者清之，清者温之"是中药四气治病的最基本原则。

五味首见于《黄帝内经》，强调"入口则知其味"，是经过口尝感受而得，而后随着医家的进一步研究，将五味与功效相对应，反映药物补、泄、散、收、润、燥等作用。《黄帝内经》亦指出了五味的阴阳属性，言："气味辛甘发散为阳，酸苦涌泄为阴。"而就咸味而言，咸味属肾，肾本为水火之脏，而咸亦具有水火阴阳之性，具火之性则软而为阳，具水之性则涌泄而为阴。故常归纳五味具有辛散、酸收、甘缓、苦坚、咸软等作用。

运用药物不同的气味来以偏纠偏，调整疾病寒热虚实的偏颇，调整人体的阴阳平衡、气机升降，以恢复"阴平阳秘，精神乃治"的健康状态，进而达到治疗的效果。

"药引子"说略

黑龙江中医药大学 隋方宇

纵观古今，"药引子"一词在民间常常带有一丝神秘的色彩。在大众的印象中，"药引子"可发挥不可或缺的神奇疗效，它们或是常见的一些具有药食同源属性的药材，如蜂蜜、黄酒等；或是一些昂贵珍稀的药材，如麝香、朱砂等；或是一些神奇之物，如童子尿、灶心土等。

"药引"一词最早出现在宋代《太平惠民和剂局方》一书中，当时朝廷为了医药的发展以及医疗水平的提高专门设立了官方药事机构太平惠民和剂局，由惠民局和和剂局组成。和剂局类似于现在的药厂用来生产中成药，惠民局类似于药店用于销售药材。所以在宋代，中成药是非常盛行的，然中成药使用虽便捷，对于不同的患者却无法满足其个体性差异的体质与病情需求。故而在《太平惠民和剂局方》中所载 788 种中成药，几乎每一种都记述了针对不同的病情应配伍的"药引"内容和服用方法。如黄酒或白酒酒性辛热，通行经络，发散风寒，治风寒湿痹、腰腿肩臂疼痛、血寒经闭及产后诸疾、跌打损伤和疮痈初起、寒疝等的中成药活络丸、七厘散、跌打丸等都可用温酒送服，黄酒常用量为 25～50ml，白酒酌减，亦当根据性别、体质、酒量等增减，勿使其醉。

"药引"一词虽在宋代才首次出现，但其理论渊源可追溯至《五十二病方》、《伤寒杂病论》等早期经典著作，如《五十二病方》中就有"入一杯酒"、"米一升"、"以蜜和"等记载；《伤寒杂病论》瓜蒂散"以香豉一合，用热汤七合，煮作稀糜，去滓，取汁和散，温顿服之"。至金元时期，由于张元素对中药归经理论的完善，"药引子"与"引经药"引导药力直达病所的作用引起了医学界的重视，但相较于"引经药"，"药引子"的种类和作用更加繁杂多样。清代张睿的《药引论》指出"古人用汤，必须置引"，专门举例分析了不同药物、不同部位引经入药的作用。可见药引在临床之常用，有者甚至一方数引，随证应用，其在处方中的作用实有画龙点睛之妙，也体现了中医文化之博大精深。现代临床中，医生对于"药引子"的学术内涵和临床研究知之甚少，若正确认识，加以应用，便可有效提高临床疗效。

酸枣仁汤加减应用

齐齐哈尔市中医医院 李玉梅

2021 年，余在门诊遇一中年男性，自觉胸闷气短，反复发作半年余。其自述近半年来经常无诱因出现胸闷气短，偶有背痛。2 天前无明显诱因上述症状加重，且有心悸、头晕目眩等症状。详询病情，方知该患者近一年难以入睡，甚则彻夜不眠，心烦，焦虑不安，曾口服各种药物，效果甚微。面色少华，口唇发绀，舌红，脉弦细。《金匮要略心典》曾言："人寤则魂寓于目，寐则魂藏于肝。虚劳之人，肝气不荣，则魂不得藏，魂不得藏故不得眠。"细斟此症，与酸枣仁汤主症相同，遂予酸枣仁汤加减：酸枣仁 50 克，川芎、茯苓各 10 克，煅龙骨 20 克，煅牡蛎 30 克，法半夏 10 克，夏枯草 10 克，黄芪 15 克，浮小麦 20 克，淡竹叶 5 克，炙甘草 10 克。水煎服，取汁 200ml，每晚餐前 1 小时、睡前 1 小时分服，每次各 100ml。七剂药尽，患者自述睡眠状况较之前改善良多，心烦症状减轻。

《金匮要略》中载"夫肝之病，补用酸，助用焦苦，益用甘味之药调之"、"虚劳虚烦不得眠，酸枣仁汤主之"。若肝血不足，血不养心，魂不守舍，则虚烦不眠，心悸不安；肝阳偏亢，阴伤液乏，则头目眩晕；舌红，脉细弦也为阴虚内热之象。治宜养血安神，清热除烦。故用《金匮要略》之酸枣仁汤加减，将其中酸枣仁加大用量以养血补肝，宁心安神；煅龙骨、煅牡蛎以重镇安神；茯苓以宁心安神，助酸枣仁安神除烦；川芎疏达肝气；夏枯草以清泻肝火；黄芪补气养血；淡竹叶以清热除烦；浮小麦除虚热；炙甘草和中缓急，调和药性。诸药合参，共奏养血安神、清热除烦之效，使肝血足，心神宁，则诸症得解。

真武汤治疗颤证一得

黑龙江省中医药科学院　张晓忠

刘某，男，32 岁，家住哈尔滨市香坊区。因胃痛 1 个月于 2014 年 10 月 7 日经我院职工介绍求治于我处。病人主诉 1 个月前无明显诱因出现胃痛，打嗝，恶心，腹胀，多方检查求治无效。我在诊察病人时发现病人全身不自主震颤，自诉近十年，多方求治未明病因，治疗无效。"急则治其标"，先治胃痛，治疗一周后，病人自感胃痛消失，余提出可以试治病人全身震颤症状。该病人面色黧黑，平时腰痛，身材偏瘦，舌质淡，苔薄白，脉沉细。给予真武汤加味。处方：茯苓 15 克，白术 25 克，白芍 20 克，附子 5 克，炙甘草 10 克，大枣 6 个，干姜 10 克，桂枝 15 克，荆芥 25 克，防风 20 克，当归 15 克，川芎 15 克，桃仁 15 克，葛根 15 克，麦冬 15 克，30 剂，水煎早晚温服。服上方 30 剂后于 11 月 15 日复诊，自诉服药后震颤症状减轻，只有情绪紧张时才微微震颤，继服前方 30 剂，病人震颤消失。2014 年 12 月 27 日电话随访病人一切良好，状态稳定无复发。

该病人震颤病因诊断不详，但《伤寒论》真武汤证中有"身瞤动，振振欲擗地"之语，结合病人四诊情况辨证为肾阳虚衰，气血虚弱，筋肉失养，故发震颤。因此给予真武汤加味，温补肾阳，益气活血，疏风通脉。方中附子、干姜温肾补阳，茯苓、白术、炙甘草健脾利水，大枣、当归、川芎益气养血，桂枝温经通络，白芍、葛根、麦冬生津养筋，荆芥、防风疏风定悸，桃仁活血化瘀，全方温肾益气补血，则先天得补，气血得充，风邪得祛，筋脉得养，则震颤自止。全方共奏温肾补阳、温经通脉、疏风活络之效，此仲景又一功也。

大建中汤治疗重症腹痛一例

黑龙江省中医药科学院　张晓忠

闻某，女，22岁，家住哈尔滨市南岗区，齐齐哈尔医学院学生，2013年5月5日初诊。患者腹痛2天，曾在某医院求治，检查无异常发现，诊断不详，静脉滴注药物（药名不详）、肌内注射消旋山莨菪碱治疗无效，遂来我院。病人被人扶入诊室，腹痛拒按，无大便，面色㿠白，血常规示白细胞数量正常，舌质淡，苔白腻，脉沉细。诊为腹痛，证属寒凝气滞。"急则治其标"，治宜温经散寒、化瘀止痛，给予大建中汤治疗，处方：黄芪35克，干姜15克，人参20克，附子10克，白芍20克，川楝子15克，炙甘草10克，每日一剂，水煎服。服上方2剂后，症状明显减轻，第3天腹痛突然加重，不可忍受，电话咨询我，考虑到病人病情较重，建议住院治疗，住院2天，症状不能缓解，胃镜、肠镜等检查无异常，病人家属再次打来电话希望口服中药治疗，考虑到病人服药有效，再予前方2剂，嘱病人注意观察病情变化。2天后症状明显减轻，大便通畅略稀溏。前方加白术15克，陈皮20克再服3剂。5月12日三诊，诸症消失，同时告知因第一剂药有效，因此一天内连进2剂，故夜间出现腹痛加重情况。

这例病人在检查无所见的情况下诊为寒凝气滞腹痛，寒性收引，气滞血瘀，不通则痛，故腹痛拒按，面色及舌脉均为寒凝之象。《金匮要略》中有"心胸中大寒痛，呕不能饮食，腹中寒，上冲皮起，出见有头足，上下痛而不可触近，大建中汤主之"。因此予以大建中汤温经散寒止痛。方中干姜、附子温阳通经，黄芪、人参补气健脾，白芍、川楝子理气止痛，炙甘草调和诸药。然后加白术、陈皮理气健脾而收功。临床需仔细体会仲景遣方用药深意，灵活运用，才能得心应手，效如桴鼓。

中药药理研究的思考

黑龙江中医药大学　宋运佳

药理学是研究药物与机体间相互作用规律及其药物作用机制的一门科学。包括了药效动力学和药代动力学等方面内容，主要是通过现代科学的方法阐明药物对机体的作用机制以及药物在人体的吸收、转化、代谢等过程。而中药药理学则多以中医基础理论为指导，是基于中医学气、性、味、归经、功效等理论，通过取类比象、同气相求等思维认识，结合临床实践经验对药物作用的归纳和总结。

现阶段随着各种科研和试验方法的应用，对中药作用机制的研究越来越深入，但是单纯地依靠现代医学的疾病模型，用现代医学的概念探求中药的药理作用，在一定程度上脱离了中药的基础理论，研究结果更多是对中药已有功效的验证和现代医学的解释，既不能进一步指导中药的临床应用，又难以得到现代医学的认可，虽然有了网络药理、生物信息学等多成分、多靶点研究方法的出现和推广，但是中医学的很多理念和概念仍然未能得到很好的挖掘、研究和验证。一是病与证的结合不够紧密，中医学立足于对证型的干预和治疗，但是科学实验更多的是对疾病的研究，虽有一些对证型的造模，但是与临床实际差距较大；二是中药成分复杂，且品种、产地、日照、气候、土壤、炮制、存储、剂型等因素均会对药物成分和药效产生影响，而中药复方不同的配伍、不同的煎煮方法均会产生不同的成分，各个成分又对应人体很多的作用靶点，与现代医学精准的作用机制难以完全对应清晰。而人体中的很多变化不仅仅是绝对地升高和降低某一成分，更多的则是整体多靶点的联动调节，通过一定的量变进而引起质变，所以疾病的发生不是一蹴而就的，疾病与健康之间有着漫长的过渡阶段，中药的调节大多不是某个单一成分的独立作用，更多的是通过复杂的多成分作用于复杂的多靶点，进而发挥功效，并通过宏观的作用而调节人体，甚至包括了服药的温度、药后的饮食宜忌等，比如啜热稀粥、覆取微似汗等手段，将人体摄入药食的温度、周围环境均作为祛除病邪的手段，直接从宏观发汗入手，解决宏观寒邪闭表的问题。

所以，中药药理的研究应将中医理论与现代科学进行有机融合，将病和证进行有机结合，并强化以解决临床实际问题为出发点和切入点，将研究结果尽快反馈于临床、应用于临床。

民间验方小议

黑龙江中医药大学　王　虎

民间验方，即来自民间而确有效验的治疗方，亦被称为偏方、土方等，在某一地区或人群中被长期用于预防和治疗疾病，乃依靠长期的临床实践经验积累所得，是几千年来我国人民在与自然和谐相处、与疾病抵抗斗争中不断积累总结出的经验成果，虽不具经方、名方之盛名，亦未形成系统的传统医药学理论，但经过数代甚至是数十代人的反复实践、验证、总结、升华，具有独特疗效，成为普济之方，是民间医疗实践经验的结晶，是中医学不可分割的一部分。其来自民间，源于实践，又指导实践，在历史上，对于各民族人民的生命健康和民族的繁荣昌盛做出过重要贡献。

民间验方一般师徒相授，或父子、父女相传，多由民间草医、游医所掌握，多被视为谋生绝技而不外传，故而现今多有流失。其组方多不循常理，所用药物亦多生僻。然其地区性、民族性、时代性的特征，以及"简、便、廉、验"四大特性，蕴含着巨大的实用价值与经济价值。

验方从民间来，又应用到民间去。但常因其医理不明，致很多验方只能在某一地区或人群中流传，而多隐没于民间，不能发扬而大范围地发挥治病救人的作用，甚为遗憾。因此，民间验方亟须深入挖掘与保护。

对验方的收集与挖掘应立足于民间，加强信息建设，收集情报，包括文字的、声像的、口头的，并按其治法进行分类，遵循可靠性、完整性、准确性、计划性、科学性的原则，取其精华去其糟粕，并以文字和视频录制的方式对处方的来源、组成、功用、主治、证治机制、方解、注释、用法、注意事项、适应证、禁忌证、文献选录、医案举例等进行详细描述，以做到有据可查，有理可依。且应做好知识产权保护工作，并依据相关政策，建立一套行之有效的收集、整理、评价、推广的规范化标准操作流程。

民间中医药是一个巨大的宝库，值得我们更深入地去挖掘、整理、研究、传承。

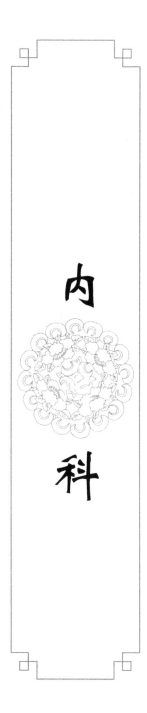

内

科

一、急　重　症

热盛伤津发痉

黑龙江省医院　赵麟阁

余于 1976 年 3 月上旬，曾治一青年病员，该患喊声很大，有时直视失溲，目视不明，两手伸空如倒线之势，动作不停，时间稍长，即入疲倦状态，两手稍停一会，不时又作倒线之势。相继项背强直，口噤胸满，有时抽搐，两脚痉挛，大便秘结。前医按惊恐神志病而治，投朱砂、琥珀服之不应。邀余诊视，询问病因，其父曰：清晨坐河边打猎，时间较长，猎物有失，为此发怒着急而患斯疾。余曰：非此证也。因惊恐神志病表现虚怯声音低小，只呻吟。该患今声高有力，切其脉弦数而有力，属于里热燥实之证。因怒则气上，热邪上攻则喊声大；肝开窍于目，内热上冲，故直视、目不明；肝主筋，热灼津液，筋脉失养而口噤、项强拘急；热结于肠则大便秘结。正说明里热亢盛，热甚伤津，阳明腑实证而引起的一系列症状，故用大承气汤以急下存阴，一服诸症立止。药用：大黄 20 克，厚朴 15 克，枳实 10 克，芒硝 20克，地龙 20 克，鱼鳔 15 克（炙，捣碎），僵虫 15 克。煎法：先煮厚朴、枳实、地龙、僵虫、鱼鳔，煎 30 分钟后，加入大黄煮 10 分钟去渣，加入芒硝更上微火一两沸，分两次温服，得下余勿服。正如《金匮要略》云："痉为病，胸满口噤，卧不着席，脚挛急，必龂齿，可与大承气汤。"即此意思。其曰可与，非尽言其可与，且有慎重之意。凡病须细审寒热虚实，而斟酌之，诸病皆然。

（李国清，徐阳孙. 1987. 龙江医话医论集［M］. 哈尔滨：黑龙江人民出版社：13-14.）

高热治验一例

牡丹江市中医医院　王德光

高热一证，以外感居多，而内伤次之，此乃古今先贤之训。然于实践之中，内伤高热之证亦非鲜见，究其病因，不外乎阴虚内热，气虚发热，血亏、食滞和血瘀发热种种，而其中唯阴虚较多。数十年行医中，对阴虚内热治疗，颇有心得。曾治一女患杨某，始见低热盗汗。心悸不寐，曾于市某医院检查：体温 37.7℃，其他无异常所见。按神经衰弱治疗二十余日不见好转。后因夫妻口角，一夜未眠，翌晨病势转急，骤然高热，口渴思饮，头痛恶心，经门诊以上感收入院。体检、化验、胸透 X 线摄片及心电图均正常。初诊上感给予青霉素、链霉素和解热镇痛剂治疗四日病无转机，后改用氨苄西林和氯霉素静脉滴注，配用中药治疗，一周后病情有增无减，观其形体憔悴，神色欠佳，高热盗汗，午后尤甚，口渴思饮，食少纳呆，心悸失眠，舌红少津，苔薄黄，脉细数。体温：37.6～40.5℃。证属阴虚内热，治宜养阴清热，投青蒿鳖甲汤加减，处方：青蒿 25 克，鳖甲 35 克，知母 20 克，生地 35 克，丹皮 25 克，地骨皮 50 克，银柴胡 15 克，石膏 50 克，秦艽 50 克，甘草 10 克。水煎服，每日一剂。服药四剂后，诸证大减，高热渐退，体温 37.5℃，口渴减轻，饮食有增，舌红脉细数，效不更方，再进三剂，热退身凉，舌润脉平，但仍有手足心热，心悸失眠之证，改用补心丹以善其后。此例素为阴虚之体，又因情志所伤，以致阴精耗甚，内热骤增，故高热持续，体若风消，若治之有误，遂有阴精欲竭之虑。此证乃阴虚内热使然，阴愈虚，热愈炽，热灼阴伤，阴精欲竭。依古人"存得一分津液，便有一分生机"之卓见，惟重在养阴清热，始能热退阴存，生机可望。急投青蒿鳖甲汤加减治之。用青蒿、鳖甲滋阴退热，配石膏、知母清热生津；丹皮、生地凉血滋阴，配地骨皮、银柴胡退热除蒸；甘草和中扶正。诸药相合，共奏养阴清热之功。服药四剂病势衰其大半，高热渐平，又守原方三剂热退身凉。后进补心丹十日，诸症皆愈。

（李国清，徐阳孙.1987.龙江医话医论集［M］.哈尔滨：黑龙江人民出版社：20-22.）

温病误汗亡阳证治

肇东县中医医院　郑　桥

诊一妇望其意识不清，牙关紧闭，大汗不止，卧之如僵。家人述，已病十天有余，初头身痛，发热口渴，微觉恶风寒。就医服药后，突然大汗淋漓，四肢抽、小便闭、怕风、渐至此状。切脉六脉微细、扪之汗凉、口鼻出冷气。仲景云："太阳病，发汗，遂漏不止，其人恶风，小便难，四肢微急，难以屈伸者，桂枝加附子汤主之。"又云："太阳病，发热而渴，不恶寒者，为温病。"本病初发头身痛、发热口渴、不甚恶风寒，乃温病也。服药后，大汗不止，测前医治未本辛凉解表，故致过汗亡阳证。现已非辛凉解表可治，具仲景桂枝加附子汤证，本方为太阳病发汗后，表阳虚、漏汗不止而设，意在扶阳固表，摄护阴液。参酌诸证，六脉微细，是过汗心阴大伤；口鼻出冷气、汗凉，是阳气不达、气随津泄；大汗不止，是阳伤不能卫外为固；四肢抽是阳不能温、阴不能濡；阴亏极则小便闭。经云："阴在内，阳之守也，阳在外，阴之使也。"病因汗多于外，阴亏于内，已阳伤失卫，阴亏失守，病处阴阳将离绝之危殆。治疗重用人参回阳救逆，挽将耗散之真气，以益津液，取仲景桂枝加附子汤去生姜，以温阳固表、止汗增液，故方药：人参 50 克，桂枝 20 克，白芍 20 克，熟附子 15 克，大枣 4 枚，甘草 15 克。煎汁 400ml，将牙撬开，频频灌下，一夜服尽。翌日复诊，病人恶风汗漏止，便利，并能起坐饮米粥，诊脉转缓和。此系表固阳回，气复脉充。随拟党参 50 克，大枣 5 枚，煎汁代茶频饮。

桂枝加附子人参汤，可广泛用于诸杂证中，凡有冷汗淋漓、恶风、四肢厥逆、拘急、屈伸不利，或不省人事、牙关紧闭、脉微欲绝者，均属阳脱气散之证，煎汁频服，都有显效。

（李国清，徐阳孙.1987.龙江医话医论集［M］.哈尔滨：黑龙江人民出版社：10-11.）

初生之犊不畏虎

泰来县中医医院　范传让

余初业医时，年仅二十有一，可谓初生之犊。遇一妇女，妊娠七月并发急性渗出性心包炎。西药效果不显，而求中医治疗。诸老大夫虑及七月妊娠兼病情危重，欲母胎两全实不可兼得。家人无奈，念及余乃"科班"出身，也许可展一筹。其时余涉世未深，顾虑全无，只知救病人危难为吾之心愿，毅然前往。视病人喘息抬肩，倚高枕而端坐，咳吐白沫，面青唇紫，腹大如釜，痛苦难堪，因忆起《素问·六元正纪大论》曰："妇人重身，毒之何如？岐伯曰：有故无殒，亦无殒也……大积大聚，其可犯也。衰其太半而止，过者死。"仲景师亦有："支饮不得息，葶苈大枣泻肺汤主之。"即以葶苈大枣泻肺汤加丹参、苏子各 15 克，投一剂，翌日再诊之时，病人已有笑容，喘急之状，青紫之色已大减矣：药证相符如鼓应桴。此时病家医家皆转忧为喜。继用《医宗金鉴·妇科心法要诀》治疗子悬之紫苏饮加葶苈再服三剂，日渐好转，终用芩术四物汤善后。前后共服八剂，竟获良效。经查体、放射线胸片示心影正常，奇脉消失，西医为之惊叹，称"中药神效"，殊不知中药所以神效在于中医理论的指导，千里马也须有好驭手。

后足月正常生产一子，母子平安，阖家欢乐。

（李国清，徐阳孙.1987.龙江医话医论集［M］.哈尔滨：黑龙江人民出版社：84.）

中医药在中毒性疾病中的辨证施治

黑龙江省第二医院　孙曼丽

62 岁女患，从事油漆粉刷工作 20 余年，因乏力、视力下降就医，诊断为"职业性慢性重度苯中毒（再生障碍性贫血）"。予输血，促红细胞生成素及激素等刺激骨髓造血治疗的同时，对其进行中医辨证施治。患者神疲乏力，纳差，心悸，失眠多梦，腰膝酸软，肢冷畏寒，舌淡，苔白腻，脉细弱。贫血归属中医"虚劳"范畴，《金匮要略》对虚劳的证治亦着重温补脾肾，先后天之本不败，则能促进各脏虚损之恢复，方以右归丸合四君子汤；思患者中毒经过，知其致病路径从肺而入，营卫失和，故补益的同时，应宣肺调气；又因常年往复接触，久而伤及肝肾，见肝之病，知肝传脾，且久服补益之品，易可生痰，故健脾化痰，助脾气健运尤为重要。方以：熟地 15 克，肉桂 15 克，山药 15 克，山茱萸 15 克，菟丝子 15 克，枸杞子 15 克，当归 15 克，党参 20 克，黄芪 30 克，白术 15 克，甘草 10 克，茯苓 20 克，桔梗 15 克，陈皮 15 克，丹皮 20 克，神曲 15 克，麦芽 15 克，鸡内金 15 克，夜交藤 15 克，合欢花 15 克，水煎服。肉桂、菟丝子温补肾阳；熟地、枸杞子、山茱萸、山药滋阴益肾，养肝补脾；当归养血和血；党参、黄芪、白术、甘草、茯苓、神曲、麦芽、鸡内金益气健脾，消食健胃；桔梗、陈皮开宣肺气，化痰排毒；"虚久必瘀"加丹皮活血化瘀，清热凉血，防补益之燥热；夜交藤、合欢花养血宁心，引阳入阴而收安神之效。

患者服用一月，诸症较前显著改善，后以此为基础方临证加减，间断应用 13 年，病情未见加重，后因其罹患癌症逝世，终止治疗。回顾该患者 13 年中西医结合诊疗经过，心得如下：一是无论病因为何，中医辨证论治方法亦可循证施治；二是凡治病固其根本，则形充体健，助其康愈；三是慢性中毒性疾病病程较长，患者多有烦躁、焦虑等火象，故必要的心理干预及适时适量应用清热解毒、宁心安神药物效果极佳；四是饮片虽应用多年，比较西药，副作用及不良反应较少见。

"翻症"刍议

黑龙江中医药大学　周　岚

一、病名源流

"翻症"为北方地区的一种急性病。因其症状表现各异，通俗称谓亦迥然不同，故一般医籍鲜有"翻症"之记载。

1. 翻症之"翻"

"翻"之名，首见于清代沈维基《沈氏经验方》，记载了乌鸦鸡翻、狗翻、兔子翻等 8 翻，各翻内容与痧类疾病相似。其后，清代医家洪天锡在其所补注的《补注瘟疫论》中，对"翻症"的含义进行了考释："谓之'翻'者，系彼处土语，亦取扰乱不宁之义。"换而言之，"翻"是方言，有扰乱不宁之义。刘奎辑《松峰说疫》，将"翻"与"挣"、"痧"并列。此外，刘奎指出："俱变挣为翻，盖因其方言各异耳，而症治则无殊也。"而后刘一明《杂疫证治》同样指出："所谓瘟者、痧者、翻者、挣者，各随其方言命名，实皆瘟疫也。"《绣像翻症》，又名《新刊翻症图考》、《七十二翻症》，书中正文绘图者共七十四症，所谓七十二翻殆为约数。

北方地区民间口传之"翻症"，其主要症状有突然头晕，头痛，脘腹胀闷、绞痛，欲吐不吐，欲泻不泻，或呕吐频作，四肢挛急，甚则昏厥，唇甲青紫，或于肘窝、腋窝、颈前两旁常见青紫痧筋，脉沉伏或微等。

2. "攻心翻"考略

"攻心翻"属"翻症"范畴，至今医书无之，而地方有之，群众认之。"攻心翻"主要发生在北方山区和农村，是民间对某些病证的称呼，亦被称作"臭翻"。"攻心翻"临床可见胃脘胀痛，攻痛过胁，吐泻，体倦无力，四肢发凉，肛门内或周围必有数量不等、大小不一的紫色或紫黑色水疱。

"攻心翻"最常被认为是克山病的俗称之一。克山病患者通常有头晕、胸闷、剧烈呕吐、烦躁不安等症状，几小时至数天后死亡。根据临床表现，病区俗称其为"快当病"、"吐黄水病"、"攻心翻"，还有"羊毛疔"或"下寒"等，但应注意它们并不是严格医学意义上的同一种病。目前，临床上仍会有医者遇见偏远山区来的患者说自己所患为"翻症"、"攻心翻"，医者需谨慎鉴别。

二、治疗

"翻症"在民间流传有多种治疗方法,不同的"翻"有不同的疗法。对于"攻心翻"有肛门挑治法,即"挑翻"。用针刺血疱放血,然后在肛门患处放 1 块碱,或是大蒜 1 瓣切开外敷。针刺放血,攻邪最佳。这种"挑翻"疗法,可能有一定的缓解恶心、止吐作用和安慰效应。而对急性克山病并发心源性休克、脑膜炎等,则没有治疗价值。所以,凡有"攻心翻"症状的患者,应该到医院就诊,作出明确诊断,采取正确的治疗措施,以免误诊误治。

二、外 感 病 证

霍 乱 治 验

黑龙江中医学院　高仲山

1932 年,松花江洪水决堤,哈尔滨半城被淹,粪便污物浮留地面,腐臭冲天,饮用水严重污染,终于在夏末秋初之际,酿成霍乱病大流行。染霍乱者不可数计,尸横街头,惨不忍睹。当时,哈市有一个慈善机构,名"红十字会",常设贫病施诊所,免费医治灾民。适值余从中国医学院毕业来哈行医,被诊所聘为义务医师,每日诊治患者一二百人,昼夜应诊不停,所见之霍乱多属阴霍乱,症见大吐、大泻、吐泻无度,脘腹绞痛、挥霍缭乱,大渴喜冷饮,冷汗如油,四肢厥逆,或两腿转筋,或两臂抽搐,脉象沉伏,指纹塌陷,如洗衣妇手,顷刻虚脱,立见危亡,死不旋踵,当予温中回阳之剂,急救回阳汤主治:药以熟附子 40 克,党参 40 克,干姜 20 克,白术 20 克,甘草 15 克,红花 15 克,桃仁 15 克,水煎服。服法:药入即吐者,冷服;频吐者,频服;吐甚者,先以玉枢丹与小苏打同研调服止吐,是时再服汤药,以发挥药力。经过两个多月,治愈病人数以千计,甚至使有些濒临死亡的危重病人得以回生。

曾治周道尹之孙,年七旬有余,居江北糖坊,一日晨,周家管事前来曰:孙少爷病危,邀余速往,随舟抵府,见一老者跪卧榻上,目眶塌陷,面色死灰,气息微弱,几无生机。问及,正乃周家孙少爷(注:当时周道尹健在,年已一百四十岁,故其孙虽七旬老翁,亦称之为孙少爷),自昨日起吐泻无度,至天明已不省人事。余诊之,头面湿冷如油,四肢厥而不温,皮塌肉陷,脉象微弱,仅存一息,卧如僵尸,余虑其年高之体,病入膏肓,恐难回生。无奈其家属苦求,遂处以前方,参、术用至 50 克,红花、桃仁增加到 25 克。嘱取大砂锅,三剂同煎,即刻灌服,不拘时间,以不吐为度。至晚给余回音,说病人吐泻均止,手足渐暖,邀余再诊。遂往,见冷汗已止,面色苍白,可扶坐言谈片刻,舌质淡,苔白腻,脉沉中兼缓。知其已有转机,阳气未复,予附子理中汤,每日一剂,旬日竟愈。

又治殡葬工人王某,与余为邻。一夜间忽暴吐下泻,所下之物,状如米泔,四肢冷麻,筋脉拘急,叩门请医。余见其吐泻频作,家中又无人煎药服侍,故予玉枢丹六锭,先研三锭调服。须臾,吐泻即止,脉转缓象,汗消筋柔,嘱将余下三锭研磨,分三次服用;另予自制回阳救急丸六丸，每次两丸，随玉枢丹同服。翌日年后，诸症全无，继令糜粥自养，将息数日，而愈。

霍乱为患，病势急骤凶险，且有阴霍乱与阳霍乱之别，临证须细辨阴阳，不可混淆。阴霍乱者，系瘟毒传染而成，一经染之，即吐泻不止，以致阴津暴失，阳随阴脱，危在顷刻。正所谓："吐下之余，定无完气。"然医者，当明津以载气，气以摄津之理，此刻若不立回其阳，反补其阴，则雪上加霜，适得其反，终误人命。殊不知回阳者所以敛阴，阴阳调和，是为正治。急救回阳汤用之应手，灵验无比，使用时亦可随证变通。若转筋剧者，加木瓜、乌梅；痛剧者，加吴茱萸；体弱者，重用参、术；呕甚不能进药者，先调服玉枢丹；病危者，于服药间隙予以淡盐汤，服药时间不必拘泥，可频服多饮，以求回阳救阴。阳霍乱者，多由外感风寒，内伤饮食所致。治疗常用藿香正气丸、解毒活血汤、苏合香丸等变通，均为有效良方。

（李国清，徐阳孙.1987.龙江医话医论集［M］.哈尔滨：黑龙江人民出版社：1-3.）

瘟 毒 发 疹

黑龙江中医学院　高仲山

在抗战时期，此病终年可见，求治者甚多。病之初起状似感冒，寒战高热，头身疼痛，往往投予银翘败毒汤可愈，但汗出热仍不解者，三五日便于胸背隐见红色斑点，疹粒，颗粒不甚清楚，继而延及颈部、四肢、腹部及胸背部，较为密集，高热持续不退，烦渴引冷，严重者耳聋、目赤、咯血、便血，甚至神昏谵语、舌质鲜红、苔黄而厚腻，若见浮、大、滑、动、数诸阳脉者预后多吉；见沉、弦、涩、弱、迟诸阴脉者预后多凶。法当清瘟解毒透疹，以图透疹于表，则瘟毒自解。加味消斑青黛饮主之。药用犀角（水牛角代）5～10克，青黛15克，知母15克，黄连10克，生石膏20克，栀子10克，贯众25克，玄参15克，生地20克，柴胡10克，丹皮15克，赤芍15克，人参10克，生甘草10克，鲜姜10克。水煎服三次，每四小时服一次，米醋一匙同服，可以连服四五剂为一阶段。随证加减，大便秘实者去人参，加大黄20克；兼咯血，便血者，与家传清凉饮合方化裁，神昏谵语者，结合安宫牛黄丸，以凉黄酒调服。以上方法十分应验，用之无不得心应手。但对某些失于调治，贻误病机、变证丛生者，另当详察脉证，随证治之。

郎患，孀居多年，膝下无子，贫病不堪，发疹多日方被邻人所知，众人念其可怜，请余往诊。见其神识昏蒙，时而谵语撮空，高声呼唤亦不能应，两目充血、唇焦干裂、身热灼手、斑疹密布、胸腹尤多、疹色紫暗、按之不褪色、脉沉而弱，脉证不符，此乃坏病也，为难治，皆因久热失于宣泄，劫烁阴津、热传心包，燔灼营血，更失于调摄、气血不充、无力御邪外出，当务之急，宜清心开窍，予安宫牛黄丸二丸，托邻人调和灌入，随开下方，以解毒救阴为旨：人参15克，石斛20克，荆芥10克，山栀10克，生石膏50克，黄连10克，青黛10克，知母10克。四剂，水煎服三次，每四小时服一次，连服二日。服后，神志转清，烦躁不安，高热不退，疹色鲜红，舌红苔黄而干，脉虚数，阴脉转阳，则可清瘟透疹，予加味消斑青黛饮合增液汤，继服四剂，水煎服三次，日一剂。药后，热势大减，疹渐隐退、色转暗淡，口渴不甚，大便秘结，舌红苔黄少津，脉数兼滑。此壮热已退，斑疹得透，但胃肠郁热未解、阴津未复，予上方去人参、荆芥，加大黄10克以泄其热，药后疹消热退、脉静神安。

病人感饥饿，想索食。嘱切不可妄食、多食，以防复发。

消斑青黛饮本治胃热发斑，清热解毒、滋阴降火、透疹消斑确有殊效。但用于瘟毒发斑，尚嫌其解毒化瘀力量不足，每佐贯众、丹皮、赤芍则使消斑之力更强。此外，对一些重证、变证，又应通常达变、灵活运用。此例之初，邪热乖张、阴津消烁、正不胜邪，若一味透疹，难以获效。故先予解毒救阴，使正气转复、再清瘟透疹，使蕴伏之瘟毒随疹而透发。发疹性疾病在使用下剂时，切要掌握时机，不可妄下，免致疹毒内陷，造成坏病。此病治疗过程中，需要严格控制饮食，以流食为宜。曾遇有近痊愈者，因食煮鸡蛋或油腻或难以消化之物而致复发，终因不可救治而死亡。

（李国清，徐阳孙.1987.龙江医话医论集［M］.哈尔滨：黑龙江人民出版社：3-5.）

补中益气法治疗慢性菌痢

黑龙江中医学院附属医院 段钦权

患急性菌痢若失治或误治或治不彻底，往往有转为慢性菌痢的可能，一旦转成慢性菌痢后，当感受外邪，或饮食生冷，或食物不洁，或腹部着凉，则痢时发，迁延数年不愈。

病人张某，三年前因天气炎热，假日游玩，喝汽水两瓶后，出现腹痛，脓血便，便里急后重，曾诊为急性菌痢，经服呋喃唑酮后，大便正常而停药，此后每年均因进生冷或腹部着凉后出现脓血便，服呋喃唑酮、黄连素、土霉素等大便可转为正常，但其发病次数却逐年增加。此次发病因饮食不慎，出现痢下稀薄有白冻，脱肛下坠，腹痛绵绵，乏力食少，舌质淡苔薄腻，脉沉细，又服链霉素三天不效。来门诊求治。病系久痢不愈，脾阳不升，中气下陷，湿滞停留所致。治宜补中益气、升阳化滞，拟补中益气汤加减。处方：黄芪25克，党参20克，白术15克，陈皮15克，升麻10克，柴胡10克，当归10克，焦山楂15克，茯苓15克，炙甘草10克，水煎服。服药七剂，诸证获愈，继投香砂六君汤三剂以巩固疗效，治愈后至今已两年未复发。方中益气健脾药物能促进肠道正常菌丛的生长、重建及大量繁殖，这样就能间接地抑制痢疾杆菌的生长，当正常菌丛占优势时则起到了治疗作用。益气扶正的中药本身对痢疾杆菌的抑制、杀灭作用甚微，但是它有增强机体防御功能的作用，是通过"扶正"而达到"祛邪"的目的。

（李国清，徐阳孙.1987.龙江医话医论集［M］.哈尔滨：黑龙江人民出版社：53-54.）

防治疫病，勿忘顾护脾胃

黑龙江中医药大学 姜德友

中医药治疗疫病具有独特优势，特别是对早期和轻型，疗效尤为突显。在使用各类经方、时方、经验方、自拟方的同时，也涌现出了不少有效新方。需注意的是，对治疗具有湿邪性质的新冠感染来说，用药应避免过用寒凉重剂，否则会出现致患者难以纳药的治疗瓶颈。故临证面对变化多端的病情，既要遵循"祛邪为第一要义"治疫古训，还需建立顾护脾胃、以养正气的意识，从而达疫邪去而正气复、肺体康的目的。

1. 脾胃受累是疫病的重要病机

疫病之邪，主要从口侵及人体。脾开窍于口，故部分病人可能是疫邪直犯中焦，而致中焦气机升降乖戾。脾主运化水湿，主升清，吴鞠通《温病条辨》曰："脾主湿土之质，为受湿之区，故中焦湿证最多。"无论瘟疫从外来困脾，还是脾虚生湿，脾均为易生湿招湿之渊薮。故脾虚之人，易生湿招湿，内湿易引外湿，乃同气相招之理。

2. 顾护脾胃是疫病康复的重要保证

脾胃为后天之本，气血化生之源，是人体正气的重要生发之地。脾主升清，胃主降浊，脾胃为气机升降之枢纽。脾胃不衰，药食得运，药力得助，方使良药得受，助正退邪，病则无由而进。一旦脾胃受损，气血生化乏源，肌腠脏腑失于充养，则内无滋养之能、外无御邪之力，以致百病丛生、病进命危。故顾护脾胃、培土生金乃疫病邪却康复的重要环节。因此，在中药的配伍中应注意寒温比例，不可过用寒凉，以免败伤脾胃，伐伤正气。在治疗疫病各个阶段，都要切记保胃气、顾护脾胃的意识。遣方用药，要注意寒热温凉之药性，也要有整体观，既要注意祛邪，亦要重视扶正。

3. 调脾养正是疫病预防的重要环节

《金匮要略》言"四季脾旺不受邪"，即脾胃在人体四季抗御外邪中起着重要的防卫作用。脾胃的盛衰关系到人体抗病能力的强弱。所以，调脾养正是预防疫病的重要环节。养正当因人制宜，将机体调整到脾胃功能正常，正气充足，阴平阳秘的状态。如素体有湿者，健脾祛湿即养正；情绪不佳，气机郁结者，疏肝健脾即养正；胃阴不足者，滋阴益胃即养正气，随其证而养之。另外，不可将双黄连类寒凉之品作为预防疫病药物，尤其是对于素体脾虚便溏者，致使脾胃受损，功能失调，抗邪能力下降。

总之，防治疫病，应注重对脾胃的调护，这样才能更好地发挥中医药的优势，促使疾病早日向愈。

多维辨治外感热病

黑龙江中医药大学　高恩宇

外感热病是感受外邪所引起的以发热为主要表现的疾病。外因责之于六淫之邪。虽名为外感热病，但不能将外因作为唯一因素，内因同样具有重要的作用。内外相合，综合辨治是外感热病的治疗思路。清代医家薛生白在辨治湿热性外感热病中说："太阴内伤，湿饮停聚，客邪再至，内外相引，故病湿热。此皆先有内伤，再感客邪，非由腑及脏之谓。"

某患，女，4岁，2017年12月23日就诊。主诉：发热4天。症状：发热，体温39.8℃，咳嗽咽痛，伴黄黏痰，平素身体易发红疹，大便3天未行，当日排便，便不成形。舌质红绛，舌苔黄厚腻。辨证：湿热停聚，外感风热，营为湿遏。处方：黄连7克，厚朴7克，淡豆豉5克，石菖蒲10克，制半夏10克，焦栀子10克，芦根10克，生地15克，玄参15克，竹叶10克，桔梗10克，杏仁10克，生甘草10克。4剂，水煎服，早中晚温服。后反馈，服药一剂后热退。

患者便不成形，舌苔黄厚腻，为湿热停聚于气分；平素易发红疹，舌质红绛为平素有营热达外之象。综合以上两点说明患者内在病机为湿热停聚，营热内蕴，营为湿遏。加之患者发热、咳嗽咽痛、伴黄黏痰，符合风热病邪的致病特点，为外感风热侵袭上焦肺卫。外因风热引动内因湿热和营热，内外相合。风热侵袭卫分，湿热停聚气分，营热内蕴营分，是卫分、气分、营分同病，当综合辨治而取效。以竹叶、桔梗、杏仁、生甘草、芦根，疏散风热、宣降肺气；气分有湿热困阻，方用王氏连朴饮，辛开苦降、清热燥湿，黄连、栀子苦寒清热燥湿，厚朴、半夏、淡豆豉辛温，辛可开达湿热蕴结之势，半夏、厚朴又可燥湿，石菖蒲化湿醒脾，芦根甘寒，能清热生津；营热内蕴，以生地、玄参清营热、养营阴，又取清营汤中竹叶，可透热转气，使营分热邪外达而解。

三、肺系病证

热哮治验

黑龙江中医学院　马　骥

曾治吕患，年十四，禀素弱，偶值感冒，发寒热，嗣证转剧，入某院救治，儿科医遍试诸剂，皆罔效。邀吾为诊之，入室视儿，仰卧于榻，神昏面赤，若拽锯然，呼气焚热灼手。启齿察其舌，质焮赤，苔黄燥。抚其肌表，热甚多汗，膈间膨满，虚里动甚，脉滑疾至极。病热卒疾，遍试诸药尽无功，神昏近二日矣。吾以为证因初感风热，诊治失时，风热化火，内犯清金，肺失清肃，发为热哮；火邪上犯清空、神明失守，致见昏蒙之候。拟重剂白虎汤与《金匮要略》泻心汤合方，益以贝母、栀子、瓜蒌根、忍冬花等，使煎成，滤去渣，鼻饲之。翌日赴诊，见儿哮顿减，神清汗止，热减大半，可进糜浆矣。继以前方之半，口服七八剂，邪悉除，嗣酌丸方，嘱常服之，经一稔，体转壮。

（李国清，徐阳孙. 1987. 龙江医话医论集［M］. 哈尔滨：黑龙江人民出版社：5-6.）

治咳一得

黑龙江中医学院　柯利民

咳嗽是临床上一种常见病，尤其在北方，天气寒凉，气候变化大，室内外温差较大，受环境地理之限，此为我国北方三大地方病之一，临床中见之较多。但由于其病因复杂，兼证较多，治疗上也带来一定困难。张景岳云："咳嗽之要，止惟二证，何为二证？一曰外感，一曰内伤，而尽之矣。"遵古之训，我们现在一些书籍，包括现行之大学教科书，也是如此分法。但现在由于受一些因素影响，往往有些医生对咳嗽之病辨证较少，总归于感冒或肺部疾病之内，这样就影响了其治疗的效果。余临床多年，对此病有些研究，故叙如下。

咳嗽正如《内经》所云："五脏六腑皆令人咳，非独肺也。"这就指出咳嗽是复杂的疾病，对其治疗一定要辨证论治，不可拘泥于一药一方。如患者孙某，女，临诊时，自述咳嗽近半月余，以往并无此疾，由于先时患感冒，头痛发热，恶寒，头晕，气短胸闷，鼻塞流清涕，恶心，不欲饮食，服了些解热止痛剂，并注射一些抗生素，自觉各种症状均消失。但随之而来咳嗽出现，日益加重。现在咳嗽频繁，口干，气短，胸闷，咳而无痰，全身乏力，咳甚汗出，舌质淡，苔薄，脉沉缓，此乃由外邪入里，伤于肺金，肺失肃降，气失条达而致。遂处一方：沙参15克，紫苏15克，前胡20克，杏仁15克，陈皮15克，枳壳15克，木香5克，半夏15克，葛根10克，桔梗15克，茯苓20克，米壳15克。嘱其服之三剂，再来诊疗，四天之后，咳嗽已止。又有一患，刘某，男性，曾患咳喘之疾，服一些药物病见好转，近日由于气候变化，咳喘加重，吐白痰，夜间尤甚，气粗胸闷，不欲饮食。余见之时，卧床不起，不能行走；望其面色萎黄，口唇发绀，舌质淡苔白；诊其脉滑。证属外邪引动宿疾，但由于用些治疗感冒药物和注射消炎之剂，所以此时表现乃是一派里虚之象。故处一方：茯苓20克，陈皮15克，白术20克，半夏15克，桔梗15克，党参20克，木香5克，瓜蒌15克，川朴15克，紫菀15克，款冬花15克。嘱其服五剂再诊。药后家属告之，此药共服十余剂，咳喘大见好转，又嘱长期服气管炎丸，每日三次，每次一丸。后访之，其人还健在，虽然每年冬季有时咳喘之疾还发作，但较前明显好转。

现在咳嗽人多诊为外感之主证，可是治愈外感后，往往剩下咳嗽经久不愈。细分析此乃缺少辨证论治之故。所以余在诊治之时，要详细分析其病因病机，据人据地据时而选方用药，多半里外兼治，收效甚大；止咳健脾之时，佐以理气之品疗效更佳，此乃符合先人之意，治病要统观整体，辨证论治，决不可头痛医头，脚痛治脚，此乃医之大忌也。

（李国清，徐阳孙.1987.龙江医话医论集［M］.哈尔滨：黑龙江人民出版社：6-7.）

变化三子汤　痰热哮喘尝

黑龙江中医学院　康广盛

三子养亲汤原为韩懋所立，药味少而药力专，以其降气消痰定喘之功较优，故为临床治疗痰喘证之常用方剂之一。然方中三味药性皆偏温，特别是白芥子温热之性更强，故用本方治疗寒喘或一半痰喘而无热象者较为适宜。然临床所见之痰喘证，并非都是寒喘。常见一些慢性痰喘病人，每因兼夹火热之邪而使痰喘加重（此时与西医所称的"肺内感染"颇近似）。在这种情况下，再刻板套用三子养亲汤，就不太适宜了。有感于此，余将韩氏三子养亲汤稍事变化，即以葶苈子易下白芥子，如此则使该方由温变凉，用治痰喘而兼有火热证候者，药病相当，力专效宏。

葶苈子，味辛苦，性寒，入肺、膀胱经。《药性论》谓其"利小便，抽肺气上喘息急，止嗽"。《开宝本草》谓："疗肺壅上气咳嗽，定喘促，除胸中痰饮。"总括其功效为泻肺行水，消痰定喘。因而可代白芥子而用之。但此二药的功效并不完全相同，除了药性一温一寒外，葶苈子偏于泻肺行水，降泻之力大于白芥子，而白芥子偏于利气豁痰，快膈消痰则略胜一筹，是以变化后的三子汤降气定喘之效更速。或问，韩懋在《韩氏医通》中云："凡老人苦于痰气喘嗽，胸满懒食，不可妄投燥利之药，反耗真气。"此用葶苈子之快利，岂不违背韩氏之宗旨？答曰：葶苈子虽较白芥子快利，但亦并非峻烈之品。对此《本草正义》早有议论："……其亦知实在性质不过开泄二字，且体质本轻，故能上行入肺，而味又甚淡，何至猛烈乃尔。"证之于临床，余每用葶苈子 10 克，甚至有用至 15 克者，并未见有类似大黄的"推墙倒壁"之功，很少有泻者，顶多稀便而已，所以葶苈子的开破之力并不甚猛。再者，"有是病当用是药"，正如《本草正义》云："然肺家痰火壅塞，及寒饮弥漫，喘急气促，或为肿胀等证，亦必赖此披坚执锐之才，以成捣穴犁庭之绩。"另外，就三子养亲汤本身而言，亦是旨在开破，泻实祛邪，乃为标急而设，一俟痰气开通，喘急渐平，自应从本图治。

余多年临床体会，用变化三子汤治疗痰喘见有火热征象者，泻肺利气、消痰定喘，见效为快，疗效亦更佳。

（夏洪生.1988.北方医话［M］.北京：北京科学技术出版社：103-104.）

寒去饮消咳即止

齐齐哈尔市中医医院　戴晓霞

2021 年 9 月 25 日，入秋后天气骤凉，师承学生肖某适诊时，闻其咳嗽连连，重时涕泪俱出。问其可曾用药，自述口服急支糖浆、咳嗽宁口服液、念慈菴蜜炼川贝枇杷膏、橘红丸等多种成药，仅能止一时之咳，过后咳嗽如初。详询证候，咳嗽已 2 周，近 3 日劳累后汗出当风，微恶风寒，咽痒不舒，痰易咳出，夹少许黄痰，夜间咳嗽明显，呈发作性，影响睡眠，口淡不渴，纳可，便秘，脉细弦。证属：外寒内饮，风邪滞留。治以散寒化饮，祛风利咽。方用小青龙汤加减。处方：麻黄 3 克，桂枝 3 克，干姜 3 克，细辛 3 克，姜半夏 9 克，醋五味子 9 克，白芍 12 克，炒僵蚕 12 克，蝉蜕 9 克，甘草 3 克，射干 15 克，白果 9 克，浙贝母 12 克，瓜蒌 18 克，火麻仁 15 克，3 剂水冲服。一剂后，学生告知，夜间咳嗽明显减轻，能安睡，三剂后，咳嗽痊愈。

咳嗽病机复杂，尤以久咳和反复咳嗽难医。《难经》云"形寒饮冷则伤肺"，提示外寒内饮；《伤寒论》曰："伤寒表不解，心下有水气，干呕发热而咳，或渴，或利，或噎，或小便不利，少腹满，或喘者，小青龙汤主之。"小青龙汤专治外寒内饮，兼证多变，水饮随气机升降而致病。余读《经方实验录》"小青龙证，在里为水气，在表为咳（咳之前喉间常作痒），其表证之轻重，初可勿拘"，又曰"小青龙汤证之病所虽似在肺，而其病源实属于胃"，深以为然。本案取小青龙汤散寒化饮，加僵蚕、蝉蜕、射干、浙贝母清热化痰祛风利咽，白果敛肺止咳，佐以瓜蒌、火麻仁润肠通便。寒邪去，水饮消，咳嗽立止。临证日久，逐渐体会小青龙汤从六经辨证为外寒内饮，而脏腑辨证为肺寒胃逆，所以对于内伤肺寒胃逆者，小青龙汤亦有良效。

药灸愈疴喘

黑龙江中医药大学附属第二医院　宋春华

2020 年，余诊一患，嗅香菜则哮喘作。其言自幼过敏，须避花草，辗转北京等多地，求诊遍于中西而病不能愈，又加表皮脱屑之症。至年初已食不多味，仅以粟饭、青菜为食，日渐忧思，终生喘疾。辄服抗组胺、激素类药物，气略舒缓。现咳吐白痰，哮喘气短，畏寒肢冷，神疲乏力，寐差，纳差，大便青且黏腻而散，小便频数，月事先期，经色暗红，口唇手足干裂，颈部见暗红皮损，观其体蜷缩，面晦暗，舌绛少苔，脉细而涩，细细斟之，皆阳衰阴盛之象，遂拟方：山药 20 克，茯苓 15 克，炒白术 15 克，焦麦芽 10 克，焦山楂 15 克，焦神曲 15 克，砂仁 10 克，茯神 20 克，制远志 20 克，炙甘草 10 克，制川乌 10 克，制天南星 10 克，地龙 10 克，川芎 15 克，当归 15 克。14 剂水煎服，辅以回旋灸双侧定喘、肺俞、气海、足三里、涌泉，20 分钟/次，隔日一行。二诊咳痰减，哮鸣祛，寐善于前，小便复常，加目涩阴痒，余症如前。拟方：减茯神为 10 克，制远志为 10 克，加地肤子 20 克，醋乳香 10 克，醋没药 10 克。14 剂水煎服，灸法如前。三诊咳痰喘息愈，可食麦稻及荤，夜寐复常，手足干裂轻，淡红舌，薄白苔，脉滑，余症如前。拟方：去制川乌，加煨肉豆蔻 10 克，醋五味子 10 克。14 剂水煎服，停回旋灸。四诊颈皮损已半，手足干裂愈，食寐便皆常，舌脉如前。拟方：减川芎、当归为 10 克。7 剂水煎服。至此痊愈。

　　该患其病 40 余载，久病必及络，及神，故药必通络安神，安神则本神出而阴阳之序可定。拟方以《太平惠民和剂局方》之活络丹为本，虑其久病阴阳气血皆弱，当善其源，以山药、白术、茯苓、炙甘草、焦三仙、砂仁善之；制川乌、制天南星、地龙祛寒痰之积，开络脉之结；茯神、制远志安神；川芎、当归通补血气。辅以定喘、肺俞、气海、足三里、涌泉回旋灸，扶阳而益通络之力。中土足则四维流，神清明则阴阳序，络脉通则气机畅，故哮喘消，皮肤润，起居食饮皆常。浮沉医海，深感阴阳之难辨，非心细慎察不可得也。

咳 遗 辨 治

黑龙江省中医药科学院　苑天彤

　　2021 年 10 月，余登友人舍，遇令堂，坐须臾，频咳喘、如厕，自叹曰：咳则尿不禁久矣，频寻医，效不显。余望其面色晦暗，观其大体，十月天袄加身，问其腰酸足寒，大便燥结，口渴心烦。问其咳时腰背痛否，答曰：腰背素痛，咳尤甚。《内经》记载："肾咳之状，咳则腰背相引而痛，甚则咳涎"，"肾咳不已，则膀胱受之，膀胱咳之状，咳而遗溺"。肾咳病为肺虚，肾阳不足，失其温煦，膀胱气化不利。但观其舌红少苔，脉沉细数，为上热下寒之象，详询病情，方知其鹿茸片煲汤煮水，长年不断，伤其阴液。余即投麦门冬汤与缩泉丸加减：麦门冬 20 克，太子参 15 克，炙甘草 15 克，茯苓 15 克，益智仁 15 克，山药 15 克，乌药 15 克，天冬 15 克，五味子 15 克，黄芩 15 克，煅牡蛎 30 克，粳米 15 克，大枣 3 枚。七剂水煎服。患者症状明显减轻，又投 14 剂，痊愈。

　　麦门冬方出自《金匮要略》，咳而溺出，是肺气窒塞，得咳则气松而水流之象，非人参补气不可，然恐气盛伤阴，改用太子参；方中太子参、炙甘草、粳米、大枣补中气，茯苓、山药补气健脾；益智仁温补肾阳、收敛精气，乌药温肾散寒，二药合用祛下焦之寒；黄芩清上焦之热；麦门冬、天冬养肺胃之阴；煅牡蛎收敛固涩；全方清上温下，养阴固涩，方与证对，故立起沉疴。水道不畅，则肺气难以清肃，非五苓散之荡除不可。

咳嗽证治感悟

富锦市中医医院 崔占东

2008 年，吾在乡村行医。曾诊治一老年男性患者，76 岁，体形偏瘦，时因冬季如厕外感风寒出现发热，鼻塞，流清涕，微咳，周身酸痛等症状。自行服用感冒药及抗生素，感冒症状缓解。后出现咳嗽不止已近半月余，咳吐白稀痰，时有清涕、痰涎，细闻咽喉部可有痰鸣音（水鸡声），微喘息，口唇紫暗，时有心慌，下肢可见轻度凹陷性水肿，纳眠一般，夜尿多，大便 3～5 日一行。舌质暗红，苔白水滑，脉沉迟。既往有吸烟史，高血压及冠心病病史，慢性支气管炎病史。诊为咳嗽，辨为外寒内饮证。忽忆起《金匮要略·肺痿肺痈咳嗽上气病脉证治》曰："咳而上气，喉中水鸡声，射干麻黄汤主之。"方证相合，直投本方：射干 12 克，蜜麻黄 10 克，生姜 8 片，细辛 9 克，姜半夏 12 克，紫菀 15 克，款冬花 15 克，五味子 9 克，大枣 7 枚（切开），苦杏仁 9 克，炒白术 30 克，丹参 20 克，地龙 20 克，山药 15 克，7 剂，水煎取汁，分 3 次温服，嘱其戒烟、清淡饮食。药后咳嗽大减，痰鸣喘息、心慌均缓解，水肿消退，大便 2 日一行。嘱其服用金匮肾气丸 2 周，以温肾利水，扶正固本。

《内经》对咳嗽的病因、症状、脏腑分类及病理转归给予较系统论述。汉代张仲景在《伤寒杂病论》中丰富了咳嗽病的临证治疗。明代张景岳将本病分为外感和内伤两类，外感多实，内伤多虚。本病例实为虚实夹杂，外寒引动内饮，病性属寒。当遵仲景"病痰饮者，当以温药和之"之法。参合舌脉证，予以射干麻黄汤加减。患者肺病日久，累及心肾，则见心慌，喘息，口舌紫暗，为血瘀之征，故丹参、地龙活血通络兼以平喘止咳，山药健脾益肾。痰多、肤肿、便秘为脾肾两亏，水液代谢失常之候，给予杏仁润肠通便，配合麻黄以宣降肺气。炒白术健脾化湿，大剂量使用兼有通便之功。生姜、细辛、半夏乃温化寒饮之要药组合。五味子酸敛肺气，紫菀、款冬花润肺化痰止咳，大枣养血健脾扶正。之所以疗效显著，余思之，证机相合，方机相应。这或许就是经方价值所在，也是经方历经千年而不衰之根本原因。

四、心 系 病 证

瓜蒌治胸痹，得酒效更捷

黑龙江中医药大学 段富津

《金匮要略》之瓜蒌薤白白酒汤与瓜蒌薤白半夏汤是治疗胸痹、胸背痛之主方，其疗效卓著，为临床所常用。二方除瓜蒌、薤白外，皆以白酒煎药。今用该方者，多弃酒不用，其效欠佳。余有一友，年近四十，患胸痹月余，自觉胸中闷痛，短气咳唾，每至凌晨三时许，则憋闷不得卧，必于庭院缓行，始得逐渐宽舒。医以瓜蒌薤白半夏汤治之，服十数剂，罔效。一日相遇，告知前情，并陈其方，乃瓜蒌 50 克，薤白 15 克，半夏 15 克，橘皮 12 克，枳壳 10 克，郁金 25 克，水煎服。余察其脉症，病药相应，然不效者何？愚窃思之，瓜蒌虽能宽胸散结，但性柔润，得辛散温通之白酒，其功益显。《本草思辨录》曾记载：瓜蒌以薤、酒、桂、朴苦辛迅利之品为伍，则"用其所长，又补其所短也"。遂嘱之继服前药，加白酒二两煎之。依法服二剂，胸中闷痛略减，可睡至凌晨四时许。又进二剂，则延至五时许，再服四剂，胸痹得除。

（夏洪生. 1988. 北方医话 [M]. 北京：北京科学技术出版社：256-257.）

睡眠障碍需要辨证施治

哈尔滨市中医医院　卢　芳

现在睡眠障碍病人很多。睡眠障碍包括入睡困难、早醒或者多梦，中医称为不寐。治疗时不可只用增加睡眠的中药，需要辨证施治。第一，临床上由于心肝火盛，实热扰动心神，神不守舍者，应该用清热安神药物，常用山栀子、黄连、龙胆草；第二，由于心脾两虚病人有心脾两虚症状，应用补益心脾药物，如酸枣仁、五味子、柏枣仁、人参，人参可以调整睡眠，对虚证有效，可以小量、长期服用；第三，痰火扰心，神不守舍病人，应该用涤痰安神药物，如石菖蒲、远志、天竺黄、胆南星；第四，气血两虚，血不养心，神不守舍病人，需要用补气血的养心安神药物，如人参、鹿茸、枸杞子；第五，由惊吓引起，用镇静安神药物，应用珍珠母、朱砂、琥珀，其中朱砂含汞，不宜长期服用；第六，虚阳扰心，阴亏阳亢病人，用重镇安神药物，如龙骨、牡蛎、珍珠母、磁石等。因此治疗睡眠障碍应辨证施治，不可一见到睡眠障碍就用酸枣仁、五味子，虚证可以，实证越用越心烦。临床上有这样的规律，入睡困难往往多见于焦虑症，早醒多见于抑郁症。所以治疗上需要辨证施治。

治不寐要调肝

哈尔滨医科大学附属第二医院　金　友

"闭目养神"，入寐而目闭人所共知，古往今来治不寐症多注重于心、脾、肾。余从"闭目养神"，想到"肝开窍于目"，从"心藏神"想到"肝藏魂"，神魂关系，张景岳说："魂随乎神，故神昏则魂荡。"人入寐神明守舍，魂魄亦安，反之神不守舍，魂魄无主，然中医有相火引动君火之说，此理用于不寐之症可矣。余近年来治不寐之症除给予辨证施治外，往往注重调肝。尤其体壮新病病人，治之尤效。二年前李某因其子闹事而自感烦恼，以致头晕、头痛、夜不能寐，食而乏味，自己饮酒催睡，继则头昏脑涨，口苦心烦，彻夜不寐，余诊其脉弦滑，苔黑而腻。辨其证属肝胆郁热，扰乱神明，投龙胆泻肝汤加镇静安神之药治之。处方：龙胆草 15 克，泽泻 15 克，木通 10 克，菖蒲 15 克，当归 15 克，柴胡 15 克，山栀 15 克，青皮 15 克，合欢皮 25 克，夜交藤 25 克，琥珀末 5 克（冲服），连服六剂。头晕脑涨，口苦心烦诸症消失，稍能入寐再诊其脉弦细，望其苔亦转白。改投逍遥散加味治之。处方：柴胡 15 克，当归 15 克，白芍 50 克，茯苓 15 克，白术 15 克，甘草 15 克，合欢皮 25 克，夜交藤 25 克，龙骨 50 克，牡蛎 25 克，薄荷 5 克，生姜 15 克，水煎服，每剂煎二次分服。又进六剂诸症痊愈。

余治不寐重在调肝，轻者用逍遥散加减，重者用当归龙荟汤加减。如果兼有他脏者随症治之。其治法虽有所偏，但标本、虚实一定要辨。如心脾两虚者可在调理心脾之药基础上加以疏肝之药；心肾不交者，在交通心肾基础上加泻肝火之品，取乙癸同源之意；属痰火者、食滞者疏其气机，使脾胃气旺，对消痰消积亦大有助益矣。

（李国清，徐阳孙.1987. 龙江医话医论集［M］. 哈尔滨：黑龙江人民出版社：43-44.）

梦醒亦可治失眠

齐齐哈尔市中医医院　戴晓霞

2021 年 3 月 20 日，门诊来一规律血液透析患者刘某，形体肥胖，平素性情急躁易怒，今已透析 5 年余。患者近一月余，夜不能寐，纳可，便秘。视其面色黧黑，肌肤甲错，口唇紫暗，舌紫暗，舌下络脉青紫。询问透析日常，自述一个月前，因痔疮出血后贫血，血液透析中低血压后，表情淡漠，昏不识人，语无伦次，经过输血治疗，血压正常后言语正常，后开始失眠。曾用甜梦胶囊、朱砂安神丸、柏子养心丸、血府逐瘀丸等药，失眠依旧。辨证为气滞血瘀，治以活血化瘀、解郁化痰，拟癫狂梦醒汤原方。处方：桃仁 24 克，醋香附 6 克，青皮 6 克，姜半夏 6 克，木通 9 克，赤芍 9 克，大腹皮 9 克，陈皮 9 克，生桑白皮 9 克，炒紫苏子 12 克，生甘草 15 克，7 剂水煎服。3 剂后随访患者，患者已能酣然入梦。

余读《景岳全书·不寐》"不寐证虽证由不一，然唯知邪正二字则尽之矣。盖寐本乎阴，神其主也，神安则寐，神不安则不寐。其所以不安者，一由邪气之扰，一由营气之不足耳"。又有《灵枢·九针论》"阳入于阴，病静"。治疗不寐在于使阴阳平衡，阳入于阴则寐。癫狂梦醒汤出自王清任《医林改错》，主治：癫狂一症，哭笑不休，詈骂歌唱，不避亲疏，许多恶态，乃气血凝滞，脑气与脏腑气不接，如同做梦一样。本案中气滞血瘀证明显，选择原方活血化瘀、解郁化痰。方中重用桃仁、赤芍活血化瘀；柴胡、香附疏肝理气解郁；青皮、陈皮开胸行气；半夏、苏子、桑白皮燥湿化痰，降逆下气；木通、大腹皮利水渗湿；甘草缓急健中。诸药配合，可使湿去痰化，清阳上升，腑气通畅。气行则血行，瘀血去而气滞行，气血运行如常，气入于血则神安。

心动过缓辨治小议

黑龙江中医药大学附属第一医院　耿乃志

2019 年 10 月 9 日，余于黑龙江中医药大学附属第一医院国医堂坐诊，遇一中年男子，痛苦貌，遂详询病情，自述其时感心悸不宁，胸闷气短，头晕不适，畏寒肢冷，动辄汗出，纳差，夜寐差，二便可。余观其面虚浮而㿠白，颜面不容，舌暗苔薄白，脉沉迟。查心电图示窦性心动过缓，心率 45 次/分。纵观其症，一派阳气虚馁之象，是时余忽忆《素问·金匮真言论》所谓"阳中之阳心也"，又肾阳为诸阳之本。四诊合参，细斟其证，一派心肾阳虚之象。余即投麻黄附子细辛汤加味：麻黄 10 克，炮附子 5 克，细辛 5 克，炮姜 15 克，干姜 15 克，桂枝 10 克，炙甘草 10 克，当归 10 克，党参 30 克，黄芪 30 克，黄连 5 克，醋鳖甲 15 克，麦冬 10 克。日一剂水煎服，嘱其连服七剂，欣闻诸症大减，复诊其脉五十有余，故继服十四剂，诸症好转，至数六十有余。

窦性心动过缓，属中医学"心悸"范畴，又谓之"迟脉证"。《素问·五脏生成》云："心之合脉也，其荣色也，其主肾也。"心悸以虚证为主，心肾阳虚甚多。故用《伤寒论·辨少阴病脉证并治》之麻黄附子细辛汤加味，炮附子入心经，上助心阳，中温脾阳，下补肾阳，为方中之君；麻黄发越阳气，与附子相使为用，温通心阳之效著；细辛温通散寒，鼓舞肾阳，助附子振奋心阳，三者合用则肾阳得复，心阳得煦；干姜、桂枝通阳复脉；炙甘草甘温复脉，温补心气；炮姜、当归、党参合用，久病多虚，三药气血同补。方中一派辛温之品，佐以醋鳖甲、麦冬甘寒之性，兼制诸药之温燥；黄连为使，引诸药入心经。全方共奏温阳复脉定悸之功。余深谙仲景之理法，学伤寒之理，不拘于其方，病症结合，方证相应，力专效著。

早搏辨治小议

黑龙江中医药大学附属第一医院　耿乃志

2019 年 11 月 25 日，余坐诊于黑龙江中医药大学附属第一医院国医堂，遇一老年女性求诊，诉心悸一月余，加剧三天，望其面色无华，自觉心中悸动，惊惕不安为甚，伴胸闷气短，倦怠乏力，不眠少寐，食少纳呆，舌淡苔薄白，脉细弱。心电图示偶发室性期前收缩。冠状动脉造影示三支及分支均未见狭窄及斑块形成，其他各项检查均未见异常，余诊为功能性期前收缩。诚如《诸病源候论》所云："心藏神而主血脉，虚劳损伤血脉，令心气不足，因而邪气所盛，则使惊而悸不定。"故辨为心悸之心脾两虚。遂与自拟自主神经功能紊乱方：柏子仁 30 克，茯神 20 克，珍珠母 20 克，蜜百合 10 克，麦冬 10 克，黄芪 30 克，茯苓 20 克，酒女贞子 10 克，酒黄精 20 克，甘松 10 克，苦参 10 克，土茯苓 10 克，防风 10 克。日一剂水煎，七剂药尽，诸症悉除，病愈。

功能性期前收缩，谓之中医学"心悸"范畴。《济生方·惊悸》中描述："夫怔忡者，此心血不足也。"《四圣心源·神惊》谓："神发于心而交于肾，则神清而不摇。神不交精，是生惊悸，其原由于胆胃之不降。"脾为后天之本，脾气虚则气血化生乏源，心神失养而见心悸，故塞其源便可止其悸，故用黄芪、茯苓、防风补养脾气，柏子仁、茯神、珍珠母、蜜百合、麦冬养心安神，佐以甘松、苦参、土茯苓复脉定悸，酒女贞子、酒黄精滋阴。心脾互为母子，补脾亦可养心，补脾养心同用，有标本兼治之意，阴平阳秘，心乃自安。

汤膏合治支架术后心衰

黑龙江省中医药科学院　贾维刚

2018 年 9 月，采用益气温阳活血汤剂联合膏方调治一名高血压 10 余年、心肌梗死行支架术后 9 个月、胸闷刺痛、短气乏力、悸烦虚汗的患者。历时近 3 年，病症皆除。62 岁男性，初诊时面浮肢肿，上半层楼即气短难续。舌淡暗，有齿痕及瘀斑，苔薄腻，脉虚细数。冠脉狭窄≥50%；左室射血分数（LVEF）：38%。此为胸痹之气虚阳微、肝郁络阻证。根由元气衰惫，气虚不能推动血液运行，"血不利则为水"，造成气滞血瘀、血行不畅、水饮内停等，引起诸多病症。给予益气疏肝、温阳利水、通络止痛汤剂：生黄芪 70 克，桂枝 20 克，瓜蒌 20 克，水蛭 10 克，红花 10 克，丹参 20 克，川芎 20 克，白芍 10 克，柴胡 20 克，郁金 20 克，陈皮 15 克，白芥子 10 克，升麻 15 克，桔梗 15 克，麸炒白术 20 克，茯苓 15 克，党参 20 克，猪苓 15 克，泽泻 20 克，甘草 10 克，10 剂，水煎服。二诊诸症减轻。再方去猪苓，加石菖蒲 15 克，合欢皮 20 克，黄芪 70 克（生、炙各半）。60 剂后，能径直上楼四层。舌淡红，齿痕及瘀斑减轻，苔薄腻，脉虚细涩。LVEF：51%。改服膏方：炙黄芪 200 克，党参 100 克，附子 50 克，桂枝 50 克，丹参 50 克，赤芍 50 克，川芎 50 克，当归 40 克，柴胡 50 克，升麻 30 克，陈皮 30 克，桔梗 30 克，郁金 50 克，合欢皮 30 克，麸炒白术 50 克，茯苓 50 克，泽泻 50 克，巴戟肉 50 克，肉苁蓉 50 克，甘草 20 克。每服 25 克，每日二次，调治两年。2021 年 7 月 23 日复诊：已近三个月无心痛，频繁出差而无不适。冠脉造影示未见病理性狭窄血管；LVEF：60%。

心肌梗死后心衰的关键病机是阳虚血瘀。《伤寒治例》云："气虚停饮，阳气内弱，心下空虚，正气内动而悸也。"明确阐述了气虚是心衰的主要因素。心气不足、心阳亏虚、心血瘀阻、心水停伏。益气温阳、活血利水宜为贯穿始终的治疗方法。本案证实：汤、膏联合方式长程治疗心肌梗死后心衰，能有效缓解症状、促进再通、提高射血分数。据证遣用黄芪是本案效彰的关键。余有"黄芪 20 克功在助行、30 克方显补益、50 克才能升举"参见，本案已呈"正危难复、脱厥渐显"险象，需急峻重补。故重用黄芪 70 克以上，挽危救险。补气药使用各有侧重，黄芪补表气、党参补半表半里之气、甘草补里气。三药需加减灵活使用，协同起效。桔梗能够提高药物在上焦聚集的浓度。配伍升麻、桔梗，能辅益气升举之力；陈皮行气，可避免黄芪长补致壅。

梦魇临证启悟

黑龙江中医药大学附属第一医院　刘　丹

2017 年，立冬后 2 日，余在中医药大学附属第一医院门诊出诊，一壮年男性面容愁苦步入诊室，余望其神情焦虑，精神萎靡。详询病情，方知该患者近 1 年于每日清晨睡醒后有重物压身感，动弹不得，欲呼不出，惊恐万分，胸闷如窒，几经挣扎，方可缓解。曾多次于各大医院就诊，做相关检查，结果无异常。症状愈重，严重影响其工作生活，患者及家人皆以为治愈无望，遂尝试中医治疗，以求症状缓解。余细斟其病情，诊断为梦魇。梦魇之证常人亦可见，一般不致严重后果，但频发则影响其正常生活。现代医学认为梦魇与精神、年龄、睡眠姿势、遗传等因素有关，治疗上也没有较好的方案。古代文献中有针刺隐白、厉兑治梦魇的记载，但对本病病机并未详细阐明。是时，余忽想到程文囿《医述》中所云："人之病痰者，十有八九。"龚廷贤《寿世保元》中所云："一切怪病，此皆痰实盛也。"张介宾《景岳全书》中所云："痰为百病母。"患者现症见头昏，乏力，心烦口苦，易急躁，大便黏腻，小便略黄，观其舌红苔黄腻，脉弦数而有力。思忖片刻，辨为湿热蕴结，肝胆郁热，痰火扰心之证，正合经意。遂投龙胆泻肝汤加减治之：龙胆草 10 克，柴胡 15 克，泽泻 15 克，焦栀子 15 克，当归 15 克，黄芩 15 克，车前子 15 克，炒白术 15 克，滑石 15 克，生龙骨 25 克，生牡蛎 25 克，珍珠母 15 克，生甘草 15 克，薏苡仁 25 克，水煎服。七剂药尽，患者诸症皆好转，梦魇得愈。

梦魇究其病因或素有痰饮内停，或饮食不节，或情志不遂，气机逆乱，火动于内，热扰神明，或热伤阴血，心血暗耗，神失所养。然本案为痰浊内生，湿热蕴结，气机郁滞，肝胆郁热，痰火扰心，神魂不安而致梦魇。以清肝泻热，利湿化痰安神为治疗法则，故用《医方集解》之龙胆泻肝汤清利肝经湿热，重用薏苡仁以健脾渗湿；生龙骨、生牡蛎、珍珠母，以平肝潜阳，镇静安神。使湿热得祛，肝胆郁热得清，心神自安而梦魇自除。余从医数十年，深有所感，辨证论治，因证立法，随法选方，据方施治，方能药到病除也。

从阳论治"双心病"

黑龙江中医药大学附属第一医院　李　杨

2020 年 12 月 16 日，余在门诊遇一中年男性，自述心悸胸闷多年。望其形体肥胖，两目乏神，面色淡白少华，闻其叹息声连连。余详询病情，乃知该患者既往室性期前收缩病史 5 年，又因工作劳累，不堪重负，成日郁郁寡欢，起居无常，夜寐不安，常年畏寒，大便稀溏。观其舌见舌质淡，苔薄白，触其脉弦细。余综合四诊信息，诊为"双心病"。"双心病"乃为心血管疾病合并精神心理障碍引起的疾病，虑其病机以阳虚为主，故投方以桂枝甘草龙骨牡蛎汤合瓜蒌薤白白酒汤加减：桂枝 10 克，龙骨 15 克，牡蛎 15 克，炙甘草 15 克，柴胡 15 克，郁金 15 克，炒白术 15 克，炒薏苡仁 20 克，茯苓 15 克，瓜蒌 15 克，薤白 15 克，党参 15 克，水煎服，七剂药尽，该患心悸胸闷症状减轻，情绪转佳，睡眠改善，便调。继服七剂巩固治疗，上述症状基本消失。

《素问·生气通天论》曰："阳气者，若天与日，失其所则折寿而不彰。"人的生命活动依赖于阳气的温养。该患素体阳虚，故畏寒便稀，面色淡白，舌淡苔白；脾阳虚衰，酿生痰湿，故形体肥胖。《医法圆通》曰："不卧一证……因内伤而致者，由素秉阳衰，有因肾阳衰而不能启真水上升以交于心，心气即不得下降，故不卧。"阳气不足，不交于阴，故发不寐；期前收缩病史，余虑其由心阳不振，痰浊闭阻所致。《素问·五脏生成》曰："诸血者，皆属于心。"《素问·生气通天论》里也提出："阳气者，精则养神。"心主血脉，而又藏神，心阳温煦鼓动无力，血行失常，而致神明失养，加之劳则耗气，故见情志抑郁。正如《类经·疾病类·情志九气》云："情志之伤，虽五脏各有所属，然求其所由，则无不从心而发。"桂枝、炙甘草辛甘化阳，以温复心中阳气；龙骨、牡蛎，是鳞介动物的骨和壳，为气血有情之品，能摄浮越之阳气，能敛颠摇之阴气，四药共奏温阳定悸之效；柴胡、郁金解郁安神；炒白术、炒薏苡仁、茯苓健脾祛湿以治便稀；瓜蒌、薤白通阳化浊以解胸闷；党参补益受损之中气，与术、苓、草构成四君子汤，使气得复，又助中州中和之气，使上下相交，则卧得安。

从心肝论治"双心病"

黑龙江中医药大学附属第一医院　李　杨

2020 年 9 月 9 日，余在出诊时遇一老年女性，自诉其为心悸胸闷困扰不解。观其形体衰弱，目光呆滞，面色晦暗。余详问之，知该患者既往患冠心病，心动过缓数年，平素自觉乏力，身感沉滞，善悲欲哭，两胁胀痛，口干口苦。望其舌见舌质红，苔少，按其脉弦细。余综合四诊信息，诊为"双心病"。"双心病"以心血管系统疾病与精神或情绪异常并见为特征，二者往往互为因果。《素问·五脏生成》所云："肝藏血，心行之。"肝主疏泄，通过调畅气机而助心行血，肝之疏泄职能如常，则气机调畅，气血调和，非然，则心肝同时为病。故投方以四逆散加减：柴胡 15 克，白芍 10 克，炒枳壳 15 克，焦栀子 15 克，郁金 15 克，玉竹 15 克，干石斛 15 克，合欢花 15 克，桂枝 15 克，炙甘草 15 克，水煎服。七剂药尽，该患心悸胸闷症状好转，胁痛减轻，口干口苦缓解，情绪转好，减去栀子一味，继服七剂巩固治疗，诸症消失。

《素问·阴阳应象大论》云："年四十，而阴气自半也，起居衰矣；年五十，体重，耳目不聪明矣。"该老年患者，阴气衰减，脾肾亏虚，肌肉失于濡养，故形衰乏力；精血化生乏源，无以充养目珠，而见目光呆滞。脾胃为后天之本，若脾胃功能失常，中气化生不足，而致心气不足。心气不足，血脉鼓动无力而致心动过缓。《诸病源候论》有言："心气盛为神有余，心气不足善忧悲。"加之肾水亏矣，水不涵木，肝司疏泄失职，调畅情志无能，故喜忧善悲。肝气失于条达，胸中气机不展则见胸闷，肝经循于两胁，故胁痛不舒；肝气郁日久化火伤阴，而见口干口苦，舌质红，苔少，脉弦细。故用桂枝、炙甘草，辛甘化阳，以促心行血；柴胡、枳壳一升一降，共奏气机枢转之能；白芍养血敛阴，平肝柔肝；焦栀子清泻三焦热邪以治火郁，《本草备要》言郁金："凉心热，散肝郁，下气破血，行滞气，亦不损正气。"与焦栀子合用，清散肝经郁火；玉竹、石斛滋阴生津；《神农本草经》谓合欢花"主安五脏，利心志，令人欢乐无忧。"诸药合用，气得散，郁火消，津液充，使胸闷胁痛得解，悲伤欲哭得缓。

从络病角度谈胸痹心痛病证治

黑龙江中医药大学　李富震

《金匮要略·胸痹心痛短气病脉证治》详论胸痹、心痛病证治，具有重要临床指导意义。但是部分医者对于胸痹、心痛概念混淆不清，乃至影响临床治疗。余不揣鄙陋，略抒管见，以为临床助力。

胸痹是以胸膺部满闷窒塞甚则疼痛为主症的一类疾病，为心胸部在外之经络病变，治疗相对容易，预后较好；心痛是以心窝处疼痛为主症的一类疾病，为心胸部在内之脏腑病变，治疗困难，预后较差。诚然，古人基于朴素的肉眼观察和粗略的临床统计进行病种鉴别，仲景虽然将胸痹、心痛列为两病，但病种之间的界限难以做到泾渭分明，加之仲景书本来即有详于此而略于彼的写作特点，因此《金匮要略》所载胸痹、心痛病证治方可以两病互用。

然而，作为现代中医工作者，临床选方用药不可含混止步于此。从络病学角度而言，胸痹病在经络，属阳络、气经层次。联系临床，肋软骨炎、肋间神经痛以及胸胁部肌腱、韧带损伤多属胸痹范畴；心痛病在脏腑，具体而言，病位在心络，属阴络层次，联系临床，冠心病心绞痛甚至心肌梗死多属心痛范畴，古语云"真心痛"朝发夕死，夕发朝死，发病急，预后差，可能即指心肌梗死之类。如此详细辨析，并非玩弄文字游戏，而是与临床选方用药息息相关。胸痹病属阳络、气经层次，在应用《金匮要略·胸痹心痛短气病脉证治》诸方基础上，可酌加木香、延胡索、郁金、青皮、乌药、香附、槟榔等行气活血药；心痛病属阴络层次，俗谓"久病入络"，即是病久邪气入于阴络，而非阳络，学者不可混淆，治疗在应用《金匮要略·胸痹心痛短气病脉证治》诸方基础上，宜酌加乳香、降香、檀香、苏木、水蛭、土虫等入络搜邪药。至此，胸痹、心痛病证治大义当较为明晰。

惊悸案体悟

黑龙江省中医药科学院　孙　洋

余于 2019 年曾治一女患，为住院患者陪护家属，言其久为噩梦所苦，常常整夜噩梦连连，伴心悸善惊、胸闷、头昏沉、心烦、大便黏腻，观其舌红，苔黄腻，脉弦滑。纵观舌脉症，当以痰火扰心辨证，余以黄连温胆汤加减治之，半夏 15 克，胆南星 15 克，陈皮 20 克，茯神 20 克，夜交藤 25 克，焦栀子 15 克，柴胡 15 克，黄芩 15 克，合欢皮 20 克，生龙骨 25 克，生牡蛎 20 克，丹参 30 克，泽泻 15 克，竹茹 20 克，茯神 20 克，七剂，水煎服。嘱其饮食清淡，勿食辛辣之品。后于查房时遇该患，自述服药一剂而效，尽剂大安。

余体会，噩梦连连、心悸、心烦者，痰火扰心者居多，黄连温胆汤加味，往往可取得满意疗效，痰火清，噩梦止，惊悸定，后续以养血安神巩固治疗。薛雪在《湿热病篇》中曾言："夫热为天之气，湿为地之气，热得湿而愈炽，湿得热而愈横。湿热两分，其病轻而缓，湿热两合，其病重而速。"而在临床，恰恰痰（湿）热两邪合而为病的情况很多。叶天士提出"分消走泄"法治疗湿热病证，祛除湿邪，宣通上、中、下三焦气机，因势利导，使弥漫于三焦的湿邪分道而消。而痰饮水湿属一类，均为体内水液停聚的病理产物，与热相合为病时，均可借鉴此法，温胆汤为分消走泄法的代表方剂，竹茹清热化痰和胃；甘草、生姜调和胃气；半夏、陈皮、枳实、茯苓辛开苦降，行气开郁，燥湿化痰，降逆止呕，健脾以升清，利尿以降浊，共奏行气机、祛痰湿、通三焦而清胆热，是不从胆治而治胆之法，在此基础上，根据辨证，加黄连清热燥湿，清心除烦，同时适当加大化痰清热的力度，辅以安神、养血、活血行气之品，治疗痰热扰心型心悸、失眠等症，往往效如桴鼓。

怔忡案体悟

黑龙江省中医药科学院　孙　洋

余曾于 2016 年治疗一中年邢姓男患，38 岁，为吾儿同学之父，个体经营，平素事事亲力亲为，自述 3 年前因劳累后出现心悸、胸闷气短，约持续 2 分钟后自行缓解，当时未予重视，此后反复发作，心悸渐呈持续性，曾多次就诊于哈尔滨医科大学附属第一医院，经查心电图诊断为"心房颤动"，医生建议其进行射频消融术，患者拒绝，后亦曾多方求医无果，平素口服稳心颗粒、拜阿司匹林、美托洛尔缓释片等药物，效果不显。余观其面色少华，舌淡红，苔薄白，脉细涩数且强弱不定。予之当归 40 克，太子参 20 克，茯神 20 克，炒枣仁 15 克，元肉 30 克，远志 25 克，甘草 10 克，地锦草 10 克，仙鹤草 20 克，生龙骨 25 克，生牡蛎 25 克，丹参 30 克，14 剂，水煎服，日一剂，早晚分服。复诊时，患者言道服药后自觉心中大定，心悸宁，睡眠改善，复查心电图，心律齐，无心房颤动，后在原方基础上加减变化，心房颤动未再发作，陆续服药近两个月后停药，嘱其续服参松养心胶囊维持治疗。一年半后，该患因过敏性紫癜入我科住院治疗，言其参松养心胶囊已停药许久未曾复发，住院期间常规检查，心电均在正常范围。

该患个体经营，平素劳心劳力，气阴耗伤。思虑过重，耗伤心血，血不养心，心神失养，故心悸怔忡、失眠；气虚，故见乏力、胸闷气短；舌淡红，苔薄白，脉细促且强弱不定亦为气血两虚之象。家属曾拿以往处方示吾，予观之多以安神定剂之品为主，纵有补血之品，剂量均轻，愚以为，治疗任何疾病当以恢复其脏腑正常生理功能为导向，心之两大生理功能，一为"藏神"，一为"主血脉"，然血脉充盈是心藏神的物质基础，心血不足，心失所养，心神不安，故而心悸怔忡、胸闷气短，故以大量当归以养心血，配合太子参益气养阴，辅以调畅气机、活血通脉、宁心安神之品，使心血得充，心神得养，而心悸自平。

胸痹辨治小议

黑龙江省中医药科学院　马振旺

2010 年，余随李显筑教授出诊遇一老年男性，经询问消渴病 20 余年，心脉痹阻 10 余年。近半年心痛彻背，背痛彻心，而痛发频繁，动则尤甚。在他院经治 2 个月症状未缓解。伴有短气懒言，失眠多梦，四肢不温，面色苍白，唇舌紫暗，苔薄白滑，脉沉细。一派心阳衰微、痰瘀互阻之象。余师想到《金匮要略方论本义》曰："胸痹自是阳微阴盛也，心中痞气，气结在胸，正胸痹之病状也。"阴损及阳，阳气衰微，寒湿内生，心阳不振，心脉阻滞而发为胸痹。故余师投枳实薤白桂枝汤加减：桂枝 25 克，薤白 20 克，炙甘草 10 克，瓜蒌 20 克，枳实 15 克，三七粉 5 克（单包冲服），琥珀粉 5 克（单包冲服），红参 15 克，水蛭 10 克。两周后，胸闷胸背痛明显减轻，每天发作次数减少大半，上方加减治疗一个月后，心痛发作次数已减少至每天 5～7 次。两个月后胸痹心痛消失，气短懒言明显减轻，失眠多梦缓解。

《金匮要略心典》曰："心背彻痛，阴寒之气遍满阳位。"故前后牵引作痛，阳虚则寒自内生，心阳不足，不能布散于胸中及四肢，故见四肢厥冷；或遇寒邪，寒遏胸阳，寒凝血瘀，痹阻心脉，不通则痛，故心胸疼痛，胸痛彻背，背痛彻心。方中瓜蒌化痰浊；桂枝、薤白辛温，温通心脉以宣痹；枳实利气宽中；红参益气；三七、水蛭活血化瘀、搜剔心脉；琥珀安神；炙甘草调和诸药。诸药合用，共奏温阳通痹、散寒止痛之效。

五、脾胃病证

萎缩性胃炎治疗一得

齐齐哈尔市中医医院　陈景河

萎缩性胃炎是现代医学病名，余尚未留意，以为自有西医治之，不必越俎代庖。不意事有不期然而然者，一患者按中医理论经治而愈，方始发现竟为本病。黄姓，51 岁，干部，1981 年冬来诊。症见胃脘隐痛，腹胀纳呆，食后尤甚，偶尔呕吐完谷，多方求治，三年无效，形体消瘦，皮肤枯燥。脉象弦细无力。舌质淡红，苔白厚。断此证既无吞酸吐酸病史，脉弦细，症腹胀，系因木气委和，无力疏土，中宫失健，脾为标，肝为本，当以标本兼治。为拟下方：乌梅 10 克，柴胡 10 克，白芍 30 克，云苓 15 克，砂仁 15 克，当归 15 克，党参 20 克，黄芪 20 克，神曲 10 克，山楂 10 克，麦芽 10 克，水煎服。

方中乌梅味酸，为厥阴经要药，可补肝之体而助肝之用；余药系随证而施。服药三剂，竟食增力复，腹胀微减，自言三年以来，药服几百剂，未见此效，乃守服月余，症状递减。适因故赴哈，顺便到哈尔滨医科大学附属第二医院行纤维内镜检查，报告"黏膜红白相间，以白为主，有血管分支透见"，镜检诊断为萎缩性胃炎。归来告余，乃知所治者竟是本病。重审理法方药，坚信无悖谬处，而功效之得，实乃在于乌梅，故方中以乌梅为主，余药则审宜加减出入。继服百余剂，镜检复查，报告为"体窦黏膜充血发红，胃窦小弯及胃角有血管分支透见"，诊断为浅表萎缩性胃炎。此时腹胀全消，食欲增进，既往所不敢食之生冷油腻，今可恣意食之。其后至今，余又治疗确诊为萎缩性胃炎患者五人，皆以乌梅为要药，效果均佳。是则乌梅确有治疗萎缩性胃炎之功，敢许为一得之愚。唯是乌梅"多啖伤骨，蚀脾胃"，论见于《日华子本草》，用量不宜过大，是又不可不知。

（李国清，徐阳孙.1987. 龙江医话医论集 [M]. 哈尔滨：黑龙江人民出版社：9-10.）

呕吐治验

鹤岗市中医医院　肖贯一

某女患，三个月前曾因呕吐不止，汤水难进，经医院诊断为"结核性腹膜炎，不完全性肠梗阻",医治无效,而求治于吾。见患者身体羸弱不堪,骨瘦如柴,面容憔悴,面色晦暗不华,两目无神,指甲凹陷,语声低微。自述,食入即吐,大便半月未行,小便短赤,腹部隐痛,按之板硬,拒按,舌质红,少津,稍带青紫,脉细涩。此患病程日久,正气已虚,但证属气结血瘀,由胃家实满所致,故急则治标,先以行气活血,兼以润肠通便之法,方用当归25克,桃仁15克,青皮15克,陈皮10克,乌药15克,砂仁10克,郁李仁10克,三剂水煎服。另用黄芪100克,水煎饮服,蜈蚣三条(不去头足),焙干,研细为末,早晚用白开水冲服。患者药后自述腹部有舒适感,并有便意,经灌肠后,便出黑粪块二十多块,坚如羊屎,便后自觉腹部轻松,呕吐次数明显减少,并能少量进食,面色华润,精神转佳,继以前方服用,共治一月余,用蜈蚣120条,黄芪2斤,症状全部消失,体力恢复,能从事一般家务劳动。

《临证指南医案》中指出:"郁则气滞,气滞久则必化热,热则津液耗而不流,升降之机失度,初伤气分,久延血分,延及郁劳沉疴。"可见本病为气血瘀结日久,又长时间呕吐,阴液亏耗,有形之实邪阻结,食入膈塞不通,故呕吐不止,水饮难下;半月不大便,腹部拒按如板状,是为实邪阻结所致;腹部隐痛,为病人体虚夹瘀;呕吐日久,不食则水谷精微不能荣于肌肤,故见骨瘦如柴,指甲凹陷,面色晦暗无华;舌脉所见,亦为血枯津伤之象,证属气血虚弱,不耐攻下。故方用理气解郁之青皮、陈皮、乌药调畅气机;用活血润肠通便之桃仁、当归、郁李仁等润燥逐瘀,使血结得去,大便乃通;砂仁保胃气;时饮黄芪水扶养正气;唯蜈蚣一味,用之尤妙,因蜈蚣最善祛除血中凝聚。《医学衷中参西录》中说:"蜈蚣辛温,走窜之力最速,内而脏腑,外而经络,凡气血凝聚之处皆能开之。"故以上诸药合用,能使气机畅,瘀血去,胃气渐复,诸症自除。

(李国清,徐阳孙.1987.龙江医话医论集[M].哈尔滨:黑龙江人民出版社:24-25.)

治疗反胃小议

哈尔滨市中医医院　李西园　李　晶

林某,年二十许,患反胃症,食后半日间倾囊吐。病已半年,于兹形体消瘦,面色晦滞,大便不和,时水谷不化而兼溏泻,嗳气肠鸣,切其脉沉细,余曰:"此症系劳逸不当,饮食失节,致使脾胃失去健运之职,加之治疗不当,迁延日久而成。"见反胃之症,但治其胃,未必取效,应肝脾兼顾,主以培土燥湿,和胃为主,兼以缓肝之法,苟脾土健运则水谷消化,则反胃可止,而且诸症可除,谓之治病必求其本也。伊然之,随处方:苍术二钱,云苓二钱,果仁钱半,神曲三钱,木香五分,蔻仁钱半,干姜一钱,丁香钱半,半夏钱半,陈皮三钱,莱菔子钱半,焦楂二钱,炒麦芽二钱,水煎服。上方服六剂,又延余诊视,前症大效,仍有反胃吐食之症,但近三日来已大为减轻,便溏现象已愈,脉象沉缓,细思之,前症虽已减轻,脾胃功能有所恢复,但终是病期太长,中气大虚,故当补气健脾和胃为治,随又处方:人参三钱,升麻一钱,苍术三钱,茯苓三钱,果仁三钱,蔻仁二钱,半夏二钱,陈皮三钱,柴胡一钱,木香五分,川朴二钱,甘草二钱,干姜钱半,丁香钱半,鲜姜三片,水煎服。上方连服约十剂,反胃之症悉愈,后以四君子汤随症加减以善其后。过年其偶患风寒,来院诊治,问及前症，曰已痊愈矣。

（李西园，李晶.1963. 中医师李西园验案介绍 ［J］.哈尔滨中医，（6）：56-57.）

腹 痛 治 验

哈尔滨医科大学附属第一医院　金明义

　　某患平素比较健康，晨起吃大碴子水饭，中午出现剧烈性腹痛，并出现恶心呕吐，腹胀满，已经二天未解大便。查血胰淀粉酶 654U/L，血常规：白细胞 19.3×10^9/L，分叶细胞 87%，淋巴 12%，诊断为"急性胰腺炎"。决定住院手术治疗，患者惧怕手术来中医科诊治，观其痛苦病容，面色㿠白，舌红苔黄厚，脉弦数，腹部饱满，左上腹拒按，未触及包块。按中医辨证为饮食不节，食滞胃肠，气机失畅而致疼痛，故宜理气化滞止痛，用大柴胡汤加减，大黄 15 克，柴胡 15 克，半夏 10 克，枳实 15 克，白芍 20 克，黄芩 15 克，莱菔子 25 克，厚朴 15 克，甘草 15 克，槟榔片 15 克，水煎服，二次用。服药一剂大便三次，腹痛随之减轻，仍有绵绵作痛，食后不消腹胀，舌红苔薄黄脉弦。茯苓 15 克，白术 15 克，甘草 15 克，柴胡 15 克，枳实 10 克，白芍 10 克，黄芩 10 克，莱菔子 15 克，白豆蔻 10 克，腹皮 15 克，水煎服。连服 12 剂，腹胀、腹痛均消失，大便通畅，惟周身乏力，饮食无味，舌淡红少苔，给党参 15 克，白术 15 克，茯苓 15 克，甘草 15 克，砂仁 10 克，木香 5 克，莱菔子 10 克，佛手 10 克，白豆蔻 5 克，枳壳 15 克，水煎服。共服 24 剂，食欲好转，食量渐增，食后无不适。血常规：白细胞 7.2×10^9/L，血胰淀粉酶 184U/L。测定正常而病愈。

（李国清，徐阳孙.1987. 龙江医话医论集 ［M］.哈尔滨：黑龙江人民出版社：78-79.）

小承气汤加味治疗暴食腹胀

黑龙江中医学院　王其方

　　成人因恼怒而暴饮暴食致腹胀，笔者在临床中观察十余例，用消食导滞之法效果不佳。受《伤寒论》用小承气汤治"腹大满不通"之启悟，改为小承气汤加味治疗而收捷效。

　　曾治张患，因与其妻反目，余怒未消而饮酒进餐。食后小睡，醒来腹胀难忍而就医。查其腹胀如鼓，尤以胃脘为甚，嗳气频频，呻吟不止，脉弦滑有力。急投小承气汤加味：生大黄 20 克，枳实 15 克，厚朴 15 克，莱菔子 15 克，二丑 10 克，大枣 10 克，一剂水煎服下，约一时半许，大便通下，腹胀顿消。嘱其服健脾丸两日。此患因大怒伤肝，肝气郁结，木不疏土，胃失和降，脾失健运，食停胃脘，气机不畅所致脘腹胀痛，如顺其因而用消导之药不能使胃中实邪速去以解其苦，根据急则治标之理，故先投以攻下之剂，荡涤胃肠积滞，后给予和胃健脾之品以扶脾胃之气。

　　若遇素日脾胃虚弱之人，偶尔贪食过多，出现脘腹胀痛难忍，也可按上法治疗，但要着重扶脾。

（李国清，徐阳孙.1987.龙江医话医论集［M］.哈尔滨：黑龙江人民出版社：138-139.）

五更泻并非都是肾虚火衰

黑龙江中医学院　李秀珍

　　五更泻，亦名肾泄，一般认为属肾虚火衰，由关门不固而致，多拟温肾固涩法，投以四神丸等方治之。余经过临床观察，五更泻并非都是肾虚火衰，而脾虚湿盛，清阳下陷者亦复不少，用益气升阳法治之，亦取良效。如曾治一女，四十岁，自诉因饮食生水而病泄泻，泻前肠鸣腹痛，时发时止，每遇阴寒，或过食，则泄泻加重，病初不以为然，渐渐转至黎明前腹痛泄泻，曾用中西药治疗，虽偶尔见效，但仍复发，已病二年有余。近一年来，食后困倦，昏昏欲睡，不能自制，醒后头脑尚清，平日四肢沉重，不耐劳作，苔薄，脉沉缓。此证为饮食不节，损伤脾胃，致使脾虚不能健运，水液反为湿，阳虚不能腐熟，完谷不化而泄泻。泻久阳气更伤，夫鸡鸣至平旦，天之阴，阴中之阳也，阳气当至而不至，脾气当伸而不伸，阴湿过盛而作平旦泄泻。脉证合参，实为脾虚湿盛之候，非肾虚火衰之谓，治疗不能依据常规而治肾，实应益气升阳而治脾，使脾气得健，清阳得升，脾能化湿而泄泻可止。方用东垣的升阳除湿汤加减，选用黄芪、白术、升麻、防风、茯苓、陈皮、生姜、大枣、炙甘草、神曲。服药八剂则精神振奋，饮食渐增，大便基本成形，继进四剂，竟获痊愈之功。

　　由此可见，五更泻不能专责之于肾虚火衰，亦有脾虚湿盛者，临床治疗不能固执一方一法，应在辨证准确的情况下，圆机活法，存乎其人，药随证变，方能达到病随药愈的目的。

（李国清，徐阳孙.1987.龙江医话医论集［M］.哈尔滨：黑龙江人民出版社：121-122.）

"胃鼻同治法"治愈胃肠多发息肉刍议

深圳市中医院　高　雪

　　2013年5月13日门诊中，本院医生介绍一位孙姓女患，年62岁。据讲：该患3年前胃肠镜检查示浅表性胃炎，慢性结肠炎伴胃肠多发息肉，给予钳除。此后2年复查胃肠镜，均复发多个息肉予以钳除。患者内心很恐慌，因为其父母分别是因胃癌、肠癌而离世的，她感到了癌症的威胁，谈话过程中她不断地清嗓子，倒吸鼻涕。结合反复胃肠息肉的病史，分析患者可能有鼻窦炎，并且与胃肠炎和息肉的发生密切相关。后鼻窦CT示：全组鼻窦炎。遂拟定"胃鼻同治法"，给予家传柴胡陷胸汤加减治疗胃肠炎：柴胡10克，法半夏10克，瓜蒌皮20克，黄连10克，陈皮10克，青皮10克，槟榔片10克，海螵蛸15克，田七10克，薏苡仁15克，川芎10克，白芷10克，木蝴蝶10克，甘草10克，水煎服二次。同时给予鼻腔冲洗：0.9%氯化钠注射液500ml＋双黄连冻干粉1.8克，每日1次。如此经过四周的治疗，患者清嗓子和鼻涕倒流症状均消失，胃肠无不舒适的感觉，遂停药。2018年春节前，该患特专程来告，近5

年她仍每年做一次胃肠镜检查，胃肠炎和息肉未再发生；复查鼻窦 CT 正常。

本案的辨证要点在于：把胃肠病的病因溯源放在首位，所谓"肺系伏邪"，实际上就是有致病微生物定植在鼻窦腔里，无论是细菌、病毒、真菌感染，均会造成人体微生态的改变，从而改变了人的体质，给很多疾病创造了缠绵难愈或恶化的条件，而且很多鼻窦炎患者，自己全然不知，或习以为常。临证缺少贴切的主诉。而长期鼻窦炎患者，其肠胃肯定是不健康的，因为鼻窦里产生的炎性物质（湿热），一定会通过鼻涕倒流侵害到消化道，这样的患者会反复发生胃炎、消化性溃疡、胃肠道息肉、胆囊炎、肠道益生菌和消化酶的损害、痔疮等。这就是我对"肺病及脾"、"子盗母气"、"肺与大肠相表里"等中医理论的现代理解与发扬。

针对鼻窦炎的病理特点和治疗特点，我创立了鼻窦冲洗疗法，使药物直达病所，促进炎性分泌物的排出，改变病原微生物寄生的环境，解决了抗生素难以解决的耐药问题和局部药物吸收利用率低的问题。结合相应的中药内服，极大地提高了诊疗水平。

泄泻辨治小议

牡丹江市中医医院　张丽娜

2020 年初春，一中年男性来诊，诉腹泻经年，每于清晨起床即肠鸣而泻，泻下溏薄，时夹完谷，感寒或进食油腻食物更甚，纳少，多年更迭丸散、汤剂不效。观其形体偏瘦、面色萎黄、神情倦怠，查其舌质淡、苔白、脉沉弱，考虑其为肾阳虚衰的五更泻，遂投以温肾健脾、固涩止泻的四神丸及真人养脏汤加减，效不显著，泻下次数略减，但腹胀甚，困顿之余不知所以，突然想到肠鸣与《金匮要略·痰饮咳嗽病脉证并治》"水走肠间，沥沥有声，谓之痰饮"有着相似的病机，遂投以苓桂术甘汤合参苓白术散加减，温阳化饮、健脾利湿，方药：茯苓 20 克，白术 15 克，桂枝 10 克，党参 15 克，扁豆 15 克，山药 15 克，莲子 10 克，砂仁 10 克（后入），薏苡仁 15 克，桔梗 10 克，炙甘草 10 克。7 剂则肠鸣腹泻大减，继服 40 余剂而愈。

泄泻在《内经》称为泄，有"濡泄"、"洞泄"、"飧泄"、"注泄"等，有虚实之分。本例患者经年腹泻，久泻则耗伤正气，属虚证，乃中阳不足，脾失健运，气化不利，水湿内停成饮而致。仲景云："病痰饮者，当以温药和之。"故投以温阳利水、健脾利湿的苓桂术甘汤合参苓白术散加减，方中茯苓、党参、白术、炙甘草补气健脾补中阳；山药、莲子、扁豆、薏苡仁健脾渗湿以止泻；桂枝温阳化气以利水；砂仁理中焦脾胃之气，助脾运化以利水湿；桔梗利肺气，通调水道，使湿有所出；炙甘草调和诸药，合桂枝辛甘化阳，以助温补中阳之力；合白术益气健脾，崇土以利制水，诸药合用标本兼顾，温而不燥，利而不峻，使脾健而湿祛，胃受纳通降、小肠受盛化物、大肠传化糟粕功能恢复如常。从医之路漫漫，学习永无止境，加强学习，熟读经典，正确领悟经旨含义，临证方能广开思路，取得良效。

便 难 辨 误

杜尔伯特蒙古族自治县人民医院　秦德水

吾曾医治一老人大便困难，其人年已八旬有余，体质尚佳，平素无恙，唯感大便不下而痛苦，每日凌晨之时，感到便意，肛门下坠，更衣半小时后方能排便，为此症求诸医，曾用木榴油丸、果导片等缓泄药物无效。观其体质瘦高、颜面苍白，语言清晰，呼吸气微、舌质淡、苔薄，脉弦缓，投麻仁丸 10 丸，服药后便溏而下，稍有畅快，经服用 30 丸后无效，改用调胃承气汤，服此后便溏而下，但感小腹痛，仍感难便，方得知，八旬老人血虚肠燥，津液耗伤，不能久服泻剂，于是改为滋阴养血调肠之剂：生地 15 克，玄参 15 克，生当归 15 克，知母 20 克，白芍 15 克，女贞子 15 克，火麻仁 15 克，甘草 15 克。经服四剂，仍大便困难，同时不思饮食，胸腹闷胀，食谷不消，经治月余，便难未除，反增他病，老人体质日渐虚弱，行步喘息，此症甚感复杂，从何入手，深思病症，此大便难，非为便秘之燥结，阴液不足所致，感到其症是中滞气机失调，便难为浊气不降也，浊气不降，清阳不升，升降失调。又详查老人，体质清瘦，微喘，步履沉重，懒言寡语，不思饮食，其脉沉缓，舌质淡苔薄，乃为脾阳虚，中气不足之候，故改投补中益气汤治之：黄芪 30 克，党参 15 克，白术 15 克，陈皮 15 克，升麻 15 克，柴胡 15 克，当归 15 克，甘草 10 克。经服用六剂，老人感到饮食得味，精力旺盛，体质充实，大便通畅，便难得解。

此症八旬老人，为脾阳虚，脾失升发，清阳不升，中气不足，浊阴不降，升降失调，非用缓泄或滋阴润肠之属所能奏效，故改为甘温益气法，升举阳气，阳气得升，浊阴得降，升降气机通顺，元气得复，故补中益气之法，乃谓治气虚老人便难之妙法也。

（李国清，徐阳孙. 1987. 龙江医话医论集［M］. 哈尔滨：黑龙江人民出版社：52-53.）

"食道以润为顺，以降为用"之理顿悟

黑龙江中医药大学　姜德友

2010 年 6 月余遇一患，自述食管噎膈 20 余天，固体食物不能下咽，经查为食管严重狭窄，疑为食管平滑肌痉挛，虽经数种西药治疗不效，后经专家会诊，初步诊断为食管局部神经节段性坏死，故收入院，准备进行食管松解手术治疗。在术前备皮工作结束后，将作麻醉时，患者临时决定拒绝接受手术，经朋友推荐来我处求治。刻诊患者形瘦，若食固体食物则梗于胸中，痛苦不堪，仅能缓咽少许汤水，平素性情急躁易怒，苔薄白，脉缓。既往有糜烂性胃炎病史。余思之，此属中医噎膈，证属肝郁化火，火热灼阴，痰气交阻，法当疏肝解郁化痰，滋阴润燥下气，遂疏方半夏厚朴汤与柴胡疏肝散加减。药用半夏 15g，厚朴 30g，佛手 20g，枳壳 15g，白术 15g，石斛 30g，太子参 30g，香附 15g，砂仁 10g，郁金 15g，炙甘草 15g，炒白芍 20g，柴胡 15g，三剂水煎服。三日后患者来述，服上方一剂半时，即能下咽咀嚼过的面饼。后随症加减治愈。

噎膈病位在食管。古谓食管即"咽路"、"胃管"、"咽门"。食管者，胃之系也，为纳食进谷之通道，具胃之喜润恶燥之性，以降为用，故润则降顺，燥则降涩，食进则出，绝谷则亡。览各版中医学基础教材，不言食管生理病机内容，实则为憾矣。

《证治汇补·噎膈》中认为噎"有气滞者，有血瘀者，有火炎者，有痰凝者，有食积者，虽有五种，总归七情之变"。患者平素性急易怒，怒则伤肝，致气机郁结，日久气郁痰生，加之脾胃虚弱，脾失健运，聚湿为痰，阻于咽喉、食管，故吞咽困难，遂投以柴胡疏肝散合半夏厚朴汤加减方。柴胡疏肝散疏肝与养血柔肝并用，既养肝之体，又利肝之用，则肝气条达，气机顺畅；取半夏厚朴汤之君药半夏、厚朴消胸中痞、膈上痰，降气散结，以通胃腑食管；《医学心悟》曰："噎膈燥症也，宜润。"因食管以润为顺，故加石斛养阴润燥，食管润滑则食饮易下；太子参补气，气足脾自运；气郁则血不行，故加郁金理气活血之品；更取佛手"治气疏肝，和胃化痰，破积，治噎膈反胃"之功。诸药合用，疏肝郁而调气机，散痰结而开胸膈，润食管而顺水谷。二诊患者诸症缓解，效不更法，因其苔白厚腻，遂加生薏米健脾化湿；黄连 5 克养胃；木香气味芳香既可醒脾开胃，又可行气疏肝。后继予香砂六君子汤加味善后，遵循"治病求本"的原则，固中焦脾胃，补益正气，正气足，邪不可干矣。

六、肝胆病证

黄疸治验

绥化市中医医院　吕效临

　　阳黄初病多属湿热蕴蒸发热、肝郁发热、血瘀发热，久则属气虚发热、阴虚发热、血虚发热，故均应酌情使用清热解毒药。除热入营血心包，神昏谵语者需服用牛黄安宫散之辈外，我常轻遣胆南星 2.5 克，清肝火，解热毒；配栀子、柴胡疏肝解郁，清热除烦，表里双解。三药相合能清，能解，能利，凉而不伤，寒而不凝。如治一张姓男患，半个月前因感冒发热用解热止疼药及抗生素等西药，发热一度得退，复又发热恶寒，两目微黄，口苦心烦，不欲饮食，胸胁胀闷，肢体倦怠，舌红苔黄，脉弦数。证属表邪未解，入里化热，湿热蕴蒸，发热发黄，治以清热利湿、退疸除黄之法。

　　处方：胆南星 2.5 克，丝瓜络 5 克，金银花 15 克，栀子 15 克，柴胡 15 克，大黄 15 克，陈皮 15 克，茵陈蒿 50 克，甘草 5 克，黄柏 15 克。服药两剂，下黑秽黏滞大便两次，发热减轻，胸胁宽舒，前方大黄改 7.5 克，再进六剂，体温正常，黄疸消尽。

（李国清，徐阳孙. 1987. 龙江医话医论集 [M]. 哈尔滨：黑龙江人民出版社：28.）

内外合治　臌胀得消

绥化市中医医院　吕效临

　　臌胀多为肝病日久，肝脾互累，使病势日趋严重，虽有虚实之分，但本虚标实者多。故治疗应攻补兼施，药量宜大、宜准，我常重用水红籽、大腹皮（或急性子）内服利水消肿，同时将甘遂末用荞麦面，陈醋调敷肿痞处，消肿散结，内外合用，利而不伤正，配伍温运脾阳药使补而不恋邪，众多痼疾转逆为顺。如治一刘姓女患，罹患黄疸病十余年，半年前因出现腹水在当地医院住院，经中西药治疗，腹水得消，出院五天后腹水又增多，腹大如鼓，再治无效。投亲前来求治，视其面色晦暗灰黄、目黄、神疲纳差、畏寒肢冷、右胁疼痛癥积如掌大、左胁下痞块达脐、月经半年未至，舌质淡、苔白滑、脉沉细无力。证属肝气虚，脾阳衰，水湿不得消利，加之过服苦寒解毒之品，致使寒凉助凝，瘀不得化，水不得消。拟温阳利水、益气活血补血之法。处方：附子10克（先煎），红参15克，水红籽50克，大腹皮25克，白术20克，黄精20克，赤芍15克，鸡血藤30克，三棱10克，莪术10克，瓦楞子30克，郁金10克，延胡索10克，姜皮10克。服药十二剂，腹水渐消，胁痛减轻，尿量增加，月经转复，食纳略增，四肢仍觉发凉，二目微黄，癥积大小同前，脉细、舌质淡、舌苔白润，再进前方加茵陈蒿25克，陈皮15克，丝瓜络5克，服药两个月。并用生甘遂末2.5克，荞麦面50克，陈醋适量，调敷左胁下痞块处，敷一天停三天。腹水黄疸全部消退。右胁下癥积消失、左胁下痞块缩小如鸡卵大小，改服上方加减调配以丸剂，回当地休养治疗。

（李国清，徐阳孙.1987.龙江医话医论集［M］.哈尔滨：黑龙江人民出版社：31-32.）

补气血　调阴阳　治乙肝

绥化市中医医院　吕效临

乙肝多病势缠绵，初中期呈湿热内蕴，标本俱实，或正虚不甚者，用中药清热利湿、活血化瘀，辨证治疗获效无疑。若病程过长，甚则几年不愈者，久服清利克伐之剂，必伤气血，损及阴阳，甚或造成难解、难消、难复之痼疾。对久延不愈者，损及肝应缓其中。气以通为补、血以和为补。补虚用太子参、黄精、鸡血藤相配伍，可使气血双补，阴生阳长，补中有通，补而不滞。对肝郁脾虚者可配伍白术、山药、茯苓；对肝肾阴虚者，可配伍枸杞、沙参、白芍等。

如治疗一例郑姓男患，两年前，经检查发现患有乙肝，收住院治疗。半年后病情好转，各项检查均转正常，唯乙肝表面抗原阳性。出院后回当地治疗一年余，肝区仍隐隐作痛，腹胀，不欲饮食，特前来求治。视其面色灰滞微肿、倦怠乏力、夜寐不酣，常有虚热、舌淡、体胖有齿痕、舌苔薄白、脉沉细弱。证属气血两虚，正虚邪恋，治以补气养血、调和肝脾。处方：太子参20克，黄精20克，鸡血藤50克，黄芪20克，白术15克，茯苓15克，白芍15克，当归20克，郁金10克，延胡索10克，甘草10克，柴胡15克，焦栀子15克，胆南星2.5克。服药六剂，腹胀止，胁痛除而稍感不适；睡眠好，仍感乏力，不欲饮食。前方去柴胡、郁金、延胡索、胆南星、焦栀子，加生地20克，砂仁5克，再服2剂。精神转佳，饮食大增，诸症消失。经实验室检查，乙肝表面抗原已转阴性。

（李国清，徐阳孙.1987.龙江医话医论集［M］.哈尔滨：黑龙江人民出版社：29-30.）

理气活血治胁痛

绥化市中医医院　吕效临

胁痛之发生总不外乎湿热、气滞、血瘀、痰瘀、气虚、血虚、阳虚等各种原因所致经脉闭阻，气血瘀滞、不通则痛，故治疗上应以通止痛，使气机通调、血行流畅、疼痛自止，重用鸡血藤活血补血；佐郁金解气郁、散血瘀；用延胡索行血中气滞，气中血滞。三药相伍通中有补。虚寒者酌加温补药，热结者酌加苦泄药，总之寓三药于理气活血、清热利湿、健脾益气、滋补肝肾诸法之中，皆使达"通则不痛"。我曾治一例肖姓男患，1970 年患胁痛，8 年内多次住院治疗，多用清热利湿之剂，久治不愈，右胁掣痛不已，入夜尤甚，头晕，心烦，夜不能寐，午后面部潮热、两足不温，腰膝酸软，舌红少苔，脉弦细。证属久病气阴两伤、血虚与气馁无权之候、治以补益气血、理气活血，使补而不滞，消而不伐，阴生阳长、血随气行，通则不痛。

处方：鸡血藤 50 克，郁金 15 克，延胡索 10 克，党参 30 克，黄芪 15 克，黄精 15 克，寸冬 15 克，五味子 7.5 克，肉桂 5 克，夜交藤 20 克，甘草 10 克。服药十剂，胁痛逐渐减轻，夜能入睡，饮食尚少，仍以前方加白术、枳壳各 20 克再进十三剂，胁痛解除，饮食增加，精神佳，改用前方出入，调配丸剂巩固疗效。

（李国清，徐阳孙. 1987. 龙江医话医论集［M］. 哈尔滨：黑龙江人民出版社：30.）

肝结石的治疗

哈尔滨医科大学附属第一医院　金明义

肝内结石是一种少见疾病，由于医疗器械的发展，B 型超声的问世，肝内结石的诊断也逐渐增多。目前，西医对这一疾病没有很好的治疗办法。笔者根据临床的表现，用中医辨证施治的方法治愈一例。

该患右胁疼痛两年多，曾疑诊"胆囊炎"、"肝炎"、"胃炎"，并进行多方面治疗，均未好转，改用中药治疗。曾用疏肝理气、和胃健脾、清热利胆等法治疗仍未见好转，来中医科治疗。患者自觉右胁疼痛，食少纳呆，周身乏力，观其舌红，苔黄厚腻，脉弦缓。腹软右上腹拒按，右肌紧张，未触及肝脏和胆囊。B 型超声：肝内可见增强的光点数个，于右肝内胆管可见一回声增强的光点，伴有声影（提示肝内胆管结石）。患者疑此诊断有误，又到其他两大医院做 B 超，均诊断肝内结石。根据中医辨证，右胁疼痛属肝气郁滞，肝失疏泄，气血瘀结，治则疏肝利胆祛石。大柴胡汤加减：柴胡 15 克，黄芩 15 克，枳壳 15 克，大黄 5 克，金钱草 50 克，海金沙 25 克，鸡内金 25 克，川楝子 25 克，茵陈 10 克，甘草 10 克，水煎服。连服 12 剂后右胁持续性疼痛转为间歇性疼痛，饮食增多，大便稀薄。以上方去川楝、大黄加麦芽 15 克，又服 30 剂，自觉症状基本消失，作 B 超复查肝内仍有结石，继续服上方 92 剂自觉症状全消失。作 B 超肝内结石已消失，又去其他两医院作 B 超均未发现结石。中医用疏肝利胆祛石的方法治疗肝内结石，收到满意的效果。

（李国清，徐阳孙. 1987. 龙江医话医论集［M］. 哈尔滨：黑龙江人民出版社：76-77.）

臌胀治验一得

黑龙江中医药大学附属第一医院　谢晶日

2018年9月，余正常门诊期间，遇一中年男性患者由轮椅推入，面容痛苦。余诊察患者发现其腹部膨隆，青筋散布，按之如有水裹，目睛黄染，面色晦暗而黄，口唇苍白。详询病情，方得知患者腹部膨隆已有半年余，曾于当地医院多次抽出腹水，然往复发作，近两月日渐消瘦，四肢渐趋萎弱无力行走，伴见腹胀，纳谷不香，尿少而黄，大便溏稀，日2～3行，家人担忧不已，故经多方咨询，特来门诊求余诊治。余观其舌淡胖苔腻，切其脉沉而滑，心中暗觉《医学源流论·臌膈论》载"臌之为病，因胃肠衰弱不能运化，或痰或血，或气或食，凝结于中，以致臌脐胀满"，《景岳全书·黄疸》亦云："阴黄证：则全非湿热，而总由血气之败，盖气不生血，所以血败；血不华色，所以色败。"患者一派脾胃虚弱、气血不足之象，然亦兼有水湿停滞之实证，乃本虚标实之病。故余投以生黄芪25克，党参15克，炒白术20克，苍术15克，茯苓15克，泽泻10克，猪苓10克，当归15克，白芍15克，茵陈15克，车前子10克，陈皮10克。水煎两次，每日早晚各服一次，嘱其忌气忿及硬食。五剂药尽，患者腹部膨隆明显减轻，小便畅，纳香。效不更方，余复投原方十剂。三诊见患者神采奕奕，已无腹部膨隆及目睛黄染之征象，亦可自如行走，家属欣喜不已，感激之情溢于言表。中病即止，故余减泽泻、猪苓、车前子、茵陈、陈皮以防久用伤阴，更生黄芪为炒黄芪补气健脾，并投炒山药15克，炙甘草15克，大枣3枚，健脾和胃，益气养血以善调理。

《风劳臌膈四大证治》云："脾胃不能运化而胀。"久病脾胃虚弱，胃虽受谷，然脾不能运，水湿凝聚不去而成臌证；气血乏源，精微亦不能运于四末而成萎；胆腑失养，胆汁疏泄失常，胆汁失约，溢于肌肤而发生黄疸。方中生黄芪、党参、炒白术，健脾益气治脾病之本，尤以生黄芪亦有利水消肿之用，故同为君药。苍术、茯苓、泽泻、猪苓健脾利湿，亦可祛黄，为臣药。当归、白芍养血和血，为臣药。茵陈利湿退黄，车前子分消水湿，陈皮燥湿健脾，亦可健胃消食，具为佐药。全方攻补兼施，脾胃之气得振，水湿得运，百骸得养，故可效如桴鼓。

七、肾 系 病 证

水 肿 治 验

齐齐哈尔市中医医院　汪秀峰

由于外感风邪，水湿或内伤，饮食劳倦以致水液的正常运行发生障碍，泛滥而为水肿。吾对水肿的治疗，常用药除通利小便之品以外，还习惯用以下几味药品，如紫草清热凉血，肾炎有热者用此药较理想；青黛是大青叶的加工品，具有清热解毒、凉血止血的作用；乳香偏于调气，没药偏于散瘀，故两者并用能行气活血，气行则血行，血行则水利。又肾炎患者常见腰部酸痛之症，腰为肾之府，肾虚而水气内盛故腰痛较重，又二药为外科疮疡消肿之要药，故对肾脏也可起到消肿散瘀的良好作用。寒水石性味辛咸寒，功用与石膏相似，有清热的作用。此药体重，有沉降之性，使利水药下行，迅速发挥其利尿作用。以上几味药是治水肿病不常用的药物，但根据其药性分析，用于临床均收到满意的效果。

列举一典型病例：阳水（急性肾炎）患者谷某，自觉半个月前发热，头痛，鼻塞，流涕，咽痛，经治疗上述症状消失，但见颜面四肢浮肿。有光泽，苔白腻，脉沉数，尿蛋白（＋），白细胞（＋），红细胞（＋）。证属外邪束表，肺气不宣，邪遏水阻，溢于肌肤，为阳水证。治以利水、清热兼用活血法治之。方药：泽泻 15 克，玄参 10 克，寒水石 10 克，山药 10 克，乳香 7.5 克，没药 7.5 克，青黛 10 克，紫草 10 克，元芩 15 克，通草 25 克。服三剂后症状明显好转。

又治男性患儿得肾炎，曾于本厂医院住院治疗不见好转，前来求治。其母述患儿浮肿尿少，头昏，全身无力已半月余。查体见面部浮肿，面色苍白，舌红苔白腻，脉细数，血压 150/100mmHg，尿蛋白（＋＋），红细胞（10～15），白细胞（10～13），颗粒管型（2～5），透明管型（5～10/高）。此为水气内停，风邪外袭，风为阳邪，其性向上，故肿从眼起。邪在表，壅遏经脉，故全身酸懒无力；膀胱气化失常，而小便少；舌红、苔白腻是风水之候，故诊为水肿之风水型。治则以祛风行水，方药：防风 10 克，羌活 10 克，菊花 10 克，元芩 10 克，泽泻 20 克，生地 10 克，凤眼草 10 克，茯苓皮 10 克，萹蓄 20 克，龙胆草 5 克，牛膝 10 克，甘草 5 克。药服七剂后浮肿明显减轻，精神好转，食欲增加，血压 120/80mmHg。此方服九剂症状消失，常规化验正常。

（李国清，徐阳孙. 1987. 龙江医话医论集［M］. 哈尔滨：黑龙江人民出版社：19-20.）

泌感汤临证一得

哈尔滨市中医医院　卢　芳

治疗尿路感染传统上应用八正散，现在临床上医生通用，教材上也是这样写的，而八正散治疗慢性尿路感染有时候有效果，有时候没效果，有时候会反复发作。笔者遇到这样一个病人，女性 40 多岁，诊为下焦湿热，开的八正散，病人说："大夫，你给我开的是八正散，我在乡下吃的是这个方，到县里还是这个方，以为省里能有高招呢，我就慕名而来找到你，结果还是八正散，请问你还有没有别的好的招了？如果没有，这方我就不开了，没有效，反复发作。"这件事对笔者触动很大，经过研究笔者认为这个病急性期出现发热、恶寒症状，是外邪侵袭足太阳膀胱经，足太阳膀胱经主一身之表，所以即有表证，治疗不及时由经入腹，病邪入膀胱，膀胱气化失常，湿郁热结，形成下焦湿热，出现尿痛、尿频、尿急的膀胱刺激症状，反复治疗不彻底，久病伤肾，出现肾虚症状，中医讲邪之所凑，其气必虚，正气不足，卫外不固，因此邪气入侵，病程反复。笔者按这个推理，处以病人泌感汤，以清热解毒、利湿活血、扶正为治疗原则。经过几番修正，治疗效果很好。主方扶正用黄芪，黄芪需要量大才能扶正气，用 30～50 克，正气足了邪就不能干预了，防止复发，再就用清热利湿解毒的金银花、连翘，特别是连翘需要量 30～50 克。最后就是用活血的苏木和理气的厚朴，苏木和厚朴都有清热解毒、祛湿活血的作用。现代医学证明，它们都是广谱的抗生素。若大便秘结再加入酒军，酒军这个药，笔者体会很好，它治尿路感染，能迅速地解决尿频、尿急、尿痛等尿路刺激症状。有的病人急性期，很重，小便时间间隙短，用酒军能迅速缓解症状，用量因人而异，笔者从 10 克用到过 30 克，如果病人体质好，确实有湿热证，大便又秘结，那就可以用 30 克，这个量是灵活掌握的。笔者用这个方治过很多尿路感染反复发作的病人。比如，梁女士若干年前就得了尿路感染，一着急上火，一着凉就会犯病，特点是出现尿频、尿急、尿痛，化验尿常规发现大量白细胞，少量红细胞，偶尔出现蛋白（±/＋）。处以此方两周，病人彻底治好了，观察有十多年了，再没有发作。泌感汤的疗效比传统的八正散要好，优点在于症状改善快，防止复发。

水肿证治随笔

黑龙江中医学院附属医院　　王美君

水肿一症，古今治法颇多。余曾治呼兰县谷某，59 岁，素有腰痛病。三十年前在部队时，经常夜行军，渴饮凉水，坐卧湿地，其后周身出现浮肿。在部队医院检查，诊断为急性肾炎，住院治疗一个多月，周身浮肿消退而出院。1975 年秋，在田间冒雨劳动时，不慎着凉，周身再度浮肿，虽经治疗，仍时好时坏。至 1983 年春，全身浮肿与日俱增，行走困难。经西医诊断为慢性肾炎，氮质血症（尿素氮 160mg/dl）、尿毒症，合并早期肺水肿。

余诊之，见其咳，喘不能平卧，频频咯吐白色痰沫，头面及眼睑浮肿，状如满月。肚腹肿大如釜，按之如囊裹水，双下肢浮肿光亮，按之凹陷如泥。诊其脉，沉弦而细数，视其舌质稍赤，苔微黄而干。病人喜着衣被，自诉心中烦闷，气短，腹胀满，肢节酸重，小便短少，口渴，不思饮食，大便干燥，四日未行。余诊毕，断曰：此为肺水同胃家实合病是也。综观病人，患水肿病，日程较久，肺、脾、肾三脏深受寒湿、气血津液耗损，当今病人喘咳吐沫，不能平卧，二便又不通，邪无出路，实属危重之症。倘若仅以疏表宣肺、通调水道、利小便之法，但因病人津液已亏虚，大便燥结，故此法不可。如若以其阳明腑实而攻泄，肺水仍不能清，肺气不宣，不能通调水道，小便仍不通，此计亦不成。此时，唯有开肺气，泻肺水，通腑推陈，双管齐下，方可解救病人肺喘、胃实之急症，遂投以自拟葶苈大黄大枣汤治之。方中有葶苈子 20 克，二丑 20 克，大黄 15 克，大枣 8 枚。煎煮取汁，日服两次。一剂后，病人二便通利。两剂后，病人咳喘、咯吐水沫显著减轻。三剂后，病人肚腹平坦柔软，唯脚微肿。后改用党参、白术、茯苓、山药、熟地、当归、杜仲、巴戟、草果仁、佩兰，以补肾益气，醒脾化浊调治两个月，病人已能下床，生活自理。经多次复查其尿素氮，都维持在 50～60mg/dl。

此例水肿病，出现寒热错杂、虚实并见的复杂证候，若一味攻邪而不扶正，便有虚虚之弊。若专扶其正，则邪不能解。笔者根据这些特点，按照祖国医学辨证施治的原则，急则治标，缓则治本，故而奏效。

（夏洪生.1988.北方医话［M］.北京：北京科学技术出版社：225-226.）

肾病从肝　理气病除

东宁县中医医院　乔洪涛

肝肾同源、居于下焦。为医林习知常理，在临床中，肝肾同病，屡见不鲜，肾病从肝，肝病从肾的治疗方法也有应手妙意之处。1978 年仲秋，遇朱姓男患，腰痛如折，辗转反侧，呼叫不休，上引两胁，下引少腹，胸胁胀满，欲呕不得吐，少腹拘急，二阴抽缩，时有尿感，小溲痛涩，色如米泔，大便溏泻。舌红少苔，六脉皆弦，诊为痛淋，投以八正散加失笑散。处方：木通 15 克，萹蓄 10 克，川军 10 克，瞿麦 15 克，滑石 10 克，车前 10 克，石韦 15 克，竹叶 5 克，甘草 5 克。煎汤送服蒲黄、五灵脂为散 5 克。药后疼痛不但不减，反而胸胁痛甚，药不中病，更方换药，别开径路，舍证从脉，肝脉主弦从肝治起，理气解郁、健脾清肝，投以逍遥散加失笑散，方为：当归 15 克，柴胡 10 克，薄荷 10 克，云苓 15 克，白术 15 克，白芍 20 克，延胡索 15 克，蒲黄 10 克，灵脂 10 克，生姜 3 片，大枣 5 枚，甘草 7.5 克。药进痛减，效不更方，守方六剂，痊愈康复。

该患曾因腰痛诊断肾绞痛住院两次，尿频涩痛，定为痛淋无异，八正散、失笑散不效，反致胸胁痛更甚。舍证从脉，肾病从肝治起，应用逍遥散合失笑散疗效益彰。腰乃肾之府，肾病必腰痛，肝肾本同源，同居下焦，肝脉络两胁，肾病必累及肝，肝气郁结，气机受阻，不通则痛，其病在肾，其标在肝，遵照急则治其标，缓则治其本的原则。疏肝理气，条达气机，使其气机通畅，通则不痛。

（李国清，徐阳孙. 1987. 龙江医话医论集［M］. 哈尔滨：黑龙江人民出版社：87-88.）

慢性肾炎高血压型的治疗

黑龙江省中医研究院　王铁良

慢性肾炎合并肾性高血压，目前仍是一个难治的病证。通过多年的临床体会，慢性肾炎肾性高血压，似与原发性高血压不同，一般慢性肾炎，面色多为㿠白晦暗，腰脊酸痛，小便异常，倦怠乏力等，而原发性高血压则多不见以上症状。因此，在临床上对于肾性高血压的治疗，则不必拘泥于平肝潜阳等法。慢性肾炎合并肾性高血压多属虚中夹实之证，虚者，阴精阳气俱虚是也；实者多属阴不敛阳、虚阳上亢；或久病入络，瘀血阻滞；或湿浊留连，郁久化热形成上盛下虚而产生的一系列症状。由于本病机制错综复杂，故治疗时宜详细审查。

属本虚标实，湿热内恋者多见口苦纳差、小溲黄赤，治宜清热降浊、淡渗利湿之法。药用生地、栀子、黄柏、车前、云苓、连翘、蒲公英、萹蓄、瞿麦、冬瓜皮、茅根、坤草、酒军等，服药后血压很快即可下降，症状亦能迅速缓解。这是因为清热而心火降，肺金得以清肃而肝木有制，再辅以淡渗利湿，于是湿热之邪自可解去。但是，本病系属本虚标实之证，清热之药多属寒凉，热虽清，然亦能伤害脾胃，故临床治疗时，要恰当掌握。

属虚阳上亢，上盛下虚者多见头晕乏力，腰脊酸痛、小溲清白则宜地黄饮子化裁，方用生地、山萸、石斛、天冬、五味、云苓、寸云、巴戟、远志、杜仲、桂枝、川附等，一方面滋阴补肾，另一方面桂、附温阳暖肾、引火下行，使火归水中，水火相济，上生肝木，则肝风自息。临床上多用于治疗肾性高血压则颇为有效。如果肾性高血压辨证属于上热下寒者，症见口渴喜饮，舌苔干燥，溲多清白又宜使用瓜蒌瞿麦丸加生石膏，生龙牡治之。瓜蒌根、生石膏清上热；熟附子以温下寒，如此温寒并用，疗效颇佳。笔者临床常用此方化裁治疗肾性高血压，随着症状的减退，血压亦随之下降。

属久病入络、瘀血阻滞，而致虚实夹杂者，多见面色晦暗，舌质紫赤，心悸气弱、脉象弦劲有力，临证治疗时，治以大补元气为主，并佐以活血化瘀之品，调正气血，方用补阳还五汤化裁。方中重用黄芪以补气，使气旺血亦行，祛瘀而不伤正，辅以归、芎、桃、红、赤芍、地龙活血通络，诸药合用，气旺则血行，瘀祛络亦通，诸症自愈。曾治一吴姓患者，患有慢性肾炎，肾性高血压，病史13年余，血压持续在200/130mmHg左右，曾用各种降压药物治疗，效果均不明显。病人自觉心悸气弱，面色晦暗，脉象弦劲有力，治以补阳还五汤化裁，重用黄芪，每剂50克，连续服药长达360余天，结果血压有显著下降直至恢复正常。随访一年余血压一直稳定，脉搏亦由弦劲转向柔和，肾功能亦有一定程度恢复。本方的运用，是参照王清任治疗半身不遂的理论，从而师其意用以治疗此类型高血压，以期调整上下气血之平衡，结果取得了比较满意的疗效。

（李国清，徐阳孙.1987.龙江医话医论集［M］.哈尔滨：黑龙江人民出版社：85-86.）

"肺肾同治法"治愈急性肾炎案

深圳市中医院　高　雪

2019年3月3日诊间，一郑姓8岁男童在母亲陪同下就诊。因"血尿、蛋白尿"在儿童医院留医。检查：尿蛋白（＋＋＋＋），尿潜血（＋＋＋），病理管型（＋＋），红细胞5319.20个/μL，血沉73mm/h，抗"O"2870U/mL。诊断：急性肾小球肾炎。治疗一周水肿减轻，其余无改善。因不同意肾穿刺和激素治疗而来寻求中医治疗。症见咽痛，咯脓性痰，双睑及下肢浮肿，双扁桃体Ⅲ度肿大化脓，素有慢性鼻窦炎7年，伴哮喘史。2月3日曾发玫瑰糠疹1周。查舌淡红，苔白，脉沉细无力。眼睑及双下肢浮肿。诊断：乳蛾，水肿，尿血。辨证：肺系伏邪，母病及子，肾气不摄，精微不固。遂用肺肾同治法。①针对伏邪，给予中药鼻腔冲洗。②针对精微不固，给予自创健脾益肾固涩方：黄芪15克，莲须10克，金樱子10克，桑螵蛸10克，三七5克，鹿角霜5克，小蓟10克，大蓟10克，薏苡仁10克，白茅根20克，芡实10克，覆盆子10克，川芎5克，丹皮10克，玉米须10克，甘草10克，七剂，水煎服二次。3月12日复诊：浮肿大减，咳嗽、咯痰、气喘消失，声嘶。双扁桃体缩至Ⅱ度，脓点消失，尿蛋白（-），红细胞52.9个/μL，潜血（++），抗"O"1071U/mL。守方去丹皮，加浙贝5克，又治疗3周。继续冲鼻。4月9日复诊：咽部有痰；声嘶、浮肿消失。舌淡红，苔薄白，脉滑。检查：蛋白尿、血尿完全消失，抗"O"降至729U/mL。守方去黄芪、川芎，加紫苏叶10克，丹皮10克，14剂，水煎服二次。继续冲鼻。6月16日复诊：临床症状完全消失。检查：尿蛋白（-），尿潜血（±），血沉：6mm/h，抗"O"32U/mL。临床治愈。

本例辨证思维有两个要点：其一，从西医的病理生理来看，肾炎的基本病理是链球菌感染，形成免疫复合物，损害肾小球基膜。而"肺系伏邪"恰恰就是链球菌寄生繁衍的温床。肾炎久治不愈的根本原因常常是没有解决好伏邪的问题。西医会用注射长效青霉素的方法，却忽视了鼻窦这个部位药物吸收利用率低的特殊性。其二，从中医辨证的角度看，蛋白质、红细胞均属于精微物质，之所以能随小便漏出，病机是气虚不摄。这不是六味地黄类方药能解决的问题。将肾小球肾炎发生发展的核心问题通过截断链球菌感染，修复肾损伤不能固涩的问题，而达到临床治愈的目的。这个"肺肾同治"思维模式的建立，是龙江医派"肺系伏邪"理论与现代医学肾小球肾炎病理机制的完美结合，且屡试屡验。

清心莲子饮加减治疗尿浊

黑龙江省中医药科学院　郑佳新

苏氏，男，弱冠之年，2015年10月12日初诊。其人自述溲中流沫三月，腰酸，身重，时时汗出，手足心热，嗌而口燥，舌红苔薄白，脉沉；尿液分析可见尿蛋白（＋＋）、潜血（＋）。余观其大体，素阴虚也，阴虚日久而伤气，浮于虚，肾失固摄之能则溲中流沫，此乃精微不固之故也。肾为腰府，腰脊失养则腰痛。虚身皆重而懈怠，失于固摄而致汗出。手足心热，嗌而口燥及舌脉之象皆因气阴两虚之故也。余辨之为尿浊之气阴两虚、湿瘀阻络，遂以益气养阴、利湿通络之法择清心莲子饮加味以治之：黄芪、党参各30克，茯苓20克，黄芩、柴胡各15克，地骨皮15克，麦冬20克，车前子15克，金樱子15克，芡实20克，水蛭10克，防风15克，白术20克，青风藤30克，当归20克。服药十八日后其自述初诊症皆轻，舌红，苔薄，脉沉，且其检查结果已无异于常人，嘱其继服前方以求固其效。

本案方用清心莲子饮加减，取自《太平惠民和剂局方》。黄芪可补脾气，另有消溺取清、去除蛋白之效，宜重用于溲中流沫者；党参补气升阳；茯苓淡渗利湿；柴胡、黄芩清上焦心肺之热；地骨皮、麦冬滋阴清热；车前子通利水道，渗湿泄热；芡实合以白术可益肾健脾，合以金樱子可收敛固涩；另酌加当归以补血活血，加水蛭以活血利湿；青风藤以减少尿蛋白；另有病后气不收敛，阳浮于外者，予以黄芪、白术、防风以增强机体正气，此方补气与养阴并重，清热、利湿、通络兼顾，诸药合用相辅相成。

水气病辨治举隅

黑龙江中医药大学　王　兵

2021年末，一老妪，85岁高龄，由其女代诊，患肿瘤多年，现症情平稳，刻下主诉：手足不定时轮换浮肿，小便量少而频，乏力，舌淡苔薄。该患以四肢浮肿为临床特征，故诊为水气病，临床多以头面肿或下肢肿为多见，然该患却以手足四肢交替轮换浮肿为主诉，临床极其少见。余思及《素问·生气通天论》言"因于气，为肿，四维相代，阳气乃竭"之句，顿有所悟。古今注家对此句解释颇有争议，多数注家将"气"，注解为"风"，风为阳邪，风吹水涣，故发浮肿。而同时将"四维相代，阳气乃竭"作为"寒、暑、湿、风"四时不同邪气更替伤人，造成人体阳气损伤的总结。另有一种解释，是将"气"解释为"气虚或气滞"，如张景岳云："卫气、营气、脏腑之气，皆气也，一有不调，皆能致病，因气为肿，气道不行也。"这与《素问·汤液醪醴论》"其有不从毫毛而生，五脏阳以竭也"对水肿病病因病机的认识遥相呼应，即因脏腑气虚或气滞不能运化，致使水液停留而出现水肿。此时"四维相代"当解释为四肢更替出现水肿更为合理，提示阳气损伤严重。该患手足浮肿日久，无外感因素，且见乏力等气虚见症，故辨证为气虚水停，膀胱气化不利，遂处方如下：茯苓15克，泽泻15克，炒白术15克，猪苓15克，桂枝15克，生黄芪50克，陈皮15克，升麻5克，柴胡5克，益母草30克，汉防己15克，7剂，水煎服。七日后复诊，尿量增加，浮肿明显消退。复诊稍事调整，继服7剂，仅左手浮肿一次，肿胀程度亦明显减轻。

"水气病"之名见于《金匮要略》，意在强调水气病的病机关键在于气化。本案患者为老年女性，久病正虚，处方以补中益气汤补气健脾，以五苓散温阳化气，通利小便，即"洁净府"之法，其中又暗合《金匮要略·水气病脉证并治》治疗皮水气虚阳遏证的防己茯苓汤，攻补兼施，起效甚捷。

八、脑 系 病 证

痰瘀同治话中风

黑龙江中医学院　黄炳山

中风一证，发病急骤，来势凶猛，辨证偶一混淆，救治即难奏效。历代医家论著甚多，治法极广。余临床几十年，体会中风之证，痰浊、瘀血为患甚多，而二者乃津血病变所致，津血同源于水谷精微，均属阴精范畴，且可相互转化，故在病理上可痰瘀互结，临床上痰瘀同病。对痰瘀互结之病，若单纯化痰，则瘀阻痰复生；若单纯祛瘀，则痰留血难行，均不能解其固结难分之势，只有痰瘀同治，方能二者并除不留遗患。痰瘀并治概有两种情况：一是对痰瘀互结之疾，要兼顾其演变趋势；二是对痰瘀互结之病，要痰瘀同治。在治疗中，既要避免见痰专治痰，见瘀专治瘀，不顾正气盛衰虚实之偏，又要注意置痰瘀不顾而专于补气之弊。涤痰化痰，慎用辛燥，活血化瘀，当防用药峻猛，还应视其病位、病性之异，斟酌用药，方能药到病除，应手而愈。

某患于1982年12月10日晚，适看电视之时，猝然昏倒，当时意识不清，继则语言謇涩，左侧半身不遂，昏昏嗜睡不分昼夜，唤醒须臾复眠，口干不欲饮水，舌体胖大，舌色紫暗，苔微黄腻，脉沉缓。诊断：中风（痰瘀互结，阻于经络）。立法：祛瘀化痰，开窍醒神。处方：竹茹10克，枳壳15克，半夏15克，泽泻15克，云苓15克，鸡血藤50克，红花15克，石菖蒲15克，贝母15克，坤草15克，甘草10克。服药四剂，嗜睡明显好转，左半身活动尚可，但仍觉麻木，头痛眩晕。将上方加黄芪30克，毛黄连10克。服药二剂，又据口干不欲饮水，再加石斛15克，连服四剂。诸症已除，只时而微觉头晕，将上方去石斛、毛黄连，加菊花10克，以清肝明目，共服药十四剂，患者症除而病愈。

　　本病乃阴阳失调、肝风内动之证。病人突然昏倒，意识不清，虽经治疗，肝风渐平，但痰瘀阻于经络，实难速去，故见诸症。方用半夏、贝母、云苓、泽泻、竹茹以祛痰，用石菖蒲开窍醒神，陈皮、枳壳与祛痰之品相辅，体现了"善治痰者，不治痰而治气，气顺则一身津液亦随气而顺矣"的治痰理气之法。从痰瘀之间演变趋势看，这样不但可除痰浊阴邪，还可以达到气行血行，痰化血易通的目的。用鸡血藤、坤草活血化瘀，则血畅痰易消，施以痰瘀同治。急则治其标，缓则治其本，年老正气易亏，故四剂药后加用黄芪，补气固本，助正祛邪，标本同治，其病乃愈。

（李国清，徐阳孙. 1987. 龙江医话医论集［M］. 哈尔滨：黑龙江人民出版社：38-40.）

治中风一得

大庆市中医医院　杨洁鸿

　　谈中风病因，历代医家皆有建树。本人认为"气虚瘀阻致中"亦不在少数。《素问·阴阳应象大论》云："年四十而阴气自半也，起居衰矣……年六十阴痿气大衰，九窍不利，下虚上实，涕泣俱出矣。"这说明人随着年龄的增长，气渐衰，出现了一系列衰老的现象。生活中经常可以看到老年人行动蹒跚、缓慢、二便无力。而患中风的病人，大多是老年人。气之衰，必致血液流行缓慢，则易形成血瘀气滞，气虚日久，瘀血阻滞经络而发生半身瘫痪，不仁不用。表现为突然跌仆后即见㖞僻不遂，或在第二天晨起时发现半侧肢体瘫痪，口眼㖞斜，或有短时间的意识不清，嗜睡，口角流涎，颜面萎黄或苍白，舌淡或有齿痕，或舌有青紫点，或舌紫暗，舌体歪向一侧，脉可见弦、沉、缓，滑无力。我将此类中风，辨证为气虚血瘀型，治疗使用的方剂是补阳还五汤。不过王氏原方中的当归尾、川芎、赤芍、桃仁、红花、地龙用量均小，其目的在于补气通络；我的用意是既要补气通络，又要活血化瘀。所以在运用此方时，原方中的药物用量均应增大。例如，地龙用量常为50克，其他几味药物的用量也在20克以上，而且常配合失笑散一起运用。黄芪的用量常为50～75克。

　　曾收治一赵姓男患，于九天前走路跌倒，即觉左下肢活动不灵活，行动不便。以后逐渐加重，到发病后的第五天则左半身完全不能随意活动而卧床，二便失禁，患肢不仁，语言謇涩不清，口角流涎，颜面苍白虚浮，舌质淡紫，苔白稍腻。辨为气虚血瘀兼有湿痰，用赤芍20克，川芎25克，归尾25克，地龙50克，黄芪75克，红花15克，怀牛膝30克，南星10克，茯苓30克。服药二十一剂后能自行起坐，二便有所知；三十剂则能下地蹒跚走路，并能外出大小便，肢体感觉正常；继续调理生活能自理，病得痊愈。

　　中风是十分难治的疾病，尤其是后遗症，往往要服用几十剂中药，同时还应该加强护理，定期翻身，运用针刺疗法，以及功能练习，才能达到较好的治疗效果。

（李国清，徐阳孙. 1987. 龙江医话医论集［M］. 哈尔滨：黑龙江人民出版社：74-75.）

运用益气补肾法治疗中风后遗症小议

鹤岗市中医医院　聂其霞

李某，男，58岁，工人。患者平素头痛、耳鸣目眩、腰膝酸软，血压经常在160/100mmHg左右。1984年7月10日，在工厂车间劳动时因暴怒突然昏倒，不省人事，当即送往市人民医院，以"脑出血"入院治疗。经过两个多月的治疗，神志转为清醒，但遗留中风后遗症半身不遂，于9月20日转住我院。入院时自诉头晕、耳鸣、右侧半身不遂，舌质淡红，苔薄白，脉象弦细，血压150/90mmHg。诊为中风后遗症，证属肝肾阴虚、筋脉失养，治以益气补肾养血通络之法，处方：黄芪50克，党参25克，当归20克，生地20克，寄生20克，川断20克，狗脊20克，杜仲15克，枸杞子20克，牛膝20克，山龙25克，地龙20克，鸡血藤50克，丹参25克，焦山楂20克，甘草10克，每日一剂，水煎服，早晚各服一次。连服10剂后，上下肢均觉有力。服至30剂后，上肢功能基本恢复正常，下肢可以拄拐杖行走。现已能做轻工作。

中风属于本虚标实之证，在本为肝肾不足，气血亏虚，在标则为风火相煽、痰湿壅盛、气血瘀阻。本病在神志清醒以后，多有半身不遂、语言不利、口眼㖞斜等中风后遗症，医界治疗此病一般多习用益气活血通络之法，方用补阳还五汤为主。但本病患者多为中老年肾虚体弱者，多伴有肢软乏力的症状，用此方法治疗，效果多不理想。笔者根据《临证指南医案·中风》"肝血肾液内枯，阳扰风旋乘窍"之说，结合辨证施治，运用益气补肾法治疗此病，从而收到了较为满意的疗效。

（聂其霞.1987.运用益气补肾法治疗中风后遗症二例［J］.黑龙江中医药，（6）：42.）

中风中脏腑《医略十三篇》启悟

黑龙江中医药大学附属第一医院　王玲姝

2016岁初，余于黑龙江中医药大学附属第一医院坐诊，一老翁前来就诊。余望其神情呆滞，萎靡倦怠，呼其应答含糊不清。家人言其平素贪饮肥甘寒食，偶发头晕，八日前于无人处猝然倒仆，无人知晓，待家人发觉时已逾半日，周身冷甚，遂紧急送至医院。醒后半身不遂，牵掣不舒，言语不清，口眼㖞斜，口角流涎。余诊之，详询病情，家人代述其右肢沉重麻木，不能独行。是时室中较暖，患者仍着厚衣，触之手足厥冷，小便略黄，大便干结。脉硬而紧，按之即空，尺部沉弱尤甚，舌体右偏，色淡白，苔白厚，边布齿印。一派内虚外寒之象。本拟麻黄附子甘草汤予之，又恐病重药轻，难收速效。念及《医略十三篇》言之："真中风者，真为风邪所中。证见猝然倒仆，昏不知人，或口眼㖞斜，半身不遂，舌强不能言。外见寒热等六经形证者，治以疏解风邪为主，用小续命汤加减。"患者此证恰合经旨，遂投小续命汤：麻黄12克，桂枝15克，防己30克，黄芩15克，甘草15克，赤芍30克，川芎15克，杏仁12克，附子10克，人参10，防风10克，生姜12克，水煎服。七日后复诊，精神大好，吐词稍明，舌已居中，手足略温，乏力、麻木症皆减，守原方再进7剂。

中风者，时下多从血瘀气虚，肝阳上亢论治。然本案中，患者年老，精血暗亏，内虚已极，气血皆弱，无力抗风寒之邪。脉硬而空，邪已入三阴，而表寒未解。孙思邈云："卒中风欲死，不省人事，口眼㖞斜，半身不遂，言謇不能语，亦治风湿痹痛。夫风为百病之长，诸急卒病多是风，宜速与续命汤。"其力主中风初发选用本方。故选用小续命汤加味，表里同治。方中麻黄、桂枝、杏仁、防风散寒开肺；防己利水消肿，通利关节；附子温元阳；人参大补元气；赤芍、甘草酸甘化阴，滋补阴血。全方内补气血，外散风寒，故收良效。

中风合胸痹医经启悟

黑龙江中医药大学附属第一医院　王玲姝

2018 岁末，余于黑龙江中医药大学附属第一医院坐诊，遇一中年妇人前来，余观其偏身肢体不利，步态殊甚。患者言其胸痹心痛五年余，半年前于西医医院行冠状动脉介入术后伴发中风，而后存偏身不利之症，详询病情，知其偏身手足麻木，肩部牵掣不舒，时有头晕头痛，胸部满闷，且心情不舒之时，诸病益甚，胃纳尚可，二便尚可，舌淡，苔白，脉细弱。《黄帝内经》有云"心主神明"、"脑为神明之府"，心藏神，脑为元神之府。故张锡纯言"人之神明，原在心与脑两处，神明之功用，原心与脑相辅而成"。此患素有心疾，心阳、心血本虚，经冠脉介入术复伤其心脉，损其神明，一处神明伤，则两处俱伤。是故病发于心、脑两端，而其本一也。心血大伤，内风乃生，治宜养血祛风，选方小续命汤加减：炙麻黄 6 克，桂枝 30 克，白芍 30 克，人参 10 克，苍术 10 克，白术 10 克，茯苓 30 克，川芎 10 克，当归 30 克，羌活 6 克，独活 6 克，防风 10 克，防己 10 克，炙甘草 30 克。服药 14 剂后，患者肢麻肩痛症大减，胸痛症愈，性情平和，精神好转。

中风源于心者本为不少，《内经》中早已明言，人多不察，需知心脑相通，其病亦通。该患中风偏身麻木不利，肩臂牵掣不舒，胸痹心痛，胸阳不振，清窍失养，故用小续命汤而治。此方重在养血通心，略佐祛风之品，古语曰"治风先治血，血行风自灭"，以行气活血、柔筋缓急之品相配，则中风、胸痹即达异病同治之功。方中重用桂枝、白芍、炙甘草，取桂枝汤之意，阴阳并重，且引药入心；当归养血活血，血盈肝柔，故情绪稳定平和；二术、茯苓、人参、甘草为四君子汤，健运中焦，使气血生化有源；少佐麻黄、羌活、独活、防风祛风散寒；川芎行气活血，且引药入脑。全方温阳养血，血行风消，故心脑症状皆得速效。

"阳虚邪中"话中风

黑龙江中医药大学　张诗嘉

唐代以前普遍认为中风属"内虚邪中"，其内虚为何，先贤立论不一，而余认为内虚即是指阳虚，"阳虚邪中"即是本病根本病机。

仲景之书，常读常新，其常将疾病病机以脉相代。《金匮要略·中风历节病脉证并治》言："夫风之为病，当半身不遂，或但臂不遂者，此为痹。脉微而数，中风使然。"本病病机尽藏"脉微而数"之中，仲景言："假令寸口脉微，名曰阳不足。"指出微脉即指阳虚。

清代沈明宗注此条数脉为："数者，风之数也。"说明此数脉为风邪外袭。微、数并见即为阳虚受邪，卫阳无力抗邪又与风邪相击，表现为数而无力之脉象，总结来说即是"阳虚邪中"。

后贤论治中风，特起者众，代表为刘河间之火召风入论、李东垣之气召风入论、朱丹溪之痰召风入论。然喻嘉言认为："一人之身，每多兼三者而有之，曷不曰阳虚邪害空窍为本，而风从外入者，必挟身中素有之邪，或火或气或痰而为标耶。"道出本病以阳虚邪害空窍为本、风从营卫害表为标、兼气火痰瘀不通为痹之要旨。

故在组方治疗中，应以温通阳气为本，以外散表邪为首，以祛除积滞为辅。《古今录验方》续命汤与小续命汤为我们临床常用治疗中风的有效方剂，其组成均以麻黄汤加干姜、附子之品，以治中风"阳虚邪中"之根本，再佐以石膏、黄芩、川芎、当归之品兼通痹阻之标。临床上我们可根据前人经验，以解表方加附子、干姜，再佐以通痹之品疗本病。瘀痹常加当归、川芎；痰湿为痹常加茯苓、白术；热痹常加石膏、黄芩。用药不贵繁，重在取其功。抓住其组方之理，不离温阳、祛邪，兼配行气、化痰、消瘀、清热之品，必能为后世留下诸多行而有效的方剂。

忆重证眩晕

《黑龙江中医药》编辑部　李国平

曾治一钟姓青年男患，眩晕证已匝月余，经市医院检查确诊为"梅尼埃病"，服用苯巴比妥、氯丙嗪类药物罔效。该患头晕剧烈、目眩、视物昏花、视建筑物如运动状、颈项强急、耳鸣耳聋、头胀甚，发热喜以冷水浇头，手足麻木运动不便，需架双拐方能行路，腰部酸痛，遗精。望其面色晦暗、颈项呈被动状、扭转不利，舌质淡红苔薄、脉象弦细而数，前医曾以痿证论治未效。余曰不然，此乃肾虚作眩也。《内经》云："髓海不足则脑转耳鸣。"该患恃年轻少壮，频近房帏，遗泄无度，久而肾精不足，水不涵木，乃致肝阳上亢，邪害空窍，故眩晕作矣！经云"诸风掉眩，皆属于肝"，肝风内动，风胜则动，故令项强眩晕而振振欲擗地，乃张景岳"无虚不作眩"之谓。遂以滋阴潜阳、平肝息风法为治。方药：天麻 20 克，钩藤 20 克，菊花 15 克，石决明 15 克，枸杞 15 克，山萸肉 15 克，山药 15 克，女贞子 15 克，玉竹 15 克，芡实 15 克，巴戟 15 克，牛膝 15 克，水煎，日二次服。

患者服上药五剂后，眩晕大减，行路亦较前平稳，效不更方，遂以上方增损继服十剂，诸症悉除，可弃杖行路。嘱其远离房帏，常服杞菊地黄丸以善其后。又调养月余而恢复健康，上班工作，追访五年，未曾复发。

（李国清，徐阳孙.1987.龙江医话医论集［M］.哈尔滨：黑龙江人民出版社：57.）

癫狂诊余记

《黑龙江中医药》编辑部　李国平

癫与狂，都是属于神志失常类疾病。癫病表现为沉默痴呆，语无伦次，静而多喜；狂病表现为喧扰不宁，躁妄打骂，动而多怒。故《难经》训："重阳者狂，重阴者癫。"王太朴有"多喜为癫，多怒为狂"之说，癫狂之发病，均为七情所伤，癫病多属痰气郁结，狂病多属痰火炽盛，二者临床证候虽有差异，但却不能截然分开。癫病日久，痰郁化火，可出现狂证；狂病日久，郁火渐泄，痰气留滞，亦可转化为癫证，故常"癫狂"并称。

十年前孟冬，曾遇一李姓狂证少女，其父代诉病情，小女于半月前夜间熟睡中，其兄醉酒后由外归来，急叩其门，突受惊恐。翌晨则见精神异常，怒瞪其眼，呼号叫骂，不避亲疏，毁物打人，力倍平时。经当地公社医院诊治口服并肌内注射氯丙嗪等镇静安眠药物治疗无效。近日竟通宵不寐，邀余诊视。望其两眼满布血丝，目瞪不瞬，并大声叫嚷，否认自己有病，其父以好言抚慰多时，方得勉强就诊。诊见该女舌质红绛，苔黄而燥、焦老起刺，脉象弦数有力。余认为：该女自幼丧母，其父倍加爱怜，致令性情脆弱刁怪，稍受惊恐即恐慌万状，稍不如意即怒气填膺。惊则气乱，神无所依，虑无所定，痰浊不化，积而为热，上扰神明，故该女起病急骤，诸症蜂起，中医诊断为"狂证"，乃施清热化痰、镇心开窍之法，予温胆汤加味：陈皮15克，半夏10克，茯苓15克，甘草10克，枳实15克，竹茹10克，川连15克，黄芩15克，天竺黄15克，青礞石10克，石菖蒲15克，胆南星15克，水煎，日二次服。方中取温胆汤加芩、连、胆南星、天竺黄以清热化痰，礞石、菖蒲镇惊通窍而开心气。服上药二剂后，病人情绪安定，呼号叫骂，毁物打人，目瞪不瞬诸症悉除。舌转淡红苔薄黄、脉数无力，唯觉心烦，欲外出行走，余虑其痰火未尽，即继服前方二剂，其证霍然，精神一如常人，追踪观察十年，未见复发，且已结婚生育。

（李国清，徐阳孙.1987.龙江医话医论集［M］.哈尔滨：黑龙江人民出版社：54-56.）

治 癫 一 得

黑龙江中医学院　李秀珍

癫证一病，往往较难很快治愈，医者有的从痰论治，有的吐之，有的泻之，余曾用极其简单的甘麦大枣汤治愈癫证，颇有心得。如曾遇一女，十七岁，正值高中读书，上进心颇强，偶因数学考试成绩不佳而闷闷不乐，饮食少思，渐至沉默寡言，睡间喃喃自语，忽一日其母劝其吃饭而哭笑异常，言语错乱，全家为之惊恐，遂于当地求医，经中西医治疗一年余无效，故不远千里来哈医治。某医辨为痰气郁结，上蒙清窍，投以疏肝理气、消痰醒神之品，并曾用瓜蒂等吐之，巴豆等下之，但取效不显。

综观其症，该患表情淡漠，语无伦次，动作疏懒，少卧不饥，步于街市常对不识之人以唾涎吐之，心烦意乱，甚至竟不知秽洁，面色萎黄，舌淡苔白，脉弦细。病起于求高望远，不遂其志，屈无所伸，怒无所泄而伤肝；攻读劳神，积忧思虑，损伤心脾；肝郁气急，魂无所定；脾伤升运失司，气血无源，虑无所定而志不宁；心伤，清灵无主而不明，遂发此证，加之癫病日久气血暗耗，更伤其心脾。可见本证属忧思伤脾，心脾不足，虚多实少。治疗一味开郁消痰，甚而大吐大泻，势必愈伤其神，徒伤其正，根据"久病宜守"、"肝苦急、急食甘以缓之"、"心病宜食麦""脾欲缓，急食甘以缓之，用苦泻之，甘补之"的原则，拙拟甘麦大枣汤加味，重用小麦为君，味甘微寒养心气和肝阴，徐忠可谓："能和肝阴之客热而养心液，且有消烦利溲止汗之功"，佐以甘草补益心脾、泻火和胃，大枣补脾养心、缓急柔肝。三药合用使心脾得养，肝气得和，神志安宁。又病久，七情易化火，津液不布痰浊自生。治疗欲使神机畅达，当化湿浊；欲使心神不受虚火所扰，又当清热。故加菖蒲消痰利窍而醒神；茯苓既健脾化湿，又有益神之功；知母养阴清热，郁金疏肝解郁且凉血清心。服药十剂，精神大振，睡眠可连续五小时，饮食渐增，但仍呆滞，两目无神，改用甘麦大枣汤原方水煎，以饮代茶，不拘时数，每日一至两剂，经服药月余而病证基本痊愈，现已上班工作如同常人。

以上验例说明癫狂病，有因痰火气结实证者，亦有心脾不足、肝脾不和之虚证者。治疗不可墨守成规，一概妄用导痰顺气，大吐大泻等治之。确应谨守病机，随证用药，方能应手奏效。医者不可以药味平淡，或看不出近功而遗忘其使用。殊不知平淡之中富有神奇，简单之中却有深意。药物治病不在药味之多少，价格之贵贱，而在于是否对证，此乃治病用药之要也。

（李国清，徐阳孙.1987.龙江医话医论集［M］.哈尔滨：黑龙江人民出版社：119-121.）

痫病之临证实录

黑龙江中医药大学附属第一医院　刘　丹

2019 年，小寒后 5 天，一父女经规培学生介绍前来求医。其父述其女年 12，自 8 岁起便出现发作性肢体抽搐，每次发作均呈上肢屈曲，下肢伸直状，呼之不应，持续 20 分钟后方可清醒，发作后伴头痛、疲惫感。曾多次于儿童医院、哈医大就诊，并行全面检查，结果均无明显异常，医生建议服用抗癫痫药物，因其女儿年龄较小，发作不频繁，又考虑到药物副作用，未予服用。近 1 个月，病人每日于晨起上学前抽搐发作，发作状态同前，家人万分忧虑，遂欲尝试中医治疗。余细斟其病情，诊断为痫病。痫病致病因素不外乎风、火、痰、瘀，尤以痰邪作祟。现观病人面色略暗，精神疲倦，胸闷心烦，倦怠乏力，时腹胀、呃逆，察其舌淡苔白，诊其脉弦。一派气滞痰阻心窍之象。是时，余忽想到《丹溪心法》中所云"无痰则不作痫"。遂投四逆散合温胆汤加减治之。柴胡 15 克，白芍 15 克，枳壳 15 克，清半夏 15 克，香附 15 克，生龙骨 15 克，茯苓 15 克，远志 15 克，石菖蒲 15 克，生牡蛎 15 克，陈皮 15 克，竹茹 15 克，天麻 15 克，栀子 15 克，酸枣仁 15 克，水煎服，七剂药尽，患者诸症皆好转，痫病未复发。

痫病是由先天或后天因素使脏腑阴阳失调，风火痰瘀蒙蔽心窍，流窜经络，而致气机逆乱，元神失控。然本案为脏腑失调，痰浊阻滞，风阳内动，气机逆乱，风痰蒙蔽心窍，流窜经络致病。治当祛邪补虚，以理气化痰、养心安神治本，故用四逆散合温胆汤加减治之，柴胡、陈皮、香附、竹茹、半夏、石菖蒲理气化痰；龙骨、牡蛎、酸枣仁、远志、茯苓、栀子宁心安神；白芍、天麻柔肝舒筋止痉。使痰湿得化，气机宣畅，而诸症自愈。余从医数十年，深有所感：方不在多，心契则灵；症不在难，意会则明。正所谓，辨证论治乃中医灵魂也。

从湿热毒邪辨治帕金森病的探析

黑龙江中医药大学附属第一医院　刘　征

　　2019 年，余行医遇一老人，男，家人搀扶而来，余观其左上肢颤动，不能自制，肢体僵硬，运动稍迟缓。询其病源，盖自 3 年前，无明显诱因出现左上肢震颤，于某医院就医服西药后症状暂时得以控制。近半年加重，伴左下肢乏力，嗅觉异常，服他药无效，遂来此。余望其头屑如垢，面上脂颜，其人大便秘，舌质绛，苔白厚而润，脉弦细，故辨为肝肾阴虚型颤证，兼有湿热毒邪为患。是时余想到国医大师梅国强自拟经验方"四土汤"，遂投之：土茯苓 30 克，土大黄、土牛膝、土贝母各 20 克；合六味地黄丸加减：生地、熟地各 15 克，山药 25 克，山茱萸 20 克，泽泻 15 克，牡丹皮 15 克，麦冬 15 克，五味子 15 克，苦杏仁 15克，葛根 30 克，红花、川芎、赤芍、桃仁各 15 克，三七粉 5 克，生龙骨 30 克，生牡蛎 30克，珍珠母 20 克，地龙 20 克，甘草 15 克，水煎服。西药继服。三剂，震颤减轻，大便秘结稍缓解；七剂药尽，震颤明显减轻，左下肢乏力消失，大便正常，自理能力稍恢复。予初诊方去生龙骨、生牡蛎、珍珠母，加僵蚕 15 克，再服 10 剂，西药继服。十日后，患者自述震颤症状进一步缓解，嗅觉正常。

　　"正气存内，邪不可干。邪之所凑，其气必虚"，正虚为帕金森病发病的关键，湿热毒邪为致病的重要原因，当湿热毒并治，使湿热毒邪各有其出路。梅老提出，凡湿热、痰瘀、毒邪互结者，可酌用四土汤，余根据异病同治理论及中医思维辨证审机，将"四土汤"应用于治疗早期帕金森病湿热毒邪为患。方中土茯苓清热除湿，泄浊解毒，助人排除毒物；土贝母清利湿热，入肺经，通肺气，改善患者嗅觉障碍；土牛膝补肝肾，培元气，解毒祛浊，引湿热毒邪出下焦；土大黄襄助土茯苓清热解毒祛浊，润肠腑，通腑气，治疗便秘的同时，预防此病后期导致的脑功能异常。再合六味地黄丸加减，共奏清热解毒、利湿泄浊、培本固元、补益肝肾之功。此病有"久病则瘀"的特点，故配伍活血药以活血通络，虫类药以搜风通络。"观其脉症，知犯何逆，随证治之"，充分体现了中医治疗帕金森病个体化治疗的特色优势，余深以此悟。

脑　　鸣

黑龙江中医学院　黄炳山

　　纵观古典医籍，鸣响症类有"耳鸣"、"腹中鸣"、"头响"等。后者亦称"脑鸣"，对此病虽少有报道，然临证之中却屡见不鲜。"脑鸣"一证，系患者自觉脑中有鸣响，为详察其病因、病机，余每细心观察其临床表现，空暇又常翻阅历代文献，此病古称"白天蚁"(《医学纲目》)。对其鸣响性状之描述有"状如虫蛀"(《杂病源流犀烛》)、"头上有如鸟雀之声"(《张氏医通》)，对其病因之论述有"气挟肝火"(《名医类案》)、"肝胆内风自动"(《临证指南医案》)及"头脑挟风所为"(《证治要诀》)，对其治法用药亦曾论及"如喜宜镇静之品"(《临证指南医案》)、"宜茶末吹鼻效"(《杂病源流犀烛》)。温《内经》对脑之论述，《灵枢·海论》曰："脑为髓海。"又云："髓海有余，则轻劲多力，自过其度；髓海不足，则脑转耳鸣，胫酸眩冒，目无所见，懈怠安卧。"此处只言"脑转耳鸣"，未提及"脑鸣"，然就临证所见，因肾精不足而脑鸣者，常可见到，此为因虚致鸣。余临证辨治之体会，因实致鸣者，亦不乏其人。故综前人之明训，余将本病分为虚实两类。其病因、病机归结为肾精不足，脑髓空虚；心脾两虚，清窍失养；湿痰上扰，脑失清宁；肝郁气滞，清空不利。相应治法则为滋阴补肾、补益心脾、化痰通络、疏肝解郁等。临证中其鸣响亦随虚实不同而异。虚证之鸣，多系细弱之声；实证之响，常较为洪大。

余曾遇男患张某，系某厂医生，因其过度思虑劳累，渐见脑鸣，痛苦已极，前来求余诊治。该患：脑鸣眩晕，心悸健忘，失眠多梦，乏力纳呆，舌淡嫩苔白，脉濡细。此系心脾两虚、气血双亏，窍失所养而致。遂施以补益心脾之法，予归脾汤加减，四剂而告愈。另外，尚有一类需加注意。此类病人多系情志为病，治疗之时，如单用药物，收效不显，必同时配合心理疗法方可奏效。

1963 年余曾遇见一此型患者。由于精神刺激，不久便出现脑鸣，同时伴有少寐多梦等症。患者并怀疑自己的半侧面部萎缩，西医诊断为"神经衰弱"。余在诊查时听其头部，可闻及类似物体黏着、分开的声响，又经细致分辨，其声音来自软腭后部咽壁处，系此处黏膜痉挛所致。在治疗时除给予养心安神一类药物之外，还配合心理疗法：告之此药专治其病，服后定获药到病除之功。三剂服后，果真告愈。此病尚需与"耳鸣"、"妄闻"加以鉴别。"脑鸣"、"耳鸣"两者病因、病机及鸣响上颇为相似，且有时可同时并见，然其部位不同，一在脑中，一为耳内。"妄见"、"妄闻"现代医学称之为"幻视"、"幻听"，系指没有相应之客观刺激作用于感官产生的不正常的知觉。"妄闻"表现为无人讲话，却闻及他人讲话之声音。可见"妄闻"非只是一种单纯之声响，所乃属癫、狂证之例。临证之时不可混淆。

（李国清，徐阳孙.1987. 龙江医话医论集［M］.哈尔滨：黑龙江人民出版社：36-38.）

九、气血津液病证

梅核气小议

黑龙江中医学院 李仁述

王某，女，45 岁，某厂医院医务工作者，得慢性咽喉炎半年余，自己曾用抗生素针、药治疗，但无效。1978 年 1 月 5 日求治于余，自言得病之因，爱人出国经常不在家，独生子念书不听话，由于心情不悦，引得咽中梗塞，咽中有异物感，吐之不出，吞之不下，咽干鼻热，咳痰频数稠黏，数月不愈，恐咽喉中有肿物（经 X 线检查无异常所见），因此，急于求治。观其精神萎靡不振，舌苔薄黄，咽中红肿，脉弦细而数，此为梅核气，遂处方养阴清肺汤（清·郑梅涧撰《重楼玉钥·卷上》方）加半夏厚朴汤、麦门冬汤（《金匮要略》），以清咽生津，开胸畅中，行气开郁，和中止呕祛痰之法疗之。其方药组成如下：生地 25 克，寸冬 15 克，玄参 25 克，生甘草 7.5 克，薄荷 5 克，川贝 15 克，丹皮 15 克，白芍 25 克，半夏 10 克，粳米

10 克，川朴 15 克，茯苓 15 克，苏梗 15 克，大枣 5 枚，生姜 10 克，水煎服，日二次，六剂。方中苏梗、半夏、厚朴、川贝、丹皮、茯苓行气开郁，开胸畅中，化瘀豁痰；生地、麦冬、人参养阴清肺，凉血解毒，则肺胃虚热得清，其阴得滋；薄荷宣肺利咽；白芍疏肝；甘草泻火解毒；生姜、大枣、粳米和中止呕，诸药合用，辛以散结，苦以降逆，辛开苦降，化痰降逆，则痰气郁结之证遂解。药用六剂，咽病全瘳。后以甘菊花、草决明、寸冬、胖大海、玉竹、金银花少许代茶频饮其水而痊愈。

梅核气是临床多见之症，尤以妇人多见，男人亦有，可反复发作，都由七情郁结，气滞不畅，痰气凝结所致，即《金匮要略》言："妇人咽中如有炙脔，半夏厚朴汤主之"，"火逆上气，咽喉不利，止逆下气，麦门冬汤主之"。本例即是症情相合，故可手到病除。

（李国清，徐阳孙. 1987. 龙江医话医论集［M］. 哈尔滨：黑龙江人民出版社：97-98.）

梅核气治验一得

黑龙江中医药大学附属第一医院　谢晶日

2019 年 9 月，余在门诊治一女性患者，其面色萎黄，眉头紧锁而善太息，询其病史，患者 49 岁，4 个月前与家人争吵，大怒后掩面哭泣，家人上前劝解而不效，哭后进食晚饭，饭后出现胃胀，未予以重视。当晚睡前自觉咽部异物感，胸闷，似有食团未下，遂频频饮水而不解。其家属有因食管癌而病故者，故十分焦虑，一夜未眠，次日去医院行胃镜检查，未发现异常。现症：患者自觉咽部异物感、胸闷、胃胀、食欲欠佳、反酸烧心、乏力、精神倦怠、彻夜难眠。舌暗红、苔薄白腻、脉弦滑。见闻其主诉，《金匮要略•妇人杂病脉证并治》："妇人咽中如有炙脔，半夏厚朴汤主之。"遂浮现眼前，所谓"炙脔"，即比喻堵塞咽喉中的痰涎，吐之不出，吞之不下。此病称之为"梅核气"，女性尤其多见。

观其脉症，该患者发病乃是大怒之后就餐而发病，可见肝脾二脏皆有病邪。故余摈弃世人见梅核气，多以半夏厚朴汤治疗之说法，予以余经验方治疗：柴胡 10 克，焦术 15 克，煅龙牡各 15 克，陈皮 10 克，六曲 10 克，佛手 15 克，苏子 15 克，炒黄芪 15 克，太子参 10 克，白豆蔻 10 克，草豆蔻 20 克，乌药 15 克，木蝴蝶 15 克，炙半夏 6 克，桔梗 10 克，香附 15 克，香橼 15 克，七剂，水煎服。第二周，患者丈夫陪同复诊，诉其服药后，胃胀明显缓解，第一剂服下即早早萌生困意，遂酣然大睡，一夜未醒，次日自觉咽部舒适良多，心胸宽敞，顿感中药之神奇。遂效不更方，嘱咐其继续服用一周即可停药。

《医宗金鉴•诸气治法》第一次将本病称为"梅核气"。历代医家常用半夏厚朴汤治之。然中医所遵"辨证论治"、"有是证用是方"，绝非一方通贯一病可比拟，若墨守成规，失审证求因，则违辨证论治之真义。《素问•举痛论》曰："思则心有所存，神有所归，正气留而不行，故气结矣"。且痰病的发生，与气的关系非常密切。严用和云："人之气道贵乎顺，顺则津液流通，决无痰饮之患。而气结则易生痰，而痰随气升降，故痰盛则气愈结。"故《丹溪心法•痰》云："善治痰者，不治痰而治气，气顺则一身之津液亦随气而顺矣。"故余认为此患最初的诱因是气郁，必从其病之因入手，其病理机制为肝气郁结，肺胃失于宣降，津液不布，聚而为痰，痰气相搏，结于咽喉，故见咽中如有物阻、咯吐不出、吞咽不下；肺胃失于宣降，还可致胸中气机不畅，而见胸胁满闷，或咳嗽喘急，或恶心呕吐等。气不行则郁不解，痰不化则结难散，故治以调气为主，运用柴胡剂为主方，欲解其郁，加化痰散结之品以疗其标，此即审证求因，遵辨证论治之正途。

手汗治验一得

黑龙江中医学院　李仁述

李某，男，手汗20年，一年四季均手汗不断，1978年春求治于余，当时观其面色萎黄，精神萎靡，体质瘦弱，小便赤，大便干，此为阴阳俱虚之汗症，故于诊脉时该患手背时溅溅然汗出不止。《内经》曰："心之液为汗。"《素问玄机原病式》曰："心热则汗出。"李东垣亦曰："湿热相搏为汗。"由此知上述诸症为阳虚重于阴虚之汗症，故以滋阴泻火助阳止汗之法，用东垣《兰室秘藏·自汗门》方，当归六黄汤加减，其方药组成：当归15克，生地黄15克，熟地黄15克，黄柏15克，黄芩15克，黄连15克，黄芪25克，麻黄根10克，附子5克，二剂，水煎服，日二次。遂手汗大减。

方中以当归、生地黄、熟地黄滋阴养血；黄柏、黄连、黄芩清热泻火；黄芪益气固表；麻黄根配附子引诸药走肌表助阳而固腠理，功效极高。又用四剂，遂汗止而痊愈。此当归六黄汤止汗之圣药也，虞抟《医学正传》曰："心虚冷汗自出者，理宜补肝，益火之源以消阴翳也。阴虚火炎者，法当补肾，壮水之主以制阳光也。"

（李国清，徐阳孙.1987.龙江医话医论集［M］.哈尔滨：黑龙江人民出版社：98-99.）

顽 痰 巧 治

牡丹江市中医医院　王德光

痰证是因痰所产生的多种病证。其中一些系疑难怪证。王隐君曾指出："痰之为物，随气升降，无处不到……或背心常作一点冰冷。"这种背心局部冰冷即属于顽痰怪证之一，往往非一般理气化痰、通经活络之品所能奏效。必要时，需用甘遂、大戟、芫花等逐水药以荡涤之。此等药物快利通下，能搜剔顽痰巢穴，尽管顽痰潜伏于皮里膜外，或胶着于经络之中，只要正气尚充，多能一鼓而下，痼疾随之而愈。但因药性猛峻，非体实痰饮内积者，不可妄投。因而峻下逐水药用之者日少。其实，有病则病受之，用之得当，常能收桴鼓之效。

吾曾治单某，因郁怒日久，常觉脘闷胁痛，纳呆泛酸，头晕耳鸣，失眠乏力。诊其脉弦而沉，舌赤苔薄黄。予疏肝理气、健脾和胃之品调理之。月余，诸症逐渐缓解，惟觉左背寒冷如掌大。初起尚不介意，两个月后局部冷感难以忍受。吾用丹溪"郁痰则开之"之法，予疏肝解郁、化痰通络之剂治之。月余患者寒不减。其人身躯略肥胖，脉沉滑，舌淡苔薄白，余反复斟酌，以上治法本无差错。其所以无效，是因药力尚微，此时非攻下逐痰之猛剂，不足以触动久着经络之顽痰。于是用煨甘遂细末2克，装胶囊内，命其晨起空腹时一次顿服，连服三日，并嘱患者如症状缓解则停服。三日后患者来诊，自云首次服药后，腹泻约十余次，背部寒冷感顿减；第二、三日服药后泻下虽不似第一日之频繁，但左背局部之冰冷感已完全消失。

峻下逐水，多用于结胸、臌胀、水肿、癫痫等证，很少施之于"痰郁停滞"者，但当化痰通络之剂无效，患者体质不明显虚弱时，也可用甘遂之类攻下之。《素问·五常政大论》曰："大毒治病，十去其六，常毒治病，十去其七。"此患者服第一剂后，症状已明显缓解，本应停后服，以免伤及正气。然据余临床观察，初服甘遂大便次数均增多，至于连续服用能耐受之，不必多所顾虑。病去后，只要患者不虚，无须再用补剂，"糜粥自养"自能恢复。

（夏洪生.1988.北方医话［M］.北京：北京科学技术出版社：108-109.）

悬饮证治一得

黑龙江中医学院附属医院　郑玉清

患者孙某，女性，年26岁。两年前曾患肺结核，经治疗后痊愈。1975年4月自感恶寒发热，咳嗽头身疼痛。某医按感冒治疗，恙情减轻。数日后突发胸痛，痛势难忍，短气不得卧，咳嗽转侧痛甚。诊断为"结核性渗出性胸膜炎"。经治半个月无疗效，而且证情日益加重，故来求治于中医。症见：患者胸胁胀痛，痛引缺盆，咳嗽短气不得卧，面色晦暗，大便干，小溲短赤，舌质红，苔微黄。辨证为悬饮，治以峻下逐水法，方用十枣汤治之。以枣煎汤，以药为面，用汤送药面四分，日一次内服。服药半小时许，患者自觉腹中肠鸣，继则出现微痛感和吐泻，呕吐2~3次，腹泻水样便4~5次。遂减药量每日0.5克，继服三日停药，嘱以米粥调养。数日后胸部摄片对比，治疗前胸腔积液在第4肋间，治疗后胸腔积液完全被吸收。

《金匮要略·痰饮咳嗽病脉证并治》："饮后水流在胁下，咳唾引痛，谓之悬饮"、"脉沉而弦者，悬饮内痛"、"病悬饮者，十枣汤主之"。悬饮一证，或由外感所致，或由内伤所致，三焦气化失职，水湿停留于内，聚为痰饮。由于饮邪停留的部位不同，而形成不同的证型。此证乃水饮停留于胸胁，因水湿停留，气机阻滞，则胸胁疼痛，肺居胸中，其气清肃下降，今水湿上迫于肺，肺气宣降失职，故咳嗽短气甚则不得卧。仲景方后注谓："得快下利后、糜粥调养。"其意为一以补谷之气；二以防邪之复作。此乃仲圣制方论治奥妙之处。吾三十年来尊医圣之意，治此疾甚多，无不应手取效。

（夏洪生.1988.北方医话［M］.北京：北京科学技术出版社：116-117.）

以温药和之治痰饮的辨证法

黑龙江中医学院　孟庆云

仲景以"温"、"和"二字为纲治痰饮的方法，是深具辨证法思想的。从病机上讲，痰饮是阳气不足，水停寒聚，当用温药发越阳气。但痰饮又系本虚标实之证，不可纯用温补或过于温燥，否则饮热相搏，煎为稠痰，耗伤正气，造成张子和所说的"温补反剧"的结局。故在诸治饮剂中，除每在用麻、桂、参等助少火之品之外，又用行气消导之药，还常用细辛合五味子取一散、一收之功，共同达到振奋阳气以扶阳，开发腠理以发汗，化气行水以利尿的作用。这种以温药和之的方法，见痰不治痰，有条件地使用温药，既化饮又给邪以出路，补中有消，温中有行，开中有阖，是运用辨证法思想组方的一种艺术。仲景此法导源于《内经》。《素问·阴阳别论》说："阴之所生，和本曰和。"阴可以生阳，阳本于阴，阴病用阳药调节，阴阳平衡即是"和本曰和"。《内经》的此种论述又渊薮于先秦诸子的"保合大和"的思想，如《老子》第四十二章曰："万物负阴而抱阳，冲气以为和。"第五十章又说："知和曰常，知常曰明。"皆含有对立统一的认识。《内经》只有论治阴阳的一般原则，尚无痰饮之名，只有积饮。仲景运用了《内经》的原则，通过药物的巧妙配伍，灵活地加减化裁，确立了20首治痰饮之方，并以小青龙汤、苓桂术甘汤、肾气汤三方，分别从肺、脾、肾三焦论治痰饮，开后学之蒙瞆。

继仲景之后，历代学者对温药和之的方法，不断地加以继承和发展。例如王叔和在《脉经》中有肾寒多唾之说。至薛立斋演为补肾治痰。陈言《三因极一病证方论》中有三因皆致痰饮之论。李东垣依小青龙汤法创参苏温肺汤。明代张景岳创金水六君煎，治肾水不足的痰饮咳嗽，打开了惧地黄腻膈生痰之禁约。清代叶天士除提出了内饮外饮之论外，又依仲景之理，发"通阳不在温，而在利小便"的粹论。之后吴鞠通又在《温病条辨》中提出了热饮及饮家渴、饮家阴吹的辨证。近人岳美中用真武汤治尿毒症，刘渡舟受陈修园注苓桂术甘汤为"脾虚而肝乘之，故逆满"的启发，用白芥子易白术，以协桂枝疏肝下气，开凝消饮，疗痰饮挟气之嗳气胀眩证。在北方，用治痰饮诸方治肺心病，均获较好疗效。在继承中发展，这本身就是辨证法。张仲景继承发展了《内经》，我们何以不应该继承发展张仲景的治疗经验呢！

（夏洪生.1988.北方医话［M］.北京：北京科学技术出版社：118-119.）

温补兼行治肾消

哈尔滨市道外区人民医院　李佐卿

肾消病（下消），其主证相当于现代医学所称"尿崩症"又称"无糖糖尿病"。本病见有狂渴、多喝、多尿。当然，中西医的病名无法对号入座，更不要牵强附会，但从肾消病与尿崩病二者主症来看是相同的。余在祖国医学的四诊、八纲、理法方药辨证论治的原则指导下，对肾消治疗颇有体会。曾治一患，王某，心烦热、口渴、日夜饮水量约为6000ml，排尿量7000～8000ml，日夜20多次。下腹痛，眩晕，头痛，体重减轻。颜面黧黑，晦暗，耳轮瘦瘦，精神萎靡，营养欠佳。舌体胖嫩，质淡，光滑润无苔，声音低沉。诊脉两寸关沉细，两尺微，右尺尤甚，按之欲绝，肌肉羸瘦。化验：尿蛋白（-），尿糖（-），尿比重1.00。脉证合参，确属阴阳两亏虚寒征象。然而主症口渴引饮，口干胃热难忍，在治疗上，如骤用温补益阳之品，实有顾虑，不敢妄投，故舍脉从证，先拟以大补肾阴为主，佐以养胃生津液为辅。处方：熟地50克，生山药40克，山萸肉30克，泽泻10克，丹皮10克，金石斛25克，水煎300ml，早晚分服，连服6剂。自觉口渴轻，饮水量减2000ml，但小便反多。知是内里未清，给药未能恰如其分。该患者脉沉主里主寒，细主阴弱，微主阳弱，右尺尤甚者，乃命火衰惫而失治。凡火交于水，即化为气，命门之火，在下蒸水，上腾为气，气化为津，何患之有，病人的脉症，确系阴阳两虚，气寒水冷，水不化气而成，只补阴未兴阳，所以小便反多。

正如《金匮要略》消渴门中记载"男子消渴，小便反多，以饮一斗，小便亦一斗，肾气丸主之"的论证为依据，医圣提示男子易房劳伤肾，久之致精气虚衰、阴阳两伤，立法是从阴中温养其阳，于水中补火，使肾气上蒸生化津液，所谓用阴和阳、用阳和阴、补肾止渴原理。依前方补肾阴，填精、益髓方基础上，去苦凉的花粉，甘凉的麦冬。加入补中气升阳气的生黄芪 30 克，壮元阳补相火，加振动肾气的川附子、肉桂各 7 克，连服四剂，饮水量和排尿量渐减少，病情有起色。根据病情好转，前方附子、肉桂各 15 克。服 18 剂后，症状有明显好转，脉由沉细微而转现沉滑无力。效不更方，将附子、肉桂又改为各 20 克，熟地 75 克，山萸 50 克，枸杞 50 克，生黄芪 50 克，大剂量追治之。连服 32 剂后，诊脉沉缓滑有神，颜面黧黑消退而有光泽，饮水量 600～700ml，排尿量 700～800ml，每日排尿 4～5 次，化验示尿比重 1.015，体重增 12 斤，诸疾均消。

（李国清，徐阳孙.1987. 龙江医话医论集［M］.哈尔滨：黑龙江人民出版社：42-43.）

疝 症 小 识

齐齐哈尔市中医医院　陈景河

1970 年春，诊六十老妇徐氏，患"疝症"，始于播种时横骨上缘生一硬物，初未介意，而自下向上发展甚速，五月至脐，七月至鸠尾，直径约 3cm，目视之、手触之，均如木棍竖埋于皮中，俯腰不得，如厕颇艰，兼觉腹中如有虫走，似麻非麻，似痒非痒，胃中堵塞，纳少，便结如羊矢。经外科医师与解剖学教师会诊，认为病居肌层，究属何物不详。余曰：疝积。《医宗金鉴•妇科心法要诀》所谓"突起如弦疝症名"是也，乃痰食气血与寒气相搏而成。治以消积软坚温经理气之法，投桂枝加大黄汤加减，药用白芍 50 克，桂枝 15 克，大黄 15 克，芒硝 5 克，三棱 20 克，文术 20 克，姜黄 15 克，莱菔子 10 克，甘草 10 克，生姜 25 克，大枣 10 克，先后加减出入。患者服二十七剂，肿物消失，别无不适。追访十五年，未见异常。余青襟业医，今已垂暮，本病亲经目睹者仅此一例，近世医学刊物亦未见报道。唐代《外台秘要》载："悬于腹，近脐左右，有一条筋脉杠起，大者如臂如筒，小者如笔如指如弦"，即指此症。以此症绝少，余故录之，以备研讨。

（夏洪生.1988. 北方医话［M］.北京：北京科学技术出版社：200-201.）

甲亢临证一得

黑龙江中医药大学附属第一医院　杜丽坤

余出诊时曾遇一中年男患于诊室前喧哗吵闹。唤其入室，只见此人面红耳赤，双目圆睁，汗出目赤，情绪激动，请其坐，待平复后，询其缘由，乃道：近一月双目肿胀不适，家人见其双目有突出之势，遂陪伴其于眼科就诊。眼科医生查其端倪，见其颈项肿胀、双目圆瞪，遂荐其就诊余科，其误以为医生推辞，情绪骤然激动，喧哗吵嚷。余释其眼科医生无误，并嘱其端坐，望其大体，其人双目高突、转侧不利，而无眼痛难忍、视力骤降、热泪如汤之症，非《世医得效方》所云"突起睛高，风毒流注五脏，不能消散，忽然突起，痒痛热极所致"之骤起急症。详询病情及其近期变化，方知该患平素性情内向，近一月忽性情大变，急躁易怒，神情躁动，动辄吵嚷，甚则肢颤。余观其面色红赤，自述心烦不寐，汗出身热，常口干苦，舌红苔黄，脉弦数。皆为实热上炎之象。余觉其证甚合《世医得效方》中"轮硬而不能转侧，此为鹘眼凝睛"之语，《银海精微》所云之"因五脏皆受热毒，致五轮振起，坚硬不能转运，气血凝滞"与本证病机恰有相合之意。斟其证，余投龙胆泻肝汤合当归六黄汤加减：龙胆草15克，柴胡20克，白芍15克，生地15克，当归15克，栀子15克，牡丹皮20克，牛蒡子15克，泽泻15克，黄芩10克，黄药子15克，夏枯草15克，女贞子10克，益母草10克，青葙子10克，甘草10克。三剂尽，患者肝火上炎所致诸症大有改善。

因《素问·金匮真言论》有云"开窍于目，藏精于肝"，是为皆起于肝。该患内向压抑，长期情志失疏，致肝气郁滞，气滞故而血行不畅形成血瘀，气血痰壅于颈前以成瘿肿，气郁日久化火，肝火上炎于目遂致眼球突出。是以从肝论治，故用龙胆泻肝汤合当归六黄汤加减，其中龙胆泻肝汤清泄肝胆实火，当归六黄汤滋阴降火。方中白芍平抑肝阳；益母草、丹皮清肝火解毒；配合牛蒡子散热利咽消肿；黄药子消瘿散结，凉血降火；夏枯草平肝潜阳，清肝降火；女贞子增养阴之功；青葙子清肝明目。肝火得降，气疏热清则目明性平，海晏河清。

甲亢从脾论治

黑龙江中医药大学附属第一医院　杜丽坤

余友人之堂兄，忽见肢软无力，渐进加重，以致上肢不能上举，下肢蹲立困难，有碍起居，因友人与余关系密切，遂求助余。痿证多由感受温毒所致，询其病史，并无低热不解或高热不退之温热毒邪侵袭之象，可知非《素问·痿论》所云之"五藏因肺热叶焦发为痿躄"，亦无久处湿地或冒雨涉水、跌仆损伤之史。细询病情，方知患者久病甲亢，服治甲亢西药两年余，其症稍有好转，仍有双目不适、持物手颤、汗多乏力甚、心悸气短、纳差便溏之症。余观其面色萎黄无华，抬睑稍无力，舌淡苔薄白，脉缓，皆为脾胃虚弱之象。余觉其症与《素问·太阴阳明论》所云"今脾病不能为胃行其津液，四肢不得禀水谷气，气日以衰，脉道不利，筋骨肌肉皆无气以生，故不用焉"之语相合。朱丹溪于《局方发挥》中亦言"脾伤则四肢不能为用，而诸痿作矣"，与本证病机有相同之意。细酌其证，余投补中益气汤加减：黄芪50克，白术30克，党参30克，葛根30克，当归15克，升麻10克，柴胡10克，玄参15克，生地15克，熟地15克，山慈菇10克，陈皮10克，砂仁10克，苏梗10克，甘草10克。七剂尽剂，该患肢软痿弱不用之症明显好转。

因《素问·痿论》曰："阳明者，五脏六腑之海，主润宗筋，宗筋主束骨而利关节也。"是以诸证皆源于脾。该患由于诸多病因致使气痰瘀壅结于颈前而发为瘿病，肝气郁结日久，伤及脾胃，肝、脾二脏同病。肝阴不足，肝血不能濡养筋脉肌膜，致使筋脉痿软无力；脾主四肢肌肉，脾气虚弱，生化之源不足，气少血虚不能充养肌肉，故见四肢无力、肌肉萎缩。因而本证从脾论治，亦不可忽略起病之源——肝。故投补中益气汤加减，方中重用黄芪以补中益气、升阳举陷；白术、党参、甘草益气健脾；葛根、柴胡、升麻、苏梗升举阳气；当归养血合营；玄参、生地、熟地益气养阴；山慈菇理肝散结；陈皮、砂仁理气健脾和胃。脾胃之气充盈，肝气得疏，气血津俱足则筋脉柔软，关节滑利，运动灵活。恰合"治痿独取阳明"之法。

真阴不足治验

哈尔滨医科大学附属第一医院　钟育衡

1945 年治疗一例真阴不足证。患者姓王，39 岁，一年内流产三次。三次流产有一个相同的过程，怀孕后 40 天左右便终日骨蒸发热，神疲身倦。先后请几位医生诊治，服用许多寒凉药物与养血安胎药物。治疗后患者病情非但不减，反而加重，逐渐发展到病人身无半缕，裸体躺在土地上，以求借土地之凉，缓解骨内之热。直到孕后两个多月流产，疾病才不药而"愈"。第四次妊娠近四十天，患者又出现骨蒸发热，来请我诊治。当时，主症是形体瘦弱，似睡非睡状态，面色微红，身似壮热，皮肤不热，脉象沉细滑数，舌质深红，少津，无苔。余认为这是真阴不足之证。本例真阴不足的原因，考虑有两条：一为平素阴虚之体；二与妊娠有关。两者是相互联系的。原本阴虚，多次妊娠进一步消耗阴血，阴虚加重，胎儿失去生长发育的物质基础，造成连续流产，更加耗伤真阴。

参考前车之鉴，用寒药热不退，正如《素问·至真要大论》所说的"诸寒之而热者取之阴"的真阴虚证。病人似壮热而皮肤欠温；但有欲寐，无神昏谵语；脉沉细滑数，不见洪大；舌红无苔，没有黄苔芒刺。这些证候也证明是阴虚之象。真阴不足，阴阳不相平衡，因而产生骨蒸发热。此热乃是由于真阴虚，非寒凉药所能取效，只有大补真阴，才能达到治疗的目的。于是取大补阴丸化裁：大生地 50 克，大熟地 50 克，盐黄柏 25 克，盐知母 25 克，炙龟甲 60 克，炙鳖甲 50 克，山萸肉 15 克，枸杞子 15 克。方中龟甲能通任脉而滋养真阴，鳖甲可达肝血且清除虚热，两味又具潜阳作用，使阴阳达到平衡，在本方作为君药。然而两药又能破积、消癥、软坚。为了避免伤害胎儿，据古人"久煎取其味，可增强补益功效；轻煎取其性，能加强行散作用"的经验，采用了先煎龟甲、鳖甲两小时，再下其他药物煎半小时，取汁，分两次温服。

服一剂，病人热势稍减，能够正常穿衣盖被。又服四剂，热尽退，精神好转，饮食增加，直到足月分娩，没有出现异常现象。生一男孩，身体壮实，聪明伶俐，没有任何先天疾病。

（夏洪生.1988.北方医话［M］.北京：北京科学技术出版社：217-218.）

"再障"从肾论治小议

黑龙江中医学院　段钦权

曾治一男患，在本市经两大省级医院确诊为再障，用中、西医多种疗法治疗八年疗效不显。来诊时，病人表现一派肾阳虚证候，腰膝酸软，形寒肢冷，精神萎靡，头晕耳鸣，面色苍白，舌质淡，苔薄白，脉沉细无力。血常规：血红蛋白 35g/L，红细胞 $1.6×10^{12}$/L，白细胞 $1.24×10^9$/L，分叶 30%，淋巴细胞 70%，网织红细胞 0.5%，血小板 $26×10^9$/L。拟温补肾阳、益气填精法，投贫血 10 号口服。处方：红参、山药、熟地、丹皮、山萸肉、蛤蚧、海马、鹿鞭、狗肾、白芍、茯苓、泽泻、枸杞、菊花、怀牛膝、鹿茸、驴肾、五味子、鸡血藤、淫羊藿、砂仁、制附片，诸药共为细面，炼蜜为丸，每丸三钱重，每次一丸，日三次口服。病人坚持服药半年后，面色红润，体力恢复，可坚持日常工作，血常规化验中除血小板偏低外，余皆正常。

二十余年中收治再障百余例，临床实践中观察到，对于肾阳虚型治用补肾助阳的药物，在改善症状的同时，又能刺激骨髓造血，可有效地纠正贫血状态。尤其是动物药中血肉有情之品，补肾填精的作用强，生血之力大。而肾阴虚型的病人，临床上易现发热，且多有出血倾向，用滋补肾阴的药物奏效艰难，但对于再障阴虚发热及出血阶段的治疗，以及促进向肾阳虚方面转化也同样重要。"阳虚疗效较佳，阴虚疗效较差"，这种认识，对再障的治疗与预后是有一定意义的。

（段钦权.1986."再障"治肾一例治验 [J].黑龙江中医药，（4）：47.）

"灯笼病"治验

黑龙江中医学院 吴惟康

灯笼病，又称心里热。王清任《医林改错》曰："身外凉、心里热，故名灯笼病。"余在临证时，曾治一患者，自述患病十余年，心中烦热，且阵阵全身烘热，上冲牙齿，夜间尤甚，但触体并不热，略有凉感，夜不能寐，大便时稀，两胁胀痛。屡用滋阴清热药不效，而每服舒肝丸则自觉稍舒，但诸症不除。望其舌苔薄黄，舌质暗红，脉沉弦而数。诊毕，余处方为：柴胡 10 克，赤芍 15 克，桃仁 10 克，红花 10 克，川芎 10 克，生地 15 克，枳壳 15 克，桔梗 10 克，牛膝 10 克，当归 15 克，青皮 15 克，竹叶 5 克。二剂，水煎服。是时学生问道：何以用血府逐瘀汤治之？余曰：若诊此证为虚热，则愈补愈瘀，诊为实火，则愈凉愈凝。该患者虽夜间心中烦热，全身烘热，似阴虚火旺，应服滋阴降火之品，但其不效若何？若确为阴虚，服辛燥之舒肝丸，势必致火势更焰，病情益重。但每服之却觉舒。此非真阴不足可知矣。再望其舌质暗红，为有瘀血之象，说明此证是气郁日久，血行不畅，而成血瘀。故仅以疏肝理气之品，则虽肝气疏而瘀血不除，故病不愈。因此应投用活血祛瘀之剂，内加竹叶一味，促进邪热和瘀血从水道排出。数日后，患者喜告，服上方二剂，已不热，夜寐得安，惟仍觉两胁胀痛，望其舌质已不暗。此瘀血虽去而气郁不除，应侧重疏肝理气。处方：柴胡 15 克，清半夏 10 克，元芩 15 克，桂枝 10 克，云苓 20 克，党参 15 克，龙骨 10 克，牡蛎 20 克，甘草 10 克，生姜 5 克，大枣 3 枚。四剂，水煎服。患者服此方四剂后，胁已不胀痛，精神大爽。余嘱其注意情志调摄，并服用十袋逍遥散，以竟全功。

（夏洪生.1988.北方医话 [M].北京：北京科学技术出版社：88-89.）

瘀血不去　血难归经

黑龙江中医学院附属医院　孙伟正

　　血证乃内科常见病证之一，其病因病机不外乎火热动血、阴虚火旺及气虚失摄三途，治疗不离泻火凉血、滋阴降火和补气摄血三法。

　　余于临证中发现，有部分患慢性原发性血小板减少性紫癜之血证病人，虽累进泻火凉血、滋阴降火之剂，迭服补气摄血、健脾统血之方，乃至上述几法轮番使用，或微见其效，日后复故；或病情加剧，出血更甚。而观其病员肌肤瘀斑常呈青紫，面色亦多黯黑，毛发枯夭无泽，白睛常布有紫色血丝，下眼睑青黯，舌紫有瘀点，脉非细即涩。此乃一派瘀血在内之象。以泻火、滋阴、补气之法治疗血瘀之血证不符病机，难以取效。或云："以活血化瘀法治出血是治中大忌。"但细查古代医家有关论述，则不以为然。如明代医家缪仲醇《先醒斋医学广笔记》曰："宜行血不宜止血"，"无论清凝鲜黑，总以去瘀为先"。王清任更创活血化瘀数方治疗血证，其力主对患血证之人，无问火热虚寒，皆以活血化瘀之法治之。此乃为"有故无殒，亦无殒也"。

　　余曾治一慢性原发性血小板减少性紫癜患者。该患者因反复肌衄、鼻衄、齿衄两年余，最近病情加剧而入院。查其呼吸、血压、脉搏皆正常。皮肤有多处瘀点、瘀斑，两上肢亦有数处直径大于 10mm 的出血斑，部分瘀点瘀斑融合成片。右眼白睛有黄豆大小出血斑一处，口腔右颊黏膜有花生米大小瘀斑一处，牙龈多处渗血。但再查病员之瘀斑青紫，两下眼睑青黯，舌质淡微紫，脉细。查其血小板 $22×10^9$/L，出血时间 5 分 30 秒，凝血时间正常，24 小时血块退缩不佳，毛细血管脆性试验呈阳性。骨髓穿刺检查符合原发性血小板减少性紫癜之变化。该病员曾在外院服清热泻火、滋阴凉血和补益心脾方药数剂不效，如再进犀角地黄、六味、归脾之类，亦是徒劳无益。按四诊所得，该患瘀血之征明显，遂以活血化瘀为主治疗。处方：鸡血藤 15 克，丹皮 15 克，茜草 15 克，当归 15 克，大枣 10 枚，茅根 15 克，旱莲草 20 克，三七粉 5 克（冲服），仙鹤草 20 克，焦山栀 15 克。患者连服上剂一周，病情好转，出血减轻，皮肤瘀斑开始吸收。原方去仙鹤草、茅根、焦山栀，再加活血化瘀之丹参、赤芍各 15 克，继服二十剂。复查其血小板已升至 $160×10^9$/L，出血时间 30 秒，24 小时血块退缩时间正常，毛细血管脆性试验阴性。病人痊愈出院，随访五年余，未见复发。

　　以活血化瘀法治疗出血证，乃为祖国医学的一种反治法。内有瘀血，血脉阻滞，流行不畅，可致血溢于外。此乃"瘀血不去，血难归经"之故。因之，理应遵循"血实宜决之"之法治疗。但有一言相告，用活血化瘀方法治疗出血证，必具有瘀血特征。

（夏洪生.1988.北方医话［M］.北京：北京科学技术出版社：366-368.）

孟广奇用血府逐瘀汤治疗发热小议

黑龙江中医学院　程宝书

　　张某，男，42 岁，工人，哈尔滨人。就诊日期：1980 年 3 月 13 日。患者午后发热已三四年，自觉热如火燎，扪之灼手，且伴有头痛。平时总爱生气，难以控制自己的情绪。夜来难寐，睡中梦多。每到后半夜，热自消退，头痛亦止。发热头痛时，服退热止痛药片，仅能缓解片刻，药力过后，症状如归。脉象弦而涩，舌暗红有紫斑。孟老诊为血瘀发热，头痛，用血府逐瘀汤加味治之：当归12克，生地12克，桃仁10克，红花10克，枳壳10克，赤芍12克，柴胡6克，桔梗6克，川芎15克，牛膝10克，甘草3克，白薇10克，丹皮10克，青蒿10克，地骨皮10克，蔓荆10克，水煎服，每日一剂。三剂低热退，六剂痛止，继用血府逐瘀汤去桔梗、牛膝，加陈皮、丹皮、白薇、青蒿、地骨皮善后。连用10余剂，痛不再发。

本例因情志抑郁，气机不畅，日久则气滞血瘀。瘀血凝聚则营卫不和，故发热。据王清任之临床经验，无表证、无里证、无气虚、无痰饮等症，忽犯忽好，百方不效的头痛；用安神养血药治之无效的夜不能睡；夜睡梦多等，均为瘀血作祟。本案用血府逐瘀汤澄本清源，用白薇等四味治标退热，用药最为合拍，疗效不同凡响。

（程宝书.1982. 孟广奇老中医治疗低热验案四则［J］.中医药学报，（4）：33-34.）

血证刍议

黑龙江中医学院　秦书礼

血证者，泛指失血诸证也。失血诸证乃血不循经，上溢于口鼻等窍；下出于二阴或渗于肌肤者，统称为血证。由于血证所涉及的脏腑和部位各异，故有吐血、咳血、衄血、下血及肌衄等名称。虽血证原因甚多，但临证如能辨清寒热虚实，酌取温凉补泻之法，审慎标本缓急，可决急治缓图，为治血证之要也。余遵循辨证施治的原则，运用中医中药之原理，施治血证多例，疗效均感满意。

曾治一女患邹某，1968年盛夏，在颈部和左上臂发现针尖样大小不等的出血点，半个月后，面、胸、腹、四肢先后出现块状紫斑。一日，忽然鼻衄并伴有齿龈出血，月经淋漓不止，且量多，色淡。自述身倦，头痛，目花，口苦咽干，溲赤便秘。经化验检查：红细胞 1.8×10^{12}/L，血小板 40×10^9/L，余无异常，诊为原发性血小板减少性紫癜。因治疗不效，做了脾切除术。近日来，鼻衄、齿衄加重，查血小板为 30×10^9/L，转请余治。视其面色㿠白，贫血外貌，急性病容。查鼻、齿龈和口腔黏膜均有出血点及散在性小块溃疡面。观其皮肤紫斑部，小者如小米粒，大者如黄豆，其色泽暗紫，陈旧斑为黄色。望舌质淡苔薄白根黄少津。触及紫斑不隆起，按之不褪色。综观病史，四诊合参，此女病程较长，发作与缓解呈交替出现，切除脾脏后症状未见改善，且鼻衄、发斑、月经淋漓不净、血小板下降等症状均明显恶化。余思此疾，首因劳作伤神，损及脾气，脾不统血；又由于阴虚火旺而致血热妄行。治当养阴清热，凉血止血，急则治其标也。拟犀角地黄汤增味为治。处方：犀角（水牛角代）10克，生地25克，生石膏10克，生柏叶20克，龙齿10克，当归15克，黄芩15克，仙鹤草15克，阿胶15克（烊化冲服），丹皮10克，赤芍15克，生牡蛎25克。嘱其每日水煎服一剂。进药七剂后，鼻衄、齿衄明显好转。又按上方进药十剂后，衄止。新斑仍有少量出现。根据缓则治其本的原则，继以归脾汤加减用药，以补脾益肾，益气生血之法。经九个月的治疗，病人已康复上班工作。

余对出血证之治，遵景岳："盖脾统血，脾气虚则不能收摄，脾化血，脾气虚则不能运化，是皆血无所主"，因而"脱陷妄行"之理，先以养阴清热，收敛止血为主，后行补脾益肾以决缓图，而使症消病安。

（李国清，徐阳孙.1987.龙江医话医论集［M］.哈尔滨：黑龙江人民出版社：35-36.）

扶正祛邪法治紫癜病

黑龙江中医药大学附属第一医院　王金环

2014 年，一老年女性因肌肤紫斑、鼻衄、齿衄反复发作 10 余年，加重 4 天就诊。观其面色无华，皮肤散在紫斑，血常规示血小板减少。详询其病情，该患 10 年前无诱因出现皮肤紫斑、鼻衄、齿衄，经骨穿刺诊断为"原发性血小板减少性紫癜"，予西医常规治疗，多年病情反复，4 天前外感后上述症状加重。本病属中医学"紫癜病"范畴，该患素体禀赋虚弱，脾气虚损，气虚卫外功能失常，故易受外邪侵袭而外感。脾虚不能摄血，血溢于肌肤脉络之外而为紫斑；脾虚运化无权故食欲不振；脾主四肢，脾虚故四肢乏力。该病为本虚标实之证，病在脾胃、肌肤，证属脾虚失摄，气不摄血之证。孙伟正教授予归脾汤加减：党参、炒白术各 15 克，黄芪 50 克，甘草 20 克，白茅根 30 克，大蓟 20 克，小蓟 20 克，白及、侧柏叶、藕节、仙鹤草、三七粉各 15 克，大青叶、板蓝根各 25 克，猪苓、白花蛇舌草各 20 克，山豆根 10 克。水煎服。一周后复诊患者无齿衄，咳嗽减轻，口干，新发紫斑减少，前方去山豆根，加玄参、天花粉各 20 克。每周调方 1 次，前后共服汤药 13 个月，出血倾向明显减轻，血小板始终在正常范围。

紫癜病病程长，病机多表现为虚实夹杂，虚证常见脾气亏虚和肝肾阴亏；实证常见瘀、火、毒。治疗前要辨脏腑气血阴阳之偏而施以补气血、平阴阳、清热毒、化瘀止血之法。该患脾虚失摄，气不摄血，应健脾益气摄血，兼清热解毒。遂予《济生方》之归脾汤，党参、黄芪、甘草健脾益气，白茅根、二蓟、白及、侧柏炭、藕节、仙鹤草、三七粉以凉血、收敛、化瘀止血，板蓝根、猪苓、白花蛇舌草、山豆根以清热解毒。本病治疗中应中病即止，把握好止血药的应用时机，注意方药的阴阳平衡，五脏兼调，在辨证用药的基础上结合使用现代药理研究中有免疫调节作用的药物，如猪苓、白花蛇舌草等。本病属疑难病，病程长，病机变化复杂，需较长时间的调理，应帮助患者树立信心，坚持治疗。

髓劳病治验

黑龙江中医药大学附属第一医院　王金环

2012 年，一老年男子因乏力，皮肤紫斑 10 个月就诊。观其面色苍白，面浮肢肿，皮肤散在紫斑，血常规示全血细胞减少，经骨穿诊为"再生障碍性贫血"，属中医学"髓劳病"范畴。该患因长期烦劳过度，脏腑功能失调，气血阴阳不足，日久成髓劳。腰为肾之府，肾阳不足，失于温养而见腰膝酸软；脾阳虚衰，运化失职，气血化源不足，失于濡养故见神疲乏力、面色苍白；肾阳为一身阳气之本，肾阳虚衰，形体失于温煦，则见形寒肢冷；阳气衰微，气不行水，水湿内聚，或泛溢肌肤，则见面浮肢肿；若阳气虚，气不摄血，可见皮肤紫斑等出血症状。舌淡胖，有齿痕，苔白，脉沉细均为肾阳虚之象。孙伟正教授予右归丸加减：熟地、山茱萸各 15 克，山药 20 克，枸杞子、鹿角胶、菟丝子各 15 克，杜仲、巴戟天各 10 克，当归 20 克，补骨脂、鸡血藤、太子参、茯苓、砂仁、赤芍、陈皮、白术、小蓟、白及各 15 克，水煎服。联合输血小板、司坦唑醇口服常规治疗。1 个月后复诊，该患乏力、头晕减轻，皮肤紫斑减少，腰膝酸软，畏寒肢冷，大便正常，舌淡，苔薄白，脉缓。前方减小蓟、白及，续服 30 剂。继续以补肾阳为主，调理方药治疗近 1 年，患者乏力头晕、腰膝酸软等症状基本消失，无出血，血常规较初入院时改善。

髓劳病病机以"肾虚髓枯为本，脾虚气血不足为标"，病位在骨髓，是由骨髓造血功能衰竭引起的。临床常慢性发病，一般阳虚型见于发病早期，病情较轻，起病缓，乏力、心悸及出血症状较轻，病程较长，治疗应温补肾阳，益气止血，遂予《景岳全书》之右归丸加减，温补肾阳，益气生髓。山茱萸、熟地、当归、菟丝子、枸杞子益肾滋阴养血；巴戟天、鹿角胶、补骨脂、杜仲温补肾阳、补养精血；太子参、白术、陈皮、茯苓等健脾化湿止泻；鸡血藤、小蓟、白及、赤芍等活血止血。温热补阳药又可改善造血功能，故而髓劳病以"补肾为主，补气为辅"、"补阳为主，滋阴为辅"。

痹侠颈行、侠瘿案

黑龙江中医药大学　韩洁茹

2022 年春，余在远程诊疗平台接诊一患者，前颈麻木不适，疼痛，可触及肿大，口腔散发溃疡，口干渴。舌体瘦长，尖部红，苔白腻。有慢性咽炎病史。《灵枢》所云之"侠瘿"即是此症。由《金匮要略·血痹虚劳病脉证并治》"人年五六十，其病脉大者，痹侠背行，若肠鸣、马刀侠瘿者，皆为劳得之"可知，侠瘿是有余于外，不足于内。又观其面色白皙、眼睑发黑。故详询其外感史及饮食、如厕情况。方知患者平素怕冷，食凉易腹痛腹泻，上述诸症继发于前时风热感冒。脾之异常，故又问其情志以察肝贼。晓其少时皈依佛门，修禅学佛，情绪稳定。

患者平素脾失健运，水湿弥漫，邪热盛时，可仅见风热之象，待其消退渐成相持之势。平常言语较多，慢性咽炎反复发作，咽喉已是虚地，又《素问·太阴阳明论》"喉主天气"，故邪热灼津成痰搏结于此，气不得上下致肿大、疼痛。余参照《素问·逆调论》"荣气虚则不仁"之意，认为"前颈麻木不适"乃邪热入荣血之兆。残热羁扰于上见口糜，口干渴。诊毕，即投处方：党参 20 克，炒白术 15 克，茯苓 15 克，生甘草 10 克，山药 20 克，桔梗 15 克，木蝴蝶 20 克，金银花 15 克，连翘 15 克，郁金 15 克，浙贝母 15 克，玄参 15 克，芦根 20 克，远志 15 克，佛手 20 克。先服三剂，即告诸症大减，原方继进五剂，愈。嘱其今后多温食，居暖住。

本想取"甚者独行"之意，先行其表，但恐凉药伤其中土，故表里同治。四君子汤加山药、桔梗仿参苓白术散之肺脾同治之意；木蝴蝶轻清走上，敛疮生肌取姜师疗溃疡病的临床经验；银花、连翘清气分热，又可透营转气；《医学心悟》之消瘰丸辛寒散结功最，但原方证多肝火郁结，故改牡蛎为连翘、郁金，郁金散结之余可止其痛，玄参还可效截断之功；芦根甘寒生津，主热病烦渴。患者眼睑发黑，想必寐不如前，加远志取其辛、苦、温之性，化湿祛痰的同时有利于交通心肾，安神助眠。佛手辛温，理气化痰，又因其信仰，加佛手告其可得佛力相助，患者甚是开心。本方以颈为界，下多温化，上多清散，但患者本为阴体，大队凉品恐寒之收引，故取远志、佛手之辛温性味以纠其偏。

水　结　案

黑龙江中医药大学　韩洁茹

前日门诊工作结束之时，一青年女子掩腹求诊，疼痛拒按，大便秘结，但望其形瘦，察其舌淡，口渴却喜热饮，非一般之实证。详询病史乃知，近年来为了追求"美丽"身材，抑制食欲，进食亦多选择低脂、低热量饮食，有时甚至以水充饥，体重下降后不适症状如雨后春笋般袭来。现症见胃痛，畏寒，不思饮食，口渴，寐不安，大便秘结，小便频数而热，舌淡苔白滑腻，双脉缓滑，左关略弦。论曰有阴结阳结，此乃阴结之水结，行水最为关键。予丹溪翁治脾虚湿盛之胃苓汤加减三剂：苍术 10 克，厚朴 10 克，陈皮 10 克，炙甘草 10 克，茯苓 20 克，猪苓 15 克，泽泻 15 克，桂枝 15 克，佛手 15 克，白茅根 15 克，柏子仁 20 克。当夜电告，大便已下，疼痛大减。

气虚阳虚之体，不得温食，"谷不入，一日则气衰，半日则气少"，水湿不运，停聚中州，脾不能为胃行其津液，津不上承故口渴；土壅侮木，气机郁结，液难下渗则肠坚。胃苓汤功擅化湿利水，易肉桂为桂枝以避厚肠之虞。加佛手调肝理脾，畅达枢机。须知此处小便频数实属湿热自和之象，不必重治，加甘寒之白茅根即可，柏子仁润肠安眠，心胃同治。诸药合用，使饮化液行，津复其布则诸症可愈。但服汤药终属治标之剂，调整饮食起居，健康管理身材方医其本。

人禀五常，因风气而生长，《素问·痿论》曰："有渐于湿，以水为事，若有所留，居处相湿，肌肉濡渍，痹而不仁，发为肉痿。"即认为疾病的起因与自然环境密切相关。随着时代的发展，生活节奏的改变，诸多因素影响下我们所处的社会环境亦不同，追求美固然重要，但也要注意个人体质之差别，盲目地"赶时髦"，为了所谓的美牺牲掉健康不可谓不糊涂，花有百样红，六脉调和亦是风景。

内　伤　发　热

牡丹江市中医医院　张丽娜

耄耋老人，发热十余日，静脉滴注抗生素并自服安宫牛黄丸不效，午后至夜间热甚，口干，轻咳，消瘦，便秘 4 日未行。观其面色潮红，神情倦怠，舌红绛干燥无苔，查其脉细而数，乃一派阴虚之象。《素问·调经论》曰："阴虚则内热。"考虑其为内伤发热，遂想到阴虚邪伏，夜热早凉的青蒿鳖甲汤，《景岳全书·寒热》云："阴虚之热者，宜壮水以平之。"故投以青蒿鳖甲汤加减：青蒿 15 克，鳖甲 20 克，生地 15 克，知母 20 克，地骨皮 10 克，麦冬 15 克，沙参 15 克，丹皮 15 克。一日一剂，水煎早晚分服。2 剂便通、热退，5 剂后咳止、口润，诸症悉平。

内伤发热乃气血阴精亏虚、脏腑功能失调为基本病机导致的发热。起病缓，病程相对长。本例患者年老体弱，久病体虚伤阴，又过服苦寒清热之安宫牛黄丸，更伤胃阴而口干、便秘，肺之母气受伤，肺无秉气而咳。青蒿鳖甲汤始见于清代叶天士《临证指南医案》"夜热早凉，热退无汗"，温病学家吴鞠通的《温病条辨·下焦篇·风温》记载："夜热早凉，热退无汗，热自阴来，青蒿鳖甲汤主之。"方中鳖甲咸寒，直入阴分，滋阴退热；青蒿苦辛而寒，其气芳香，清热透络，引邪外出。两药相配，滋阴清热，内清外透，使阴分伏热宣泄而解，共为君药。吴瑭自释："此方有先入后出之妙，青蒿不能直入阴分，有鳖甲领之入也；鳖甲不能独出阳分，有青蒿领之出也。"生地甘寒，滋阴凉血；知母苦寒质润，滋阴降火；共助鳖甲以养阴生津退虚热，为臣药。丹皮辛苦性凉，泄血中伏火，为佐药。方中加入地骨皮甘寒凉血退热，清泻肺热；沙参、麦冬甘微寒，清肺养阴，益胃生津；诸药合用，共奏养阴生津透热之功。对治疗阴虚内热之发热、咳嗽、口干、便秘、舌质红、无苔、脉细数等症效佳。临证体会，平素应熟读经典医书，领悟经旨，用时才能切中病机，效如桴鼓。

十、头身肢体病证

重用川芎治疗三叉神经痛

哈尔滨市中医医院　卢　芳

三叉神经痛被称为世界上最痛苦难挨的疾病，笔者治疗此病有创新的地方，即重用川芎，众所周知，川芎为治疗头面痛的圣药，但为什么疗效差呢？主要是用量不够，笔者一开始治疗三叉神经痛，用 10～15 克，根本没有疗效。此后在古书《名医别录》中查阅记载"面上有风来去，目泪出、多唾、忽忽如醉"，这十几个字简单扼要地阐明了三叉神经痛发作时病人痛苦的表情。可古书中川芎治疗三叉神经痛描写得这么精准，为什么疗效不好，笔者想到可能是有效量问题。经查书知道川芎无毒，所以大胆用量 50 克，结果病人用 4 剂汤药，疼痛戛然停止。笔者此后用川芎加辨证施治，治疗效果明显。已用此方治疗 40 余年，治疗原发性三叉神经痛有效率可达 90% 以上。此基础上加荜茇、蔓荆子、藁本、荆芥、丹参、赤芍、葛根等，若病程日久可加活血祛风药如土虫、全虫等治疗，笔者在此基础上写了一本中医治疗三叉神经痛的书。

学习董建华治痹一得

大庆市红岗区医院　王文明

笔者自学董建华老中医用川乌配石膏以散外寒清里热的方法，几年来治疗近百例痹证均获佳效。董老配方用药玄微精妙，探究其理，几经窈思揣摩，方略有所悟。

这类痹证大多是由风寒湿邪外束、内有蕴热，或寒湿郁久入里化热而外寒未解，亦可由风寒湿痹过用辛热之药所致。但其共同病机则为风寒湿邪外束，郁热内蕴，寒热相互搏结。川乌大辛大热，宣散走窜，以驱外寒止痹痛，生石膏辛寒，寒清里热，辛解肌表，二者相伍则川乌助石膏散内热，石膏辅川乌驱外寒，寒热并行而不悖，味同相得而益彰。临床其用量则视其寒热轻重而灵活加减。此外，受川乌、石膏相伍之启发，其上热下寒者，附子优于川乌，但里热外寒者，附子宣通逊于川乌，适当配伍辛温解表之品则疗效亦较满意。仅举一例川乌、石膏相伍之案。某患女性，35 岁。患风湿性关节炎多年，时好时坏，常于冬季病情加重。此次复因入冬感寒而发，周身关节疼痛，活动受限，形寒怕冷，局部喜温熨，无汗，小便微黄，在家自服"参桂再造丸"，多日不效，且口苦尿黄，舌红苔黄，脉沉细数。血沉：50ml/h，抗"O"800 单位/ml。辨证属外寒里热为患，处方：川乌 10 克（先煎），生石膏 15 克（先煎），防风 10 克，鸡血藤 20 克，牛膝 10 克，透骨草 15 克，生地 15 克，片姜黄 10 克，土虫 10 克。迭进 8 剂，诸症消失，血沉 10ml/h，抗"O"400 单位/ml 以下。终获痊愈，嘱以丸剂调理善后。以上一得之见，供同道参考。

（王文明 . 1986. 学习董老治痹一得［J］. 黑龙江中医药，（ 3 ）：45.）

仙方活命饮治疗热痹小议

山河屯林业局职工医院　王占山

患者孙某，女，26 岁，工人，1982 年 3 月 11 日初诊。自诉八个月前因走路不慎将右踝关节扭伤，当即去某医院治疗，确诊为"外伤性关节炎"，本人拒绝外科手术治疗，服用镇痛，消炎类药物控制症状。入冬后自觉患部肿痛逐渐加重，活动不利，某卫生所按风湿性关节炎治疗，投以抗风湿药，病情反而加重。病人无奈，转求中医治疗。诊见：右踝关节肿胀，皮色红紫，疼痛灼热，痛连足背，手不可近，喜凉恶热，屈伸不利，右足不敢挂地，舌质暗红，苔薄黄，脉象弦数。脉证合参，证属热痹，治以清热消肿、活血通络之法，拟用仙方活命饮加减：忍冬藤 50 克，连翘 25 克，白芷 10 克，当归尾 15 克，天花粉 15 克，没药 10 克，甲珠 15 克，赤芍 15 克，红花 15 克，川牛膝 10 克，防己 25 克，生甘草 10 克，水煎服，日二次。服药 6 剂后，踝关节疼痛减轻，活动较前灵活，肿势消其大半，右脚敢落地，但不能迈大步，舌红无苔，脉弦有力稍数。依前方加减继服。服药 12 剂后，局部稍见红肿，脚掌能放平走路，但活动多时仍有热胀感，舌质淡，苔白滑。服至 18 剂瘀肿消散，皮色较黄，疼痛停止，步履轻便自如，仅右腿及踝部酸软无力，劳累后有轻微胀感，舌淡苔白，脉沉缓。改用补阳还五汤加减：生黄芪 50 克，当归 15 克，赤芍 15 克，白芍 15 克，地龙 15 克，川芎 10 克，白术 15 克，鸡血藤 50 克，威灵仙 15 克，肉桂 10 克，川牛膝 15 克，甘草 10 克，用药 6 剂以善其后。一周后，病人喜形于色，特来门诊告知病已痊愈，并已上班工作，随访一年未复发。

外伤性关节炎是由创伤引起的继发性关节炎。属于祖国医学跌打损伤、瘀血肿痛的辨证范围。病人外伤失治误治，导致气滞血瘀，瘀久蕴热。入冬时节复感寒湿，外邪乘虚而入，寒邪从阳化热而使病情加重，转化为中医的热痹证。正如尤在泾《金匮翼》云："脏腑经络先有蓄热，而复遇风寒湿气客之，热为寒邪，气不得通，久之寒亦化热，则瘰痹熻然而闷也。"

盖热为阳邪，其性属火，故患部肿胀灼热，遇冷则舒，热邪阻于经络，气不得通，故而作痛，屈伸不利，舌质红苔薄黄。仙方活命饮本为痛疡之剂，具有清热解毒、消肿溃坚、活血止痛之能，常用于疮疡肿毒初期，局部红肿热痛等症，笔者运用本方化裁治疗热痹，竟获得卓著疗效，充分显示了祖国医学异病同治的无比优越性。

（王占山. 1987. 仙方活命饮治疗热痹一例 ［J］. 黑龙江中医药，（4）：51-52.）

龟背痰四肢瘫治验

佳木斯市中医医院　翟　俭

几年来我们应用狼毒蒸大枣治疗瘰疬，取得可喜的效果，在此基础上又治愈了一例小儿龟背痰合并四肢瘫的患者。患儿傅某，女，肩背痛，发热，自汗，内科诊断为痹证，经用抗风湿治疗，患儿病情加重而面黄消瘦，食少纳呆，寒热交作，潮热盗汗，肩背觉痛，两臂酸麻，颈屈伸活动不利，动则疼痛加甚，形体消瘦，两颊潮红，语音低微，颈项姿势异常，头前倾，偏向左侧，颈椎和胸椎交界处后凸畸形，颈部前屈，后伸，侧弯活动受限，局部有压痛和叩击痛。X线摄片观察第6、第7颈椎间隙狭窄，骨质稀疏破坏脱钙，未见朽骨，侧位观椎体前缘如虫蚀样破坏，椎间小关节模糊不清。2个月后发现患儿先后上肢出现瘫痪，继则左上肢和双下肢均出现完全性弛缓性瘫痪，我试用狼毒蒸大枣进行治疗，开始用干品狼毒100克，大枣250克，常规每天吃上1～2个大枣，250克大枣吃完发现患儿左下肢开始自主活动，间隔6～7个月后，又用新鲜狼毒250克蒸52个大枣，每服一个，日三次，吃后又用新鲜狼毒200克蒸大枣27个，每服半个，日服三次，共用药一个半月，瘫痪肢体逐渐恢复正常，可离床行走，但步态不稳。后来院复查，身体见胖，营养良好，面色如常，口唇红润，局部棘突压痛已消失，颈部前屈、侧弯、后伸活动范围缩小，X线摄片，颈第6、第7椎之间隙消失已骨性愈合，骨密度均匀一致，侧位像第八节椎体骨质破坏区已修复。本病发病缓慢，不易惹人注意，尤其儿童症状不显易被忽视，故发现较晚，常误诊为痹证。本例患儿多次来院就诊，都诊为痹证，治疗数月之久，待病情明显加重，局部出现畸形才引起注意，经摄片后确诊为"颈第6、第7胸椎中心型骨痨"，用西药保守疗法无效。当四肢瘫痪而改用狼毒蒸大枣收到了意外的效果。

狼毒又名猫眼根，黑龙江地产狼毒，性味辛，平，有大毒，根据祖国医药书记载："能破癥结，疗恶疮。"有抗菌、杀虫、消积、除湿、止痒作用，临床多用治疗鼠疮瘰疬。大枣味甘，性温，有补中益气、养血生津作用，我们取其甘能补中，温能益气，用于脾胃虚弱，食少便溏，气血亏虚，为调补脾胃的常用药。《日华子本草》说："大枣润心肺，止咳，补五脏，治虚损，除胃肠癖气。"《用药法象》说大枣有调荣卫、生津液之功。民间常用它作为补血药物，治疗血虚的病态。

（李国清，徐阳孙. 1987. 龙江医话医论集 ［M］. 哈尔滨：黑龙江人民出版社：26-28.）

痿证临证心悟

黑龙江中医药大学附属第一医院　刘　丹

2019 年，寒露后 4 天，余在中医大一院门诊出诊，一老翁被一老妪搀扶入诊室。详询病情，方知该病人四肢麻木，走路不稳欲扑，需搀扶，曾多方就诊，诊断为脊髓亚急性联合变性。此病为神经系统疑难病，早期诊断并及时治疗是改善本病预后的关键。如能在起病 3 个月内积极治疗，多数可完全恢复；若充分治疗 6 个月至 1 年仍有神经功能障碍，则难以恢复；若不经治疗，神经系统症状会持续加重，甚至死亡。此病主要治疗方法是补充维生素 B_{12}，但病人收效甚微，近来症状愈重，遂转求中医治疗。此病较为特殊，在中医认识中当归属于"痿证"范畴。痿证是筋脉弛缓，软弱无力，不能随意运动，或伴有肌肉萎缩的一种病症。病因不外乎感受温毒、湿热浸淫、饮食毒物、先天不足、久病体虚、过劳伤肾及跌仆瘀阻。细观病人面色略暗，精神尚可，双手及前臂麻木，下肢沉重无力、恶风，走路有踩棉花感，口唇紫暗，观其舌胖淡暗，苔白腻，诊其脉沉而滑。一派阳虚寒湿瘀阻经脉之象。与《景岳全书》所论之"元气败伤则精虚不能灌溉，血虚不能营养者亦不少矣。若概以火论，则恐真阳方败，及土衰不涸者有不能堪"暗合。故遵经意，投以麻黄附子细辛汤合黄芪桂枝五物汤加减治之。处方如下：炙麻黄 10 克，附片 10 克，细辛 5 克，炙甘草 15 克，桂枝 15 克，羌活 10 克，白芍 15 克，木瓜 15 克，络石藤 15 克，忍冬藤 15 克，穿山龙 30 克，淫羊藿 30 克，党参 15 克，黄芪 15 克，当归 15 克，葛根 15 克，白术 15 克，水煎服。一诊后病人大好，二诊病人诸症皆好转，三诊病人痊愈，可独立行走。

痿证病变部位在筋脉肌肉，但根在五脏虚损。肾阳为一身阳气之根本，脾阳根于肾阳，脾肾阳虚则水湿不化，寒邪入里而寒凝血瘀，脏腑经脉失于濡养，则肢体痿弱无力。故本案从阳虚寒湿瘀阻角度辨证治疗，治以温阳散寒，除湿化瘀，祛风通络，故用麻黄附子细辛汤温经散寒，助阳开表，以交通表里，祛邪外出；合黄芪桂枝五物汤益气温经，和血通痹。羌活、木瓜、络石藤、忍冬藤、穿山龙、葛根祛风通络；以淫羊藿、当归柔筋养血；以白术、甘草健脾除湿。使阳气得布，寒湿得祛，瘀血得化，筋脉得通，则诸症得愈。余从医数十年，深有所感：勤求古训，演其所知，熟读中医经典，临床方能准确辨证论治。

痿证治验琐谈

牡丹江市中医医院　李湘孝

痿证一病，古今议论则同，皆以《内经》"肺热叶焦"和治痿"独取阳明"之说为是，此数千年之理，以成定论。然历试临床，诚有悖于斯者，亦非鲜见。余有幸治之，获效甚捷。余曾治疗徐某，男，因久居湿地，日复一日，渐见下肢痿软，麻木，疼痒，以致不能工作。曾于市某医院诊为多发性神经炎，经多番医治月余罔效。故来院治疗。见患者下肢痿软，步履艰难，其苦不堪言，麻木疼痒如蚁爬行，身重，肢冷如冰，欲加被盖，舌苔白腻，脉沉缓无力，脾阳虚衰，中气不足，寒湿凝结，筋脉失煦，此乃"寒湿痿"也。遂拟温脾扶阳，散寒除湿之法，以解寒湿久羁，脾阳不复之危，投肾着汤加减。茯苓20克，苍术20克，干姜15克，桂枝20克，防己15克，木瓜15克，牛膝15克，甘草10克。三剂。服药后痿软、麻木锐减，四肢亦温，身重若失，苔白微腻，脉沉缓。药合病机，继守原方五剂。服后神情舒畅，诸症霍然。惟感食少，乏力。乃寒湿虽去，脾虚未复之故耳。进六君子汤化裁，健脾益气，善后而愈。

此证因久居卑湿之地，感而得之，日复一日，脾阳内乏；湿为阴邪，易从寒化，寒湿凝结，筋脉失煦。寒湿致痿之理，昭然若揭。仿仲景"腰以下冷痛"之意，予肾着汤出入，重用干姜、桂枝，温脾扶阳，散寒祛湿，佐茯苓、苍术、防己、木瓜诸药以助其力。不远日病起沉疴。

又治赵某，男，一月前，因下肢痿软，麻木不适，于当地卫生所诊治无效。后赴牡市某院神经科就诊，以"侧索硬化症"收入院。经治月余，诸症愈烈，又步入病房，终致完全瘫痪。病者叹云，总有回春之术，也无济于事。后经人示意，寄望于中医。患者抬入病房，其形色憔悴，卧床不起，下肢痿软不用，麻木上至胸腹，肢冷，口渴，舌红苔薄，脉细数无力。此乃肾阳衰微、精血亏虚所致，痿证既明，拟温肾阳，以助真火，滋肾阴，以填精血，投地黄饮子加减。熟地35克，山萸20克，石斛20克，麦冬25克，寸云15克，巴戟15克，肉桂10克，附子15克，鹿胶20克。水煎服。服药五剂，痿软肢冷稍减，但麻木如初。继守原方。半月后诸症悉减，患者喜不自禁。药证合拍，守原方出入月余，神情开达，喜形于色，痿软之体举动自如，能持杖缓行，生活亦可自理。

（李国清，徐阳孙.1987.龙江医话医论集［M］.哈尔滨：黑龙江人民出版社：129-130.）

经期痿躄治验

绥棱县中医医院　夏雨顺

刘某，女，17岁，绥棱县后头乡农民。1988年10月初诊。自诉经期前3天始觉肢体软弱无力，逐渐加重，以致手不能握，足不能行。症见面舌少华，形体瘦弱，神疲倦怠，少气懒言，四肢不温，腰膝酸痛，眼睑轻度浮肿，月经量多，色淡质稀，舌淡苔白，脉细弱无力。诊为痿躄，证属经期气血虚弱，脾阳虚弱，筋脉失养。治宜补气温阳，通利经脉。方用补阳益气汤化裁：黄芪40克，党参、熟地、阿胶（烊化）各20克，山药、白术、巴戟天、菟丝子、川断、牛膝、寄生各15克，附子、甘草各10克，水煎每日一剂。服上药三剂后再诊，患者面色红润，指力大增，扶持能行，余症皆轻，为巩固疗效，上方加当归、茯苓各15克继服三剂。7日后行动自如，随访半年未复发。

《素问玄机病原式·五运主病》："痿，谓手足痿弱，无力以运行也。"经期痿躄是妇科较少见的病证，临床多依阳明气血的特点以大补气血。方中黄芪、党参、山药、白术、甘草等益气，熟地、当归、阿胶补血，附子、巴戟、菟丝子温补肾阳，诸药相合，共奏补气温阳、和血调经、通利筋脉之功。

（夏雨顺.1990.经期痿躄一例治验［J］.中医药学报，（6）：9.）

触 电 致 痿

大庆市第五采油厂医院　周润清

电击伤人，瞬息为患，古书无载，临证为难。我曾遇一患者，系木器厂工人，于 1981 年 5 月不慎右手触电，左足接地。当时曾昏倒，意识丧失，心跳呼吸停止，经抢救始苏。后留有语言不清、饮水作呛、四肢瘫软等，病后一个月仍见遗有本证。曾就诊于几个医院，于 8 月来院就诊，患者拄拐杖并由他人扶持拖步入诊室。查其表情苦闷，语言低微，面色黄白，头、颈、胸、腹及脊柱正常，左下肢呈弛缓性瘫痪，自股骨中段以下呈广泛性痛，温、触觉消失，膝腱反射低弱，皮温明显降低，膝以下肌肉明显萎缩消瘦，第四、五趾端青冷（但无紫胀及渗出），患肢无汗，二便尚可，脉象沉细而涩，舌淡，苔薄白。本例痿证与古籍中所论 "肺热叶焦，金燥水亏不能输精于五脏" 者不同，同 "湿热" 为患，筋脉失养者亦有别。总之，和历代医家所论之痿证全不相同。但结合物理学分析："电流由触电部位向接地的一端传出时，是经电阻小的组织取捷径前进"，其损伤部位当然较重，因而管壁之弹力减低，血流减慢，循环受阻，其痿证乃成。

综合脉证，其痿肢之趾端青冷，但尚无坏死。故知其血脉通而不畅，经络阻而未闭，是由濡润失常而筋痿肌消，其病机当属血瘀无疑。治疗原则，应使瘀祛血活、脉扩经通。除内服汤液之外，加药酒外用，再热敷并加强患肢的被动锻炼，以加速疗效。内服方：牛膝 20 克，地龙 15 克，川羌活 10 克，香附 20 克，甘草 10 克，当归 15 克，川芎 10 克，黄芪 20 克，苍术 15 克，没药 15 克，红花 10 克，黄芩 10 克，鸡血藤 20 克，水煎三次，早晚分服。外用方：丹参 30 克，红花 30 克，地龙 10 克，没药 15 克，乳香 15 克，冰片 5 克，加白酒一斤，浸泡 2 日后外涂用，以毛笔沾浸液擦于患肢，再用水袋热敷，一日三次。锻炼：初用长毛巾牵拉膝部和双手按摩，或由他人扶持活动。后期好转时将自行车架空，蹬车锻炼。在用药一个月后，患者先有知觉恢复，偶有灼热和刺痛感，由逐渐好转到痊愈历时三个月。只遗有患肢肌肉较瘦弱而已。患者春节后上班，经两年追访，已照常工作如常人。

（夏洪生. 1988. 北方医话 [M]. 北京：北京科学技术出版社：328-329.）

重症肌无力辨治小议

双城县中医医院　刘文誉

杜某，男，43 岁，干部。1985 年 5 月 7 日初诊。患病三年余，某医院诊为 "重症肌无力"，曾用新斯的明、氢化可的松等西药及中药治疗，病情略有好转，停药后病情复发，病势逐渐加重，生活不能自理，病家到处求医，又曾用西药环磷酰胺、麻黄素等及配制的中药治疗，3 个月后病情大有好转，生活渐能自理，但在逐渐停药之后病情又复发，如遇感冒发热病势加重，病家主动要求中药治疗。首诊：面容苍白、精神萎靡，眼角轻度下垂，语言低微，视物昏花，腰膝酸软，肩背沉重举伸受限，吃饭用筷艰难，咀嚼不灵活，行动无力，舌苔薄白、舌质淡、脉沉弱无力。拟益气活血与温补脾肾并举。方药：生黄芪 50 克，红参 15

克，白术 15 克，淫羊藿 25 克，萸肉 25 克，附子 25 克（先煎 2 小时），肉桂 15 克，丹参 25 克，红花 15 克，乳香 15 克，没药 15 克，炙马钱 0.5 克，生甘草 15 克，10 剂，水煎服，嘱其西药逐减。二诊：病情无显著变化，前方加升麻 15 克，葛根 15 克。三诊：自觉肩背活动稍见轻快，余无著变，嘱继服 10 剂。四诊：病情好转，自觉全身有力，早晨起床及大小便能自理，肩背活动较前轻快，咀嚼食物较前灵活，每日能步行 2 华里，依方继用 10 剂。五诊：病情续见好转，自觉头清目明，精神振奋，每日能步行 5 华里。每日只服新斯的明 4 片，中药仍以上方 10 剂水煎服。六诊：行动已如常人，能坚持半日工作，以上方加苍术、泽泻、鹿角胶、龟甲、熟地、当归、陈皮、砂仁、枳壳、扁豆、净胎盘一具，做丸剂，服药 2 月后，疗效巩固，曾重感发热未见反复。

临床所见重症肌无力，属真阳衰微，阳气虚而形与神俱不足，气与精两虚，多因劳损、耗气、伤精所致。正如刘河间所说："形以气充，气耗形病，神以气立，气合神存。"人生之本，精与气为用，两者相互生化。本方即补先天之精，又益后天之气，使精气合化，神乃自生。肾脾为先后天之本。温补脾肾之阳，使精气得以合化，然后充养肌肤，建立百骸，再辅以舒筋和血之品，使筋脉俱得其养。故能使痿废之肢复健，此峻补先后天之妙用也。

（刘文誉. 1987. 温补脾肾之阳、辅以益气活血法治疗重症肌无力 [J]. 黑龙江中医药，(4)：48-49.）

化瘀通络法治愈下肢顽麻

黑龙江中医学院附属医院　蒋立范

1984 年隆冬，友人亲属患两下肢麻木证，请余诊治。该患年逾六旬，罹患此病已八年之久，每于傍晚加重，麻时且感两腿发热，心烦不宁，难以入眠。发时即令其孙站其腿上反复踏之半小时，麻热感消失，方能入睡。老者耳聪目明，容光焕发，背阔腰直，语声朗朗，不咳不喘，纳谷香甜，与之交谈，胸怀坦荡，诊其六脉微弦，舌无异常。四诊所见，五脏安和，六腑无恙，病在外而不在内。如此顽麻之疾，如何治之？苦思良久，偶忆起《金匮要略》肝著之证："肝著，其人常欲蹈其胸上，先未苦时，但欲饮热，旋覆花汤主之。"病状虽异，其理相通，蹈其胸上，踏其两腿，皆为使其脉络通畅，思路及此，茅塞顿开。经云：营气虚则不仁，卫气虚则不用。皮肉之疾多为外邪所致，故诊为：风寒湿邪痹阻脉络，营血不荣而致顽麻之证，其热者乃瘀血阻气，气郁生热也。遂立化瘀通络为主，兼祛风寒湿邪之法，处方如下：牛膝 25 克，鸡血藤 25 克，红花 10 克，当归 15 克，灵脂 15 克，没药 3 克，地龙 15 克，土虫 15 克，丹皮 15 克，独活 10 克，炙川乌 10 克，生黄芪 25 克，水煎服。

方以牛膝、鸡血藤、红花通络；灵脂、没药、地龙、土虫化瘀；丹皮化瘀兼清瘀热；当归、黄芪补气血而助血行；独活、川乌祛邪。处方已毕，该患问曰：吾之顽疾可愈否？余答之曰：未可知也，久治可望收功。然药效之佳，出余意料之外，八年痼疾，竟四剂而瘥。

（李国清，徐阳孙. 1987. 龙江医话医论集 [M]. 哈尔滨：黑龙江人民出版社：96-97.）

剧烈头痛并发抽搐治验

黑龙江省中医研究院　孙振芳

张某，女，37 岁，干部，1986 年 5 月 14 日就诊，家人扶入诊室，自叙平时心情郁闷不舒，烦躁易怒，有时头痛剧烈、抽搐狂叫，不省人事。援中西医分治，或言血管神经性头痛，或言基底动脉供血不全等纷说不一，服中西药无效，故来就诊。现证：头痛欲裂，抽搐狂叫，恶心，颈强不舒，手足冷凉，时用手叩击头部，痛苦非常，大便五日未解，舌苔厚腻，脉弦滑。证属肝郁化火，痰浊上蒙。治当解郁攻下，涤痰开窍。方药：柴胡 20 克，赭石 30 克，大黄 15 克，槟片 25 克，胆星 20 克，郁金 20 克，菖蒲 15 克，远志 15 克，半夏 15 克，葛根 20 克，甘草 10 克，三剂，水煎服。服药一剂后，泻下四次，初便如羊粪，先燥后溏，其味恶臭。泻后头痛抽搐即止，四末转温。但唯感头晕目眩、恶心欲吐，口苦咽干，食欲不振，夜睡不安，二便正常。苔薄黄稍腻，脉弦滑，此属胆虚痰热，故用温胆汤加味。处方：陈皮 15 克，半夏 10 克，云苓 10 克，枳实 15 克，柴胡 10 克，竹茹 10 克，胆南星 10 克，寸冬 5 克，甘草 10 克，菊花 10 克（后下），服药 3 剂，余症告愈。

头痛一证，病因不同。但总不外乎外感与内伤二大类。正如《医碥·头痛》说："头为清阳之分，外而六淫之邪气相侵，内而六府经脉之邪气上逆，皆能乱其清气，相搏击致痛，须分内外虚实。"本例头痛，证属肝气郁结、忧思过度。郁久化热，痰为热炼、黏滞而涩，上蒙清空而发头痛欲裂，抽搐狂叫，故用大黄、赭石通腑泻热，镇逆降痰；胆南星、半夏、槟片涤痰荡浊；菖蒲、远志、郁金开窍解郁，证药合拍，诸症顿减，后用温胆汤加味以善其后。

（孙振芳. 1987. 治疗剧烈头痛并发抽搐一例［J］. 黑龙江中医药，（6）：43.）

太少两感头痛辨治

黑龙江中医学院　邹德琛

头痛一病，古人认为有属痰、属热、属风、属湿、属气，更兼气虚、血虚之别。在《伤寒论》中，又有三阳、厥阴头痛。凡风寒之邪中人，若不及时疏散，亦极易留恋不解。若为少阴经气不足之人，则病益发缠绵不易根除，而临床中，又常易误诊为内伤头痛，若妄投补益之剂，则其痛愈甚。

此种头痛，即属太少两感证。余在临证中，曾宗仲师治"太少两感"之法，依据"太阳乘王"之时，结合凭脉辨证，治愈一位患有顽固性头痛之病人。曾于 1983 年 6 月，一中年女性患者郎某，延余诊治其头疾。自诉 8 岁起即患头痛，偏于右侧，时或轻重。近三年来，头痛多自两目内眦上额而下项，每于上午 9 时许则痛渐增剧，至下午 3 时痛则渐止，如是缠绵不已。经西医诊为"神经性头痛"，屡投中西药，皆罔效。余诊时，见其面色淡黄，头面微肿胀，无汗，食纳尚可，二便如常，舌质稍暗，舌苔薄白，脉沉而缓。综观脉证，属邪客太阳，阳气不足，正虚邪实之疾。以其脉沉，不得专于发表。病虽久而里虚未甚，亦不可专于温里，故遵仲师治"太少两感"之法，投以麻黄附子甘草汤加味：麻黄 5 克，附子 10 克，甘草 10 克，藁本 10 克，蔓荆子 10 克，嘱先服二剂，水煎服。所以取麻黄附子甘草汤者，意在扶阳以祛微邪，补散兼施。虑其"高巅之上，惟风可及"，故佐以藁本、蔓荆子等风药以上行之，并可助麻黄祛风寒而止痛，俾药病相合耳。六日后再诊，患者服上方二剂、头痛渐轻，又自服二剂，头痛已大减，面肿已轻，病已有向愈之象。然头面仍未见微汗出，仍当汗解，方以葛根汤加附子二剂，意取轻可去实，参以扶阳。三日后又诊之，患者言近日未见病发，惟视物久而头胀不舒，切之脉缓，证属外邪已解、正气待复之候。继投八珍汤加葛根、羌活三剂，以善其后，患者遂愈。

此疾诊为太少两感者，其据有三：一者，风寒客于太阳经，太阳主表，其脉当浮。今反见脉沉缓，沉主病在里，缓主虚，是知为少阴里虚。二者，《伤寒论》云："太阳病欲解时，从巳至未上。"该患者头痛发作时间恰好在"太阳乘王"之时。是知病在太阳。三者，病人头痛部位属太阳经脉循行之所，结合发作时间及脉象，当属太少两感之头痛无疑。其头痛之因，乃已虚之正气，得天阳之助，与邪奋争故耳。既为太少两感，当投麻黄附子细辛汤为宜。然此病缠绵日久，正气未复，邪气已微，恐细辛之性急升浮太过而伤正，故投以麻黄附子甘草汤，以甘草之缓，微发其汗，佐麻黄之辛甘发散，助附子温经扶阳，则奏邪祛病愈之效。

（夏洪生.1988. 北方医话［M］. 北京：北京科学技术出版社：274-275.）

头 痛 治 验

齐齐哈尔市中医医院　汪秀峰

患者田某，女，15 岁，自述头痛一月余，时轻时重，重时有欲裂之感，不思饮食，作呕不吐，周身乏力，经某医院诊断为"神经性头痛"，曾服用镇静药、止痛药等，多日无明显效果，甚为苦恼，故特来求治。观患者面色微红，口干，溲短赤，便结，舌红苔白，脉弦数，脉证合参，证系风淫火郁，瘀阻经络，上犯清宫，治当疏风、清热、祛瘀、通络。药用：蝉蜕 15 克，菊花 20 克，连翘 15 克，玄参 15 克，元柏 15 克，生地 15 克，大黄 5 克，龙胆草 15 克，钩藤 15 克，陈皮 15 克，甘草 10 克，三剂服后头痛明显减轻。继用：藁本 15 克，蔓荆子 20 克，菊花 20 克，防风 15 克，生地 20 克，龙胆草 15 克，钩藤 15 克，蝉蜕 15 克，寸冬 20 克，元柏 15 克，大黄 5 克，泽泻 15 克，三剂后头痛之势大减，诸症已退，精神饮食均已正常，脉象缓和。6 月 7 日就诊，自述服药后头痛未发作，已上学数日，又投三剂。一个月后随访，病无再发。

《医林绳墨》云："头风之病，亦与头痛无异，但有新久去留之分耳。"指出了本病邪入深，病程长的临床特点。该患既有外来风邪上犯入侵于脑，又有肝火化风，血热上冲，故引起慢性发作，与西医所谓之血管神经性头痛多有近似。惟其头风病因复杂，病机多变，故临床证候多种多样，或全头作痛，或一侧头痛，或胀痛，或钻痛，或痛无休止，或时作时止等。治应审证立法，或活血化瘀，或凉血清肝，或滋水涵木，或解郁化痰，或疏风通络等。本案既有风邪上犯，久留不去，又有内风阳气变动之象。故选用菊花、连翘、防风、藁本、蔓荆子，疏散风邪，升清泻热。龙胆草平肝阳，钩藤、蝉蜕凉肝息风、通络，寸冬、生地、元柏降火滋阴，泽泻清热利湿，大黄通腑泻热，用在此有引热下行之意，佐陈皮、玄参、甘草益气扶正。这可谓有疏风通络、凉血清肝、滋水涵木多法兼治之意，故收效迅速，患者甚为满意，其所用法则、处方经他人重复实践，也屡收功效。

（李国清，徐阳孙. 1987. 龙江医话医论集［M］. 哈尔滨：黑龙江人民出版社：17-19.）

男子历节病辨治小议

哈尔滨医科大学附属第二医院　王振宇　路秀云

新中国成立七十载，时逢己亥盛世年，华灯初上，觥筹交错迎新春。余遇友人求治之，男子四十九，忽暴痛，单足肿。望其足红肿光亮，拒触之。家人述，庆余年、举国欢，过食肥甘厚味，辛辣品，并饮酒，突起病，迅猛之，甚虎咬。观其大体，大腹便便，非尪痹汤证云"尻以代踵，脊以代头"之肾痹者可知。详询病情，方知该患者素体健，近疾走，强劳倦，暴饮食，足热痛，声高亢，拒风抚，观其面红黄隐隐痛百般，舌暗红，苔略黄而微腻，脉滑而微紧数。一派湿热内生之象。是时余忽想到《灵枢•百病始生》曰："风雨寒热，不得虚，邪不能独伤人。"《医家传灯》云："痛风者，痛彻筋骨，若虎咬之状……皆由热极生风，非外来之风。"余即投四妙散和痛风方加减之：苍术20克，黄柏20克，牛膝15克，生薏苡仁30克，萆薢15克，忍冬藤15克，露蜂房15克，秦艽20克，土茯苓20克，车前草15克，防风15克，威灵仙15克，山慈菇20克，日一剂，水煎服。川乌、草乌、红花、大黄、蒲公英、黄柏各等分配少许马钱子粉碎成粉末，以姜汁、蜂蜜调和外敷之。3日后痛减半，10日后病大愈，予四妙丸善后之，嘱其慎起居、适饮食，2个月后病痊愈，两年内未复发。

《丹溪心法》曰："痛风者，大率因血受热，已自沸腾……所以作痛。"其来势汹，湿热内生证多见。本方中苍术苦香燥烈，外用可解风湿之邪，内服能化湿浊；黄柏苦寒、沉降，功专清热燥湿，善清下焦湿热；牛膝既能活血祛瘀，引血下行，又能补益肝肾，强筋健骨；薏苡仁味甘补脾，兼淡能渗湿，故主筋急拘挛不可屈伸及湿痹而通利血脉也；萆薢，长于分清泌浊、渗湿，味苦而降下，能治湿郁肌腠，营卫不得宣行，致筋脉拘挛，手足不便。诸药合用清热渗湿，调和血脉，脉道畅，病自愈。余业医四十载，深深体会到：治病求因，辨证论治之要领及整体观念之精髓；告后生，恬淡虚无、精神内守，病安之。

痛风治验一得

黑龙江省中医药科学院　郑佳新

李氏，男，近古稀之年，2012年8月14日初诊。其人自述左足脚跖屈曲处肿痛七日并屈伸不利，乏力，舌红苔薄，脉沉。检查可见血尿素氮（BUN）：6.6mmol/L，血肌酐（Cr）：163μmol/L，血尿酸（UA）：564μmol/L。余观其大体，其人肥甚，素喜膏粱厚味，以致体内湿热壅盛，久之则湿聚成痰，痰湿相合凝于血脉，污浊凝涩，阻于经络关节，不通则痛。此乃痹证，诸位医家又以白虎、历节名之。朱丹溪《格致余论•痛风》有云："彼病风者，大率阴血受热，已自沸腾，其后或涉水，或立湿地，或偏取凉，或卧湿地，寒凉外搏，热血得寒，污浊凝涩，所以作痛，夜则痛甚，行于阴也。"余辨之为痹证，痰湿瘀阻证，治以祛湿化痰、化瘀通络之法，择《丹溪心法》之上中下痛风方治之：苍术、黄柏、胆南星、秦艽各20克，羌活、威灵仙各20克，白芷15克，桃仁、川芎、当归各20克，红花15克，细辛5克，龙胆草、土茯苓、萆薢、石膏各30克，川乌15克，秦艽20克，青风藤、海风藤各30克，豨莶草20克。服药半月后其肿痛皆消，屈伸不利及乏力皆轻于前，继服前方28剂后已无异于常人，嘱其继服前方14剂以固其效。

该患为痰湿瘀阻而致病，方用《丹溪心法》之上中下痛风方加味，其中胆南星、秦艽祛湿通络止痛；黄柏清热燥湿、泻火解毒；苍术燥湿健脾，祛风辟秽；术柏合用尤善清下肢之湿热，消筋骨、足膝之肿痛；羌活、威灵仙、白芷可祛多经之风邪；制川乌行气止痛；此病已涉血分，多痰瘀交阻，故而加桃仁、红花、川芎、当归活血祛瘀，痰去瘀行，则胶结松解；另白芷、苍术、川乌、川芎合用可祛风寒湿之痹阻，解关节之疼痛。细辛、威灵仙、羌活合用以温经通络、流散寒湿、宣行通利。酌加龙胆草、土茯苓、萆薢、石膏清热利湿，另石膏可制川乌之热；青风藤、海风藤祛风湿、通经络；豨莶草祛风湿、利关节、解毒；全方以上中下痛风方为基础加味，"疏风以宣于上，泻热利湿以泄于下，活血燥痰消滞以调其中"，故疗效显著。

十一、肿　　瘤

甲状腺癌术后致喉返神经麻痹治验一得

黑龙江中医药大学附属第一医院　宋爱英

2016年深秋，余出诊遇一35岁女教师带一纸病例简介求诊。自述为甲状腺癌术后半年余，因术中伤及喉返神经致其失音，时有饮食呛咳，胸中烦热，经多方求医罔效而慕名求治。病人流泪恳求助其消除病痛，否则无法工作和正常生活。诊其证：面色晦暗，咽喉涩而失音，太息连连，失眠健忘，大便干结，舌质黯，苔薄黄，脉弦细数。此乃喉部经络损伤、发声障碍、情志郁闷致肝气郁结，郁久化热，清阳不升，浊阴难降之象。遂给予升降散合四逆散加减以升清降浊，散风清热，疏肝解郁：黄芪、白芍、蜜远志各12克，炒白僵蚕、姜黄、大黄（后下）、柴胡、桔梗各9克，麸炒枳壳、木蝴蝶各6克，蝉蜕、甘草各3克，水煎2次早晚分服。此方服用6剂，病人即可发声，甚是激动，大呼神奇。嘱其守方继服2周后，自谓恢复八成。经治三个月后，声音基本正常，唯有言语多时略感咽部疲乏。嘱停药待其自愈，并调情志及饮食起居。

喉返神经麻痹属于中医"喉痹"、"喉喑"范畴，表现以发音，呼吸异常等症状为主。《素问·阴阳别论》："一阴一阳结，谓之喉痹。"一阴君火也，一阳少阳相火也，手少阴心脉挟咽，足少阴肾脉循喉咙，其人膈间素有痰涎。《灵枢·忧恚无言》曰："寒气客于厌，则厌不能发，发不能下至，其开阖不致，故无音。"本病例乃本虚标实之证，术后正气耗损，加之长期失音导致肝气郁结，乃为气血亏虚为本，喉窍邪实为标，虚实夹杂。故以升降散急则治其标，重在攻邪，辅以扶正治本。升降散出自《伤寒瘟疫条辨》，具有升清降浊、散风清热功效，主治咽喉肿痛、温热病等。是方以僵蚕为君，其性味咸辛平，清热解郁，引清气上朝于口；蝉蜕为臣，性味甘寒，能疏散风热，质轻上浮；大黄、姜黄为佐使，性味辛苦而寒凉，行气活血，清热泻火，上下通行；故取僵蚕，蝉蜕升阳中之清阳，大黄、姜黄降阴中之浊阴；再佐以四逆散疏肝解郁，桔梗利咽喉而载药上行，木蝴蝶助僵蚕行气散郁之功，远志宁心安神，黄芪、甘草顾护正气，以疗本虚，且可益气开音；甘草调和诸药为使；共奏升清降浊，散风清热，益气开音之功效。此后，每遇肺、颈部等术后致失音者，皆以升降散加减治之，瘥者十之七八。

喉癌刍议

龙江中医学院　高仲山

祖国医学喉科文献中有关喉部肿瘤的记述有"喉瘤"、"菌"、"喉百叶"、"喉疳"等称。

关于喉癌，《医学心悟》说："生于喉旁，形如圆眼，血丝相裹。"《医宗金鉴》认为喉癌"由肺经郁热，更兼多语损气而成。或醇酒炙煿，或因怒气喊叫，犯之则痛。忌用针"。看来，这里所指的喉癌可能是喉部良性肿瘤。喉部良性肿瘤最常见者为乳头状瘤，长于小舌（悬雍垂）或软腭边缘，除稍有机械性阻挡外，患者无任何特殊症状。望诊可见一块粉红色菜花状或肉芽状赘生物。

关于喉菌，《喉科指掌》谓："生于喉内，状如浮萍，略高而厚，色紫。"费晋卿校本《咽喉脉证通论》说："上蒸于喉，结成如菌，面厚色紫，软如猪肺，或微痛，或木而不痛，梗塞喉间，饮食碍。"关于喉百叶，《重订囊秘喉书》说："咽喉中有生肉，层层相叠，渐肿有孔，出臭气者。"关于喉疳，《医宗金鉴》说："此证一名阴虚喉疳。初觉咽嗌干燥，如毛草常刺喉中，又知硬物隘于咽下，呕吐酸水，哕出甜涎，淡红微肿微痛。日久其色紫暗不鲜，颇似冻榴子色……肿痛日增，破烂腐衣，叠若虾皮，声音雌哑喘急多痰，臭腐蚀涎，其疼倍增，妨碍饮食，胃气由此渐衰，而虚火益盛……其证投方应病，或者十全一二，否则难救。"综上所述，可见喉菌、喉百叶、喉癌与近代医学记载的喉癌症状相似。

喉癌患者年龄多在五十岁以上。男性罹患较女性为多。喉癌与嗜烟和酗酒有很大关系，因为烟和酒可以引起上呼吸道及咽喉部的慢性炎症，酿成癌前病变。此外也与职业性的长期接触尘埃和污气或有梅毒病史者有关。喉癌的早期症状是长期持久性语音嘶哑，非但不愈且逐渐加量。这种嘶哑可发生于感邪与受凉之后，致使患者在短期内不能注意其真实危害性，而易与慢性喉炎，喉部良性肿瘤引起的嘶哑相混淆，但与一般嘶哑不同，喉癌嘶哑常伴有咽喉发痒、咳嗽等症状。原因为癌的存在限制了声带的活动和刺激黏膜。喉癌晚期则有呼吸困难，喘鸣，咳嗽带痰亦可含血，吞咽困难以及颈部肿胀等症状。

喉瘤（良性）多由"肺经郁热，更兼多语损气而成"，宜服益气清金汤（《医宗金鉴》方）：桔梗、黄芩、浙贝母、麦门冬、牛蒡子、人参、白茯苓、陈皮、生栀子、薄荷、紫苏、竹叶、甘草，以消瘤碧玉散（《医宗金鉴》方）：硼砂、冰片、胆矾点之即可收效。

喉癌（喉疳、喉菌、喉百叶等证），多由"肾液久亏，相火炎上，消烁肺金，熏燎咽喉"所致。烦躁者宜服知柏地黄丸：熟地黄、山萸肉、怀山药、粉丹皮、白茯苓、泽泻、盐知母、盐黄柏。吐酸哕涎者服清凉甘露饮（《疡医大全》方）：麦冬、知母、黄芩、石斛、枳壳、枇杷叶、银柴胡、犀角（水牛角代）、生地黄、茵陈蒿、灯心草、淡竹叶、甘草，加川连，食后水煎服。大便燥结者服清凉甘露合万氏润燥膏（万氏方）：猪脂 500 克切碎炼油去渣，加炼过白蜂蜜 500 克，搅匀候凝，挑服二匙，日用三五次。面唇俱白，不寐懒食者服归脾汤加酒炒川黄连。肿瘤未破者吹紫雪散（《医宗金鉴》方）：犀角（水牛角代）、石膏、羚羊角、寒水石、升麻、玄参、沉香、木香、朱砂、冰片、甘草、金箔，吹于患处或徐徐咽之，或用淡竹叶，灯心草煎汤化服亦效。癌肿已腐溃者吹八宝珍珠散（《医宗金鉴》方）：儿茶、川连、川贝母、青黛、红褐、官粉、黄柏、鱼脑石、琥珀、人中白、朱砂、冰片、东牛黄、珍珠、麝香。

（高仲山.1981. 对唇癌、舌癌、喉部的探讨［J］.黑龙江中医药，（3）：2-4.）

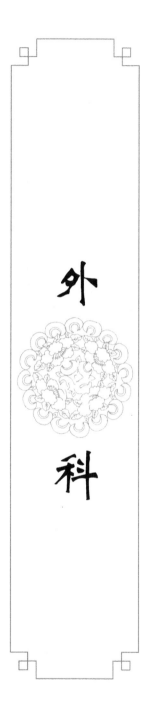

外

科

系统性红斑狼疮治验

黑龙江中医学院　华廷芳

　　系统性红斑狼疮，类似中医的猫眼疮，阴阳毒。余在临床，经常遇到。根据《内经》"诸痛疮痒，皆属于心"、"头为诸阳之会"理论，结合好发头面、痒甚且痛、怕晒日光现象，断为热毒，血瘀经络，治以清热解毒、活血祛瘀为主，随其兼见，辨证施治。曾治一女患，初诊左颧患有桃核大红斑一处，皮肤粗糙，层层凹陷，落屑鳞状，痒甚且痛，日晒尤甚。类似者，全身可见，大小不同。伴关节肿痛、不能行走，头晕目眩，心悸气短，五心烦热。经某医院诊为系统性红斑狼疮，住院治疗，效果不显。由二人扶入我室求诊。查其舌红苔黄脉细数，证属热毒伤阴，瘀血阻络，治以清热解毒，活血通络。处方：金银花 25 克，连翘 15 克，当归 15 克，白芍 15 克，生地 25 克，川芎 15 克，蝉蜕 15 克，蛇蜕 15 克，生荷叶 15 克，蚕沙 15 克，山慈菇 15 克，川牛膝 15 克，菊花 15 克。方中金银花、连翘、山慈菇清热解毒；当归、白芍、生地、川芎、生荷叶活血祛瘀；蝉蜕、蛇蜕、蚕沙通经活络，退斑除疮；菊花清头明目；川牛膝引血下行，并治关节肿痛。患者服五剂后，红斑渐退，诸症均减，乃以栀子、玄参、玉竹、花粉、地骨皮、藕节、鸡血藤、炒枣仁、柏子仁、黄芪、人参、生柏叶、川贝母、柴胡等加减调理，共诊 5 次，服药八十一剂，巩固疗效，至今未发。

　　这种病在临床上，如高热用犀角（水牛角代）、羚羊角、生石膏；低热用柴胡、龟甲、地骨皮、生地、玄参、寸冬；解毒用山慈菇、蚤休、金银花、连翘、大青叶；活血用当归、川芎、紫草、桃仁、红花、丹皮、刘寄奴；关节痛用桑枝、藕节、乳香、没药、秦艽、白花蛇、全虫、蜈蚣；纳呆用白术、鸡内金、莲子、山药、扁豆、砂仁。兼肺经症状者，如咳喘痰鸣、咽喉肿痛、咳血鼻衄，用百合、生荷叶、生柏叶、川贝母、芦根、杏仁、半夏、阿胶；兼心经症状者，如心悸气短，心神不安，脉结代，用朱砂、琥珀、茯神、枣仁、柏子仁、远志、节菖蒲；兼肝经症状者，如头晕目眩、口苦咽干、肝脾大、月经不调、脉弦，用生牡蛎、青皮、木香、郁金、延胡索、五灵脂、川楝子；兼肾经症状者如腰腿酸痛、盗汗失眠、发脱齿落、浮肿尿少用杜仲炭、巴戟天、续断、申姜、补骨脂、滑石、桑螵蛸、附子、肉桂、木通、竹叶。据余治疗红斑狼疮 50 例体会，由于患者体质不同，症状不同，病程不同，非一方一药所能治，必据上述基本大法、基本处方选择药物，加减使用，长期服药，方可奏效。

（夏洪生.1988.北方医话［M］.北京：北京科学技术出版社：416-417.）

腹膜后血肿治验小议

依兰县中医医院　刘国臣

　　张某，男，51 岁，泥瓦工，1983 年 5 月在施工中，不慎从高处坠落，致腰 1 压缩性骨折，先为腰部呈针刺样瘀痛，局部肿胀，继而感腹满胀痛，牵及少腹，窜痛两胁，不思饮食，二便不利，重时疼痛转卧不安，脉沉弦，苔黄腻。证属瘀血阻滞，气机不利。治拟活血化瘀，行气止痛，和胃通便，方用膈下逐瘀汤加味：当归20克，川芎15克，赤芍20克，桃仁20克，红花15克，枳壳10克，丹皮20克，香附20克，延胡索25克，苏梗20克，淡竹叶20克，甘草10克。煎服后四十分钟，患者即感肠内辘辘有声，继之始矢气，腹胀缓，诸痛减。按上方续用六剂，二便通利，腹中饥，思饮食，诸症消失。

　　腰椎压缩性骨折是骨伤科常见病，多由高处坠落，经地面反作用力传达至腰椎而致，有单纯性骨折、多发性骨折、粉碎性骨折等类型。不管哪种类型，其在伤后不等的时间内，常因椎体前缘出血而引起腹膜后血肿，刺激交感神经而致腹满胀痛，二便不利等症。祖国医学认为此系肢体损伤后，血离经脉，恶血内留，瘀积不散，使经络受阻，阳明失降，脏腑气机不通而致。膈下逐瘀汤系治疗腹部瘀证之代表方，出自清代名家王清任《医林改错》一书中，此方以桃仁、红花、川芎、赤芍等活血祛瘀药作为基础，结合腰腹部外伤瘀血证之特点，配以香附、乌药、枳壳、延胡索等入脾胃肝经善治上腹之药组成，其配方之优点可谓稳妥不峻烈，活血不伤血，尤以老年骨折之血肿此方更佳，桃仁、红花、赤芍、川芎此四药活血祛瘀不烈，合而用之不偏寒，不偏热，既入气分，又入血分，功效可靠而无副作用，在临床应用中结合血瘀之部位、性质，全身状况及兼症以主方为主，辨证加减，药不过病，中病即止。如局部肿胀，剧烈疼痛，饮食二便尚可自调，脉弦，苔薄者，主方中加三七、乳香、没药；局部持续疼痛，腹满胀痛并及两胁，大便秘结，脉弦大，有力，苔黄厚腻者，主方中加大黄、厚朴、芒硝（另包冲服）便通即停，勿伤正气；若少腹胀满，小便不利，脉沉弦，苔薄黄，主方中可加猪苓、泽泻、白术、茯苓；瘀血久之，壅结化热，热灼阴液，主方中加生地、沙参、天花粉、茵陈；久病气虚或瘀久不化，新血不生，主方中加黄芪、党参、白术、丹参等均见显效。

（刘国臣.1985.膈下逐瘀汤加味治疗腹膜后血肿［J］.黑龙江中医药，（6）：41-42.）

脑外伤昏迷治验小议

杜尔伯特蒙古族自治县人民医院　张　琦

　　黄某，男性，31岁，工人。于1979年3月24日晨，从火车上坠下，当即昏不知人，角弓反张，鼻鼾息微，手撒肢冷，二便自遗，脉微欲绝。西医诊断为"重度开放性颅脑损伤"。立即进行开颅探查清创术。术后一周，患者仍不省人事，神昏谵语，时有号叫，尿黄，大便干，舌红，苔黄，脉数。辨证：金刃跌仆，损伤头部，离经之血，蒙蔽清窍，而致神昏谵语，时有号叫，瘀血阻滞化热，则见小便黄，大便干，舌红苔黄脉数等症。治则：活血化瘀，开窍醒神，佐以清热。方药：赤芍15克，川芎50克，地龙15克，黄芪50克，桃仁15克，红花15克，当归15克，天竺黄15克，穿山龙50克，生地20克，大黄50克（后下），麝香0.5克（一日二次冲服）水煎服；早晚各服一次。上药连服三剂，神志清醒，号叫停止。饮食与二便转为正常。外伤逐渐恢复。此患现已上班六年余，一切活动正常。

　　头为诸阳之会，脑为髓海，凡五脏六腑气血之精华，皆上荣于头。故凡跌仆金刃损伤头部，瘀血内停，阻塞脉络，抑遏清阳，蒙蔽清窍，则神明昏聩。另外，由于头部外伤，致离经之血滞于体内，血瘀气滞，经脉不通，则可见半身不遂、言语不利等症。故治以活血通窍、开窍醒神之法，或佐以清热，或佐以益气，使气行血活，清阳不再为瘀血所阻，窍孔开通，诸症可愈。通窍活血汤与补阳还五汤是逐瘀开窍醒神的良剂，对于外伤性头部瘀血，确有较好的疗效。

（张琦. 1985. 通窍活血汤与补阳还五汤合用治愈脑外伤昏迷二例报告[J].黑龙江中医药，（6）：43.）

脑震伤后综合征小议

佳木斯市中医医院　王宗宸

脑震伤亦称"脑髓震动"、"脑海受震"或"脑气震动"、"脑震荡"。头部为诸阳之首，位居至高，内含脑髓，充养周身。同时头部内伤主要指脑的损伤，脑震伤时脑组织没有明显病理变化，伤后所发生功能障碍是短暂的，可恢复的称为脑震伤，其损伤程度的轻重，主要决定于头颅内部脑组织的损伤程度，而不在于头颅外表有无骨折线或破皮等。

唐代王焘《外台秘要》中已认识了该病，并对其预后做了判断："破脑出血而不能言语，戴眼直视、咽中沸声、口急唾出……亦皆死候，不可疗。若脑出血而无诸候者可疗。"明朝的《跌损妙方》中有相当篇幅来论述头部的损伤。清代钱秀昌《伤科补要》记载的脑部损伤更为详细。

脑震伤的病因，归纳起来不外乎两种，一种是头部直接外伤，暴力直接作用于头部；一种是身体其他部位受伤，其外力间接震动脑部。《伤科补要》云："巅顶骨伤，囟门骨伤等可引起脑髓损伤，以致卒然而死。"轻度脑震伤病人，伤后长期存留各种主观不适，如头痛、头晕、耳鸣、多汗、疲乏、便秘或腹泻、心悸、失眠、怕声响等。而他觉检查无阳性体征，病情三个月以上未愈的病人称为脑震伤后综合征。头痛、眩晕、恶心、呕吐乃是脑震伤常见之症。脑为奇恒之腑，神灵之所在，宜静不宜动，灵脑受震则头痛、眩晕、恶心、呕吐由之而起。受伤早期出现头痛、眩晕、恶心、呕吐往往是败血归肝，肝经受病，随其逆行，肝气横逆犯于胃，胃气上逆则为呕吐。又缘与肾脉会于巅，故出现眩晕。《素问·调经论》说："人之所有者，血与气耳。"气与血运行周流全身，上下相贯，如环无端，脑震伤后，脑内血瘀，经络受阻，气血运行逆乱，肝经与肺经气血升降失常，故而出现头痛、眩晕、恶心、呕吐。后期出现头痛、眩晕，除血瘀、经络受阻外，亦因病情缠绵不愈所致体虚。《灵枢·口问》说："上气不足，脑为之不满，耳为之苦鸣，头为之苦倾，目为之眩。"《灵枢·海》说："髓海不足，则脑转、耳鸣、胫酸、眩冒、目无所见、懈怠安卧。"这些都说明眩晕由上虚所致，其次肝肾不足、气血不足均可导致后期头痛、眩晕、恶心、呕吐。

笔者善用通窍活血汤治疗，现已治疗9例，取得了可喜效果。用药有赤芍5克，川芎5克，桃仁15克，红花15克，老葱三根（切碎），生姜15克，红枣7枚，麝香0.15克（冲服或微煮），水煎服。原方中有麝香，因药源困难，所以用白芷代替，白芷除发表祛风、消肿止痛外，尚有芳香通窍作用，老葱亦有通窍、通阳、散寒之效。鲜姜温中止呕；赤芍凉血活血、消痛散肿；川芎活血行气，祛风止血，并消瘀血；桃仁破血祛瘀；红花活血通经，祛瘀止痛；红枣补脾和胃，益气生津。方内药物主要是通窍活血化瘀，发表消肿止痛，补脾和胃的作用，对脑震伤早期起活血通窍、行瘀通经的作用，对脑震伤的后期亦起到活血化瘀、补脾和胃、益气生津的作用。

（李国清，徐阳孙.1987.龙江医话医论集［M］.哈尔滨：黑龙江人民出版社：146-148.）

仙人掌白矾鸡蛋清　消瘀止痛建奇功

佳木斯市中医医院　王宗宸

患者自述左小腿被大汽车轮碾压伤两天。两天前，早晨上班骑自行车在马路上被解放汽车撞倒，伤及左腿，当时惊恐万状，疼痛钻心，血肿迅速隆起，皮色紫暗。住院检查左小腿、左踝关节处皮下广泛瘀血，小腿中下三分之一外侧有小儿拳大隆起包块，有波动，足踝部亦见肿胀，压之疼痛难忍。足背动脉和胫后动脉搏动微弱，患肢伸屈不利。查后立即外敷仙人掌、白矾、鸡蛋清，五天后血肿消失，瘀块消散肌肉变软，足踝运动自如，皮色逐渐恢复正常。在治疗中仙人掌适量，白矾适量，鸡蛋清二十个，将上述三品混合捣成糊状，摊在纱布或白布上，敷在患处，每天更换一次。

仙人掌有行气活血、清热解毒作用。《湖南药物志》提出其有"消肿止痛、行气活血、祛湿退热、生肌"的作用；白矾有"消痰燥湿、止泻、止血、解毒杀虫"作用；鸡蛋清有"润肺利咽，清热解毒"之功。据查阅报道资料说鸡蛋白可治体表炎症，对早期疖肿、外伤性肿胀严重者有效。皮肤反应，敷上鸡蛋清有止痛、消炎、防止化脓的作用。对已开始形成流注的病灶，有控制炎症向四周扩散，促进炎症局限化的作用。作者应用此方治疗外伤性瘀血血肿8例，取得了令人满意的效果。

总之凡离经之血未出体外停滞于内，统称为瘀血。症见皮下肌肉层瘀紫血肿，肢体肿胀、剧痛、痛不移处等。根据祖国医学治疗瘀血证的学说"气行则血行，气滞则血瘀"，仙人掌行气活血，白矾止血燥湿，鸡蛋清清热解毒，因而本方有行气活血、清热解毒、消肿止痛、燥湿杀虫的作用。实践验证对外伤性瘀血、血肿、炎症均有卓效。

（李国清，徐阳孙.1987.龙江医话医论集［M］.哈尔滨：黑龙江人民出版社：148-149.）

血栓性浅静脉炎治验小议

黑龙江中医药大学附属第二医院　郭伟光

血栓性浅静脉炎是临床上常见的血栓性、炎症病变血管性疾病。病变累及的浅静脉会形成血栓和堵塞，患者患肢出现结节，表观呈现条索状，伴棕色色素沉积和局部压痛。中医将其归属于"青蛇毒"、"恶脉"、"赤脉"、"黄鳅痈"等范畴。《医宗金鉴·外科心法要诀》记载："此证生在小腿肚里侧，疼痛硬肿，长有数寸，形如泥鳅，其色微红，由肝脾二经湿热凝结而成。"中医认为血栓性浅静脉炎患者内蕴湿邪、染毒，外因静脉创伤导致气血瘀滞、湿热互结、湿热瘀积而成，故而可以活血化瘀、清热解毒、利湿止痛等法治疗。笔者应用大黄䗪虫丸治疗血栓性浅静脉炎疗效显著。大黄䗪虫丸源自张仲景的《金匮要略》，具有攻补兼施的特点。方中大黄"下瘀血，血闭寒热，破癥瘕积聚"，䗪虫破血逐瘀，"䗪虫善化瘀血，最补损伤"，二者共为君药，能行能和，通达三焦以除瘀血。臣以水蛭、虻虫、蛴螬、煅干漆、桃仁活血通络逐瘀，共助君药攻逐瘀血。水蛭"主逐恶血、瘀血"，虻虫"逐瘀血，破下血积"，"蛴螬，能化瘀血，最消癥块"，"桃仁治血结，破蓄血"，佐以黄芩清解郁热；苦杏仁宣肺气、润肠道，配伍桃仁降肺气、开大肠以利瘀血，地黄、白芍养血润燥，缓中补虚，以助生新；甘草益气和中，调和药性，为佐使药。诸药合用，祛瘀而不伤正，扶正而不留瘀。虫类药物，搜剔钻透，直达病所，合用后破血逐瘀之力峻猛，瘀血重症，非其不足以祛除。

曾遇王某，女，66岁。双下肢青筋暴露30年，伴右小腿内侧红肿热痛索条8天。右小腿内侧红肿疼痛，可触及条索状硬结，伴全身阵发性发热、乏力。两天后发热消退，小腿内侧硬结肿胀稍减，仍色红有压痛。现无发热，纳呆，寐可，二便调，舌暗红，苔黄腻，脉滑。诊为恶脉，辨证属湿热下注，脉络瘀阻。以清热利湿解毒、活血化瘀通络为治则。予大黄䗪虫丸口服1丸，日三次，外用消瘀软膏，两周后，硬结完全消失，静脉曲张团块状隆起柔软，较前平坦，肤色正常。

从肺论治粉刺

黑龙江中医药大学　刘雅芳

粉刺即轻度痤疮，是好发于青春期的一类常见皮肤疾病，中医也称为"痤"、"肺风粉刺"、"酒刺"、"面疱"等。现代青春痘、黑头等早期痤疮或轻度痤疮都属于粉刺范畴。临床诊疗中发现，粉刺多为肺经风热型，或合并脾虚、胃热证，治疗上多从肺论治。

粉刺的病机早在《内经》中便有论述，《素问·生气通天论》曰："劳汗当风，寒薄为皶，郁乃痤。"明代陈实功《外科正宗·肺风粉刺酒齄鼻》中云："粉刺属肺，齄鼻属脾，总皆血热郁滞不散。"清代吴谦等编著的《医宗金鉴·外科心法要诀》也提出粉刺与肺关系密切："肺风粉刺，此症由肺经血热而成。"

在治疗上，明清时期多从肺论治粉刺。明代《外科正宗》指出要"内服枇杷叶丸、黄芩清肺饮"。枇杷叶丸是由枇杷叶、黄芩、甘草、天花粉组成，黄芩清肺饮的组成为黄芩、天花粉、薄荷、连翘、当归、川芎、赤芍、红花、防风、生地、葛根等。清代《外科大成》用枇杷清肺散治肺风酒刺，药物组成为枇杷叶、桑白皮、黄连、黄柏、人参、甘草。清代《医宗金鉴·外科心法要诀》也用该方治疗肺风粉刺，称为枇杷清肺饮。现代应用中多不用人参，以防助长火热，尤其治疗青少年粉刺，要少用助热化火之药，若有表虚者可用生黄芪。黄连、黄柏宜少用或不用，以防伤伐脾胃。

宋某，女，15岁，面部多发丘疹，皮疹个头较大，颜色或红或暗紫，个别处有结节，无脓头，舌红，苔薄黄。患者平时爱吃甜食、辣食，常熬夜，偶有便秘。处方：枇杷叶15克，黄芩10克，天花粉15克，生地15克，赤芍10克，水牛角丝15克，夏枯草10克，金银花10克，丹参15克，首乌藤15克，白术15克，生黄芪15克，炙甘草10克。7剂之后，患者皮疹明显减轻，大者变小，小者消退，色变浅，陆续调理月余，面部皮疹基本消散。

刺络拔罐治疗蛇串疮灵枢启悟

黑龙江中医药大学附属第二医院　张　淼

2021 年春，余在中医大二院夜门诊，遇一中年男子，右胁肋掣痛难忍。余望其二目无神，痛苦病容，焦躁不安。"诸痛痒疮，皆属于心"、"百端之起，皆自心生，痛痒疮疡，生于心也"。详询病情，得知该患者 1 个月前无明显诱因突感右胁部针刺样疼痛，次日出现红色水疱样疹，簇集成群，累累如串珠，疱液清，周围肌肤渗出，经服普瑞巴林后疱疹消退、痛缓。近日复感右胁肋掣痛加重，且呈单侧带状。望其可见局部散在色素沉着，不红、不肿，无溃、无烂、无疱疹。望其面白无华，舌红、苔黄腻，脉弦滑。是时余忽想起《疮疡经验全书·火腰带毒》本病"受在心肝二经……流滞于膀胱不行，壅在皮肤，此是风毒也。"《灵枢·九针十二原》"菀陈则除之"。《素问·刺禁论》载"心部于表"，心为阳脏而主火，火性炎散，故心气分布于表，从脏腑的生理特性出发，人的体表与心的关系尤为密切。细斟本证，具有湿热火毒蕴结肌肤之象，余以刺络拔罐之法治之，正合经意。首诊治疗后，患者喜诉痛减明显。

蛇串疮的病位在肌肤，其来势急。"明疮乃热灼之所致也"、"故火燔肌肉，近则痛……灼于火则烂而疮也"。火热之邪侵犯，致营血壅滞，热壅而引起血瘀，不通则痛，不荣则痛，故以实证居多，本案从实治之，泻火解毒，通络止痛。"刺络者，刺小络之血脉也"、"菀陈则除之，出恶血也"。刺络放血可祛除蕴积于体内的湿热毒邪、瘀血，改善局部气血运行。拔罐法可开腠理、散邪气。余业医多年，深深体会到：熟通经典，勤修新知，临证则胸有成竹、事半功倍。

解毒活血　丹毒病除

东宁县中医医院　乔洪涛

活血化瘀能够消除因瘀血造成的病理改变和生理障碍，有通畅经络、解除疼痛的作用。解毒活血是丹毒治疗的根本方法。1976 年 5 月，姜姓女患，两上肢腕至手三里红肿斑片逐步蔓延融合，腕关节至肘关节上三分之二有红白明显的分界线。近腕端大片鲜红或紫红肿胀片块向四周扩大融合，局部灼热疼痛、拒按、发热、恶寒、体温上升到了 39.5℃，舌质红，有黄苔，脉数而有力，血常规：红细胞 4.5×10^{12}/L，白细胞 17.6×10^{9}/L，中性多核细胞百分比 80%，淋巴细胞百分比 20%，投以新加普济消毒饮加味，即丹参 20 克，坤草 20 克，苡米 20 克，赤芍 15 克，大青叶 15 克，板蓝根 15 克，公英 20 克，地丁 10 克，蝉蜕 5 克，牛蒡子 15 克，桔梗 10 克，连翘 15 克，薄荷 10 克，双花 15 克，玄参 10 克，元芩 15 克，川连 15 克。共计服药三十二剂痊愈。

温毒、时疫、瘴岚、疠气侵犯人体多入里化热伤其阴血，耗伤津液，燥热迫血，离经尽凝，或因津亏载血运行受障碍，乃为毒热瘀血，虽说是由溶血性链球菌感染，但毒热瘀血是辨证要点，所以取新加普济消毒饮，奏清热解毒之功，加入丹参、坤草、赤芍、以活血化瘀，引药入营血，共奏解毒之功；加入薏米，除湿热又防止大量苦寒药伤正。丹参、坤草、苡米、赤芍四味亦能清热解毒活血化瘀，确是治疗丹毒之首选药物。再次验证了吴又可之说"时疫入里，瘀血最多"在临床中确有指导意义。

（李国清，徐阳孙.1987.龙江医话医论集［M］.哈尔滨：黑龙江人民出版社：159-160.）

治 癣 一 得

黑龙江中医学院　沈桂香

余于 1969 年，曾遇一中年男子，34 岁，呈现焦急痛苦表情，详询病史，患者素体健康。因看瓜地，次日晨起，头、面、前胸、上肢瘙痒难忍如虫行，观其癣面潮红、湿润、癣形如五分硬币大小，触之有灼热感，其患自诉中午炎热或饮酒时病情加重，观其舌质红、苔黄腻，脉滑数有力。此属一派风湿热证，余忽想到病位在上，尤以头面为主，即投以普济消毒饮加味：黄芩、黄连各 15 克，陈皮 10 克，僵蚕 15 克，甘草 5 克，玄参 10 克，柴胡、桔梗、连翘、马勃、牛蒡子、薄荷、升麻各 5 克，板蓝根 10 克，苍术 20 克，内服。苦参 50 克，蛇床子 30 克，百部 50 克，白鲜皮 50 克，米醋 250 克，外洗用。方中芩连清泄上焦热毒为主药，牛蒡子、连翘、薄荷、僵蚕疏散上焦风热为辅药，玄参、马勃、板蓝根、桔梗、甘草清解头面之热毒，陈皮理气疏通壅滞共为佐药。升麻、柴胡协诸药上行头面为使药。加入苍术燥湿健脾。外用洗药祛风、燥湿、杀虫、止痒。此患内服外用六剂痊愈。这就是辨证施治、审证求因，东垣用此方治疗大头瘟，屡治屡验，又有清热解毒、消散风热之功。用此方治疗因风、湿、热引起的癣证，病情较轻者易治。

（李国清，徐阳孙.1987.龙江医话医论集［M］.哈尔滨：黑龙江人民出版社：161-162.）

乳痈、乳发治疗刍议

黑龙江中医学院附属医院　张继芳

《外证医案汇编》曰："乳症，皆云肝脾郁结则为癖核；胃气壅滞，则为痈疽。"乳部疾病由于肝郁气滞等所致，与经络有着重要关系，经络受阻而发本病。审因论治，正如《外科正宗》说："忧郁伤肝，思虑伤脾，结肿坚硬微痛者，重疏肝引气，已成焮肿发热，疼痛有时，已欲作脓者，宜托里消毒。"乳房分乳晕、乳头和乳络等部分。根据经络的循行分布，乳头属足厥阴肝经，乳房属足阳明胃经，故其治法多从肝、胃论治。故拟方为红花 15 克，当归 15 克，血竭 7.5 克，鹿角霜 15 克。其用法：一剂水煎分两次服。取其药渣捣成泥状敷于患处，可连用数剂。

此方对于乳痈、乳发没破溃者效果较为明显，审此方治愈之理，详查四药之功效及归经。红花入肝、心经，其功效活血、润燥、止痛、散肿、通经；当归入肝、心、脾经，其功效活血、止痛，当归梢主癥瘕，破恶血，并治产后恶血上冲，去诸疮疡肿结，治金疮恶血，温中润燥，止痛；血竭入肝、心经，其功效行瘀止痛，敛疮生肌，治五脏邪气、带下、心痛、积血、金创出血；鹿角霜入肝、肾经，其功效补中益血、止痛安胎，治折伤、痘疮不起、疗疮、疮疡肿毒。四药均入肝、心、脾、肾经，均有破积血、散肿、通经之效，又有止痛生肌之功，内服外敷治疗疮疡肿结。本方的组成根据经脉的循行分布，重点从肝、肾论治，为此得其显效。

（李国清，徐阳孙. 1987. 龙江医话医论集［M］. 哈尔滨：黑龙江人民出版社：163-164.）

盐类药物外用拾零

齐齐哈尔富拉尔基区中医院　袁文彬

盐类入药，自《神农本草经》已有记载，但偏重内服，外用甚少。笔者于从事外科临床之际，参考历代医家经验，常将盐类药物外用，对丰富临床内容，提高临床疗效皆有重要意义。

一、食盐入群药煎汤止痒

瘙痒是多种皮肤病的共同症状，某些疾病如皮肤瘙痒病、老年瘙痒症及荨麻疹，则以瘙痒为主要症状。内服药固为所需，而外用汤剂熏洗，亦为医家所习用。笔者治上述诸症，恒用防风、艾叶、透骨草各50克煎汤洗浴，每用必加食盐两大把（约250克），如不加盐，效果则逊。一青年患者，自述在野外作业，宿处阴暗潮湿，遍身起疙瘩，瘙痒，入夜尤甚，诊治数月，时愈时作，乃予消风散内服，并嘱外用防风等加盐洗浴。三日后复诊，言夜痒仍甚，不减未药之时。问其洗药中加多少盐，答曰忘加。乃嘱遵法再用，十余日后来告，加盐后洗浴，逐日瘙痒减轻，今已痊愈。另据临床观察，盐须多加，必待洗后皮肤留有结晶的盐粉，否则不效。

二、芒硝溶液消肿块

乳痈初起，红肿热痛，甚或半侧胸部皆肿，以芒硝100克，开水250ml溶解，以与肿胀面积适宜之六层纱布块浸药汁溻于患处，干即易之，消肿止痛之速，常有出人意料者，不可因价廉而忽之。倘由外来因素所造成的肿胀，用之亦佳。一女婴臂部患血管瘤，局部注射硬化剂，肿胀逐日加甚，至酿脓时，直径约达15cm，肿势高阜，色鲜红，痛甚。乃予芒硝溶液溻洗，两日后肿势消退，除化脓之处外，余皆平复，颜色转为正常，以他法治之，十数日平复。另外，伤科疾病，或软组织损伤，或骨折，局部肿胀如裂者，病程如在三日内，可将芒硝100克加入生山栀50克，煎汤溻洗，效果亦甚为理想。

三、尿浸石膏，生肌圣药

顾伯华先生之《中医外科临床手册》以尿浸石膏合少许制炉甘石加凡士林配成生肌白玉膏，用于痈疡腐肉去尽、生肌长口之时。余师其意而不泥其法，单用尿浸石膏作掺药，既便于应用，又效果甚著，其法按需要取石膏适量，沿其纹理捣成条状，粗如拇指，置盛尿的容器中，以浸没为度，每月需换尿一次，并将附着于石膏表面的结晶物除去，以利于尿液浸入石膏条内部，三个月后，石膏质地变白，纹理日渐清晰，待半年捞出，除去其上附着物，置清水中，每月一换水，满三个月，晒干，碾细，贮于密器中，置干燥处待用。凡腐肉去尽者，以药末均匀掺于疮口，外用纱布块涂其他药膏或凡士林覆盖，逐日或隔日换药，至痊愈为止。此法较预先调成药膏为简便易行。对脓腔较深或口小底大之疮口，可将疮面普遍撒上药末，从而促进新肉生长。曾治一脑疽患者，经治月余，腐肉去后，留一长约200mm、深约10mm、宽约70mm之疮口唯用尿浸石膏粉掺用，凡士林敷贴，二十日全部愈合，所留之瘢痕不显。另治一手掌及前臂被沥青烫伤之患者，病程已七天，溃烂最深处可达3mm，滋水淋漓，脓苔甚厚，局部肿胀疼痛。初以他药治疗七日，肿痛消，滋水止，新肉微现，乃改用尿浸石膏粉，掺疮面，外敷凡士林，疮面颜色由紫暗晦滞很快转为鲜泽红润，脓苔及液体迅速消退，一周后表皮全部复生，未留瘢痕，仅有轻度色素变化。倘以"廉"、"便"、"验"三字来衡量，则尿浸石膏真可称为生肌圣药。

（李国清，徐阳孙.1987.龙江医话医论集［M］.哈尔滨：黑龙江人民出版社：165-167.）

外科四宝

齐齐哈尔市昂昂溪人民医院　王　旭

外科首重外治。外治之方，见于外科专著者，自是洋洋大观，可称是"病有一种，方有一队"。至于临床医家，择其一二应手之方，用之可也。故余之业外科，唯取四方：阳证，用金黄膏；阴证，用回阳玉龙膏；半阴半阳证，用玉露膏；腐肉脱尽，生肌收口，用生肌白玉膏。四方诸书皆载，无复赘引。如是疥癣之疾无阴证阳证可辨者，不在此列。验例甚多，谨记数者：一童患颈痈，左耳下肿硬，扪之烙手，敷金黄膏，三日而脓出肿消痛止，又三日诸症皆消。一中年女性患环跳流注，左髀枢漫肿硬痛，痛在深部，不红不热，碍于屈伸。敷回阳玉龙膏，两小时后局部有温热感，半个月肿消痛止，步履如常。一女教师，患蛇眼疔，脓溃后疮口较深，有三二圆环相迭，内小外大，外环退去，内环复生，唯以玉露膏敷之，月余而愈。一男五十八岁，患脑疽，治以他药而腐肉脱尽，现出长约20公分，宽约7公分之带状疮口，唯敷生肌白玉膏，新肉迅速生长，又过二十余日疮口渐渐平复，颈项活动灵便。以上四方，效果显著，故极珍爱，仿"温病三宝"之意，迳以"外科四宝"名之。

（李国清，徐阳孙.1987.龙江医话医论集［M］.哈尔滨：黑龙江人民出版社：170-171.）

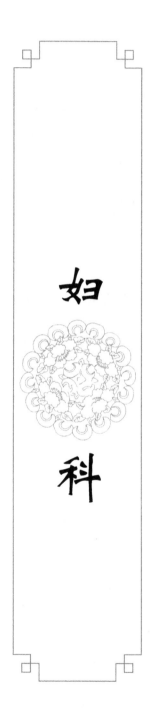

妇

科

一、月 经 病

漫谈清经散与补气固经汤

黑龙江中医药大学附属第一医院　马宝璋

笔者体会，用中药治疗月经过多、崩漏，常取得满意的止血效果。月经过多有气虚、血热之分；崩漏有肾虚、气虚、血热、血瘀之别。肾虚之中，有肾阳虚、肾气虚、肾阴虚（阴虚血热）之分；气虚之中，有素体脾虚、饮食劳倦；血热之中，有感受热邪、肝郁化热、阴虚血热；血瘀之中，有寒凝血瘀、气滞血瘀、瘀久化热等诸多不同情况。然足可用气虚、血热而括之，用八纲之首阴阳以统之，其血热者常用清经散加减获效，气虚者每用补气固经汤收功。

清经散出自《傅青主女科》，是治疗经行先期、月经过多的代表方剂。笔者常用本方加减通治属热证范畴的月经过多和崩漏。变化后的基本药物组成是生地 15 克，白芍 25 克，丹皮 15 克，地骨皮 15 克，黑黄柏 20 克，牡蛎 50 克，茜草 20 克，炒地榆 50 克。盖热为阳邪，耗气伤津，每易动血，本方有养阴清热、凉血止血之效。同时因热邪本就耗气，且失血过多又可耗气，故可于本方中加黄芪 25 克以补气、枳壳 20 克以调气，其止血效果更佳。即使治疗肝郁化热型月经过多或崩漏，于方中重用白芍 35～40 克，使之平肝柔肝，缓肝之急而不伤肝，黑黄柏代山栀，全方有丹栀逍遥之义，而无柴胡之疏泄，这对止血都是有意义的。曾治李某，阴道大量下血 51 天，继发贫血，转治各院多投以补气摄血之品，其流益甚，入院依其脉证诊为肝肾阴虚之阴虚血热型崩漏，服上方两剂血止。阴虚阳搏谓之崩，是明言其血热也，凡此当有热证可凭，若以清经散加减治疗定可收效。

自拟补气固经汤实系举元煎与二至丸加减化裁而成，基本药物有党参 20 克，白术 10 克，黄芪 50 克，枳壳 20 克，白芍 25 克，女贞子 20 克，旱莲草 20 克，牡蛎 35 克，茜草 20 克，炒地榆 50 克。盖气虚有脾气虚、肾气虚的不同，且月经产生的机制与肾气盛关系密切，故须脾肾兼顾，全方有益气固摄止血之效。气虚甚者又宜以人参易党参，并可酌加升麻 10 克以升提、陈棕炭 20 克以涩血止血。若气虚证致阳虚者，酌加艾叶炭 15 克，炮姜炭 10 克以温经止血；出血期虽有阳虚证不宜用附、桂温阳，可用人参以补命门。景岳说，欲补命门非人参不捷效，其理彰然。兼肾虚腰痛者，酌加菟丝子 35 克，川断 15 克，以含固阴煎方义。故本方可用于气虚证、肾气虚证、肾阳虚证的月经过多或崩漏。患者段某，阴道淋漓下血，辗转治疗三个月不效，诊断为肾气虚型崩漏，笔者依上方四剂血止。1984 年初门诊收治气虚证崩漏 42 例，多数服上方 2～6 剂血止。临床上因气虚失血过多，或淋漓日久，伤阴挟热者，可酌加黑黄柏 20 克，以助旱莲草、炒地榆益阴凉血止血之力，调其阴阳，以平为期。

（夏洪生. 1988. 北方医话［M］. 北京：北京科学技术出版社：497-498.）

痛 经 药 水

黑龙江中医药大学附属第一医院 王秀霞

痛经是妇科领域里的常见病。不论是气滞血瘀，还是寒湿凝滞，都是经前或经时腹痛难忍，痛甚则欲呕，甚至痛而欲厥。理论上常提到"不通则痛"，因而行气通经而止痛，是临床常用的治疗手段。这种中药止痛剂，既服用方便，又能止痛，久服不但基本无副作用，还能改善痛经病情。多年来，经过在妇科病房里使用证实，是一种比较理想的常备药。处方：延胡索、灵脂、枳壳、汉防己各 100 克，浸于白酒 1000 克或 30%的酒精中，浸泡一周后，过滤备用。痛时可临时口服 10ml，服用 15 分钟以后逐渐发挥止痛作用。患者亦可根据个体对酒的耐受量大小，酌情加减用量。

该药不仅用于治疗痛经，亦可用于治疗其他疼痛。从效果上看，对一些平滑肌痉挛性疼痛患者疗效较好；亦有人把它试用于发生疼痛的癌症病人，也能在一定程度上减轻其疼痛。查阅古医籍，上药均适于酒浸，一方面可以增强其活血止痛的疗效，又不必再加防腐剂，可备随时应用，止痛效果满意。临床各证痛经患者皆可服用。对经前痛甚者，可于经前一周开始服用。不单能止痛，还能收到治疗效果。

（夏洪生.1988. 北方医话［M］. 北京：北京科学技术出版社：500.）

血 崩 治 验

桦川县人民医院 崔子修

吾曾治孙某，38 岁，平素月经愆期，痛经，时值月经期与夫口角，次晨即经血增多，夹杂暗色血块，10 时许，旋即血崩不止。就诊时面色苍白，额汗出，两目微合，手足凉，气息微，舌质红有刺，苔垢腻，切脉细涩微弱。综合病情，诊为肝经郁热血崩证。本着急则治其标旨意，血脱气散，阴阳俱败，乃危笃之证，急投回阳救逆之品。熟附片 9 克，人参 9 克，寸冬 6 克，五味子 6 克。急煎，灌服，监护，12 时许脉象趋复，但细涩，额汗止，目微开，脉症有起色，继投云南白药 1.5 克。此患病源为肝经郁热，其肝气不舒，郁而化热，所谓气有余，便是火，火郁于内，扰动血海，血海失守，故血崩不止。拟丹栀逍遥散煎服，14 时许送下，日二服，二剂后血量大减，神志清，唯觉疲乏，胁痛，效不更方，投原方三剂，药后血止，诸症悉除。改八珍汤善后处理。血崩乃系危重症，先救燃眉，继投辨证之方，调气开郁，气调火平，血海安然，以收疏肝清热、凉血止血之功。

临证治病，务在辨证确切，把握病机，遵古方而随证变通，寓补于泄之中，气平，热去血亦止焉。

（李国清，徐阳孙.1987. 龙江医话医论集［M］. 哈尔滨：黑龙江人民出版社：175.）

崩漏治验小议

黑河市滨南林场卫生所 丁锡仙

杨某，女，46岁。1978年8月4日延诊，素禀虚弱，情志抑郁，夫妻反目，突发崩症，妇科诊为功能性子宫出血。经用卡巴克络、仙鹤草素等均不效。症见：下血量多，血色紫暗无块，面色萎黄，气短懒言，头晕耳鸣，口苦咽干，唇淡少华，肢软乏力，心悸不眠，烦躁不安，舌淡苔白，脉沉细无力。诊断：崩中下血证。治法：补脾益气，清肝宁心，凉血止血。方宗山东省青岛市姜子超先生治崩方：生黄芪50克，炒当归25克，生山药25克，炒枣仁15克，生地20克，生栀子15克，炒灵脂、炒蒲黄各15克，藕节25克，贯众炭15克。水煎二次，早晚各服一次。服药一剂，血止病愈，诸证消失。1980年秋，又因恼怒，旧病复发，诸症同前，仍照前方一剂，药到病除，收效神速，为防再次复发，以归脾丸善其后，时至更年，旧病未复发。

本例突然下血不止，崩症是也。素体虚弱，情志久郁，肝失条达疏泄，又因恼怒，更伤其肝，藏血功能失调而致崩病。《金匮要略·脏腑经络先后病脉证》中云："见肝之病，知肝传脾，当先实脾。"本例实属本虚标实之证，治必标本兼顾。因此方中用生芪与炒当归为伍，补气养血，相得益彰。当归炒用因其性滑善行，取其补而不行之意。但当前市售当归不分头、身、尾通用，弊端百出，殊不知当归"头能破血，身能养血，尾能行血，用者不分，不如不使"（见《汤液本草》）。姜老中医在治崩症时用炒当归，足见其用药慎也。生山药与生黄芪同用，补脾益气，兼滋阴液。炒枣仁治心悸虚烦不眠。生地、藕节、贯众炭凉血止血。灵脂、蒲黄本属活血化瘀之品，一经炒用则止血而不凝滞。生栀子合桑叶同清肝火，凉血除烦。肝郁之疾何不用柴胡、香附之类？概不知气为血之帅，血为气之母，柴胡、香附等均为理气之品，疏散也，大出血岂不知气已随血脱，焉能更破其气？而用黄芪为君，升提中气，治血先治气，气和血归经。故能取效神速，一剂收功。

（丁锡仙.1989. 辨治失血证两则有悟 [J].黑龙江中医药,（2）：34-35.）

调 经 种 子

绥化市中医医院 吕效临

妇人不孕，古称求子，除因男方各种原因所致即古说所"螺、纹、鼓、角、脉"五不女外，月事不以时下者多。故其本在肾、其标在经。我多用调经种子的办法在每届经前七天用药治疗。这样既可免除病家长期煎服汤剂之劳苦，又可在短期内观察药效。

对月经先期之不孕，虚热者多用地骨皮饮；实热者多用清经汤；肝郁者多用丹栀逍遥散；气虚者多用归脾汤等随证化裁。对月经后期之不孕，我自拟通闭求嗣汤随证变通。方中用当归、川芎、芍药养血和血，用香附、郁金、延胡索理气解郁，用益母草、茜草、凌霄花活血通经，用肉桂、乌药、川楝子温散寒湿。待月事以时下后再改用自拟求子孕育汤治疗或调配成丸剂常服至受孕为止。方中肉苁蓉、巴戟天、淫羊藿、菟丝子、枸杞子、仙茅温补肾阳；人参、白术、当归益气补血使化源充足；郁金、香附、延胡索理气活血使补而不滞；配粉剂紫河车、鹿角胶、海马血肉有情之品使药效卓著。腰痛者酌加杜仲、牛膝、川断；血瘀者酌加益母草、茜草、凌霄花祛瘀生新；痰湿阻滞者酌加路路通、急性子、通草利湿活络通闭。诸药相合，寓攻于补，使气血充盛、气机条达、肾气充实、冲任受养、血海充盈，月事以时下，故能有子。

（李国清，徐阳孙.1987.龙江医话医论集［M］.哈尔滨：黑龙江人民出版社：183.）

逆 经 治 验

黑龙江中医药大学附属第一医院　王秀霞

逆经病人，多数患者相继出现经行量少，甚或闭经。本病病机为经行前后，冲气较盛，值血海满溢之际，若为热迫，则易动血，血随气逆，郁热上冲，血出鼻口，以临床所见证型可有肝胃火盛和阴虚肺燥两种。不仅经前视为热壅，经后亦因余热内炽，治法均以清热活血，引经下行，以平其逆经现象。颇有体会的一点是，治疗本病，仅执于此尚为不足，古有"用之升降，不能相无也"。近年来有人提出："本病少见，而且疗效不够满意"。我认为中医对本病不仅认识很早，而且总结了有效的治疗方法，应是"调降之法，通调则顺"，顺则清浊可分。治疗本病，亦应该采取升中以求降的治法。

余曾治唐某，其为本学院职工，1983年9月就诊，经行两天，血量不多，但鼻出血较多，既往有经行吐衄史七年，现又复发。每遇秋天则周期性鼻衄多，经量减少，自觉经常头痛，右脉弦，左脉沉弦，按肝经郁热调治，方以顺经汤加减：生地25克，川牛膝20克，丹皮15克，生芍25克，茅根15克，知母10克，茯苓15克，玄参25克，生甘草10克，煨芥穗10克。连服10剂，于下次经前又服六剂，鼻衄血停止，随访未再出现逆经。多年来，每遇本病，余均注重了升中以求降的理论，少用煨芥穗、桔梗、川芎之类，寓于降逆之中。如该患，每到秋天，届时必衄，秋乃肃杀之气当令，秋燥对常人无妨，而素体阳气偏盛者，每遇燥气相感，则触之即发，欲求肃降，则以升发为佐。与此同时，治疗本病，总以清热活血为治则，活血有助于降逆，活血经自通，经通逆亦平。治疗中我认为常用丹皮、白薇、坤草较为有效，既清血中之滞热，又能活血通经。余治此病，每每有效。

（李国清，徐阳孙.1987.龙江医话医论集［M］.哈尔滨：黑龙江人民出版社：187-188.）

治 痛 一 得

黑龙江中医学院附属医院　范玉霞

疼痛之因，颇属繁多，仅就痛经而言，亦属虚实难易笔难尽述，错综复杂。我从事西医妇科多年，曾治一痛经之患，其效虽不桴鼓，亦出于意料之外，愿将其诊治过程述之于下：

1984 年夏天，某地区一保管员，年仅 27 岁，被收治于我管的病房。该患始于 16 岁月经初潮时即表现痛经，近半年以来痛势加剧，曾因腹痛疑似阑尾炎，在大庆某医院，手术切除了阑尾。在手术中发现肠管有散在的粟粒状结节，术后做抗痨治疗。1976 年在哈医大门诊确诊为宫颈闭锁，劝其手术，本人执意不肯，曾去上海就医，辗转于中西医界，曾阴道上药丸治疗，其后出现过较多的阴道流血，相继又呈现闭经，且周期性腹痛无好转。1983 年 2 月份左右，发现右下腹部，腹股沟处有肿物如卵黄大小，囊性感，并逐渐增大，就诊时已有鸭卵大，质稍硬，门诊以"子宫内膜异位症"收入院。一般检查无特殊所见。阴道畅，宫颈锥状，宫口松呈一字型，宫体正常，于宫体右侧可触及一与盆壁粘连之肿物，约鸭卵大，轻微触痛，活动受限，左侧附件正常。入院后，探宫腔 7cm，扩宫以 6 号吸头吸取宫中内容物约 5 克，同时送病检，由阴道流出陈旧性血液 20～30ml，病检结果为陈旧性血块，其中少许子宫内膜，显示分泌期图像改变。入院第 6 天，病人出现剧烈腹痛，其痛如锥刺，手不可近，右下腹肿物略见增大，且饱满而硬，有触痛。其脉沉弦，舌质暗淡。按寒凝血瘀腹痛调治，予加味琥珀汤：三棱 15 克，文术 15 克，当归 20 克，丹皮 20 克，肉桂 5 克，乌药 15 克，延胡索 15 克，寄奴 15 克，香附 15 克，川楝 15 克，赤芍 15 克，白薇 15 克，生甘草 10 克。服药月余之后，再次复查，肿块明显缩小，至下次月经期，又以上方去三棱、文术消积之品，加坤草理血通经。月经按期来潮，持续三天而止，又遵方服药月余，肿物消失而告痊愈。

温经活血以散结止痛，该方以琥珀散方略行加减，温经则寒气去，血活瘀消其痛自止，白薇善消血中之热，而通利血脉，合于温经活血之群药之中，助其行血之力，又有搜络之效，瘀消血行，肿块渐消，功效之奇，倍感受益。以此为悟，对于消除肿块之效，绝非单凭手术可解，临床治病颇有又添一翼之感。

（李国清，徐阳孙. 1987. 龙江医话医论集［M］. 哈尔滨：黑龙江人民出版社：201-203.）

崩 漏 治 验

黑龙江中医药大学　鲁美君

2014 年末，余接诊一 39 岁女性患者，血崩一月余，经色鲜红，量较大。望其面色苍白，伴有手震颤，乏力，脉弱等症，知其病情较重，故不敢轻易保守中医治疗。由于其未经西医诊疗，恐延误病情，故先嘱咐其去西医院诊断。当天即发来省医院 B 超诊断结果为子宫内膜增厚，结果为 1.5cm，其他无异常，医院建议刮宫探查。余考虑可以中医治疗，遂据其病情辨证开方：白芍 25 克，党参、黄芪、山药各 20 克，熟地、当归、炙甘草、木瓜、茜草炭、川芎、侧柏炭、荆芥炭、炒五灵脂各 15 克，7 剂。其中白芍、党参、黄芪、熟地等补气养血，因崩漏时间已久，必伤气血；茜草炭、侧柏炭等大剂量清热凉血止血之剂治疗其血热破血妄行之症。患者服用三剂药，崩漏已止。细询其药后情况及其他临证表现，患者素体脾胃不足，饮食欠佳，常腹胀，夜尿频等。后又据其体质进行了相应调理，上方去掉清热凉血药，以补气养血为主，酌加行气、升提、补肾等法，用药斟酌辅以升麻、柴胡、葛根、厚朴、枳实、益智仁调理一月，病情痊愈。后嘱其复查 B 超，子宫内膜恢复至 0.8cm。崩漏的治疗原则是，"急则治其标，缓则治其本"，其具体治疗方法为塞流、澄源、复旧，三种治疗方法不同，适用于崩漏的不同时期，但应用治疗又不可截然分开，要根据临床的不同情况，分清主次，标本治疗不同阶段，各有侧重，灵活运用。治疗初期，崩漏较重，以清热止血为主；而失血过多，亦伤及气血，故以补气养血为辅，况"气为血之母"，补气亦利于摄血。崩漏得止后，亦重视体质的调理，以巩固治疗。综合患者辨证分析，其脾虚、肾气不足、气机不畅等病机尚在，继续治疗一月而痊愈。

二、妊　娠　病

妊娠恶阻用药一得

牡丹江市中医医院　王德光

妊娠恶阻多因肝郁、脾虚、痰阻而致病。一般轻症可分别选用养血疏肝、健脾和胃、顺气化痰等法治之，不难治愈。即使病情顽痼，久治不愈者，也可停药，一般患者过八十日则自愈。但有些患者病情严重，呕吐剧烈，甚至多日不能饮食，生命堪虞。停药固然不可，服药亦难以下咽。因此时患者嗅到药味即感恶心欲呕，若强使之饮，必然立即吐出，难以发挥药效。值此情况，如何选药，就成为关系到治疗成败的主要问题。必须筛选出煎成后气味俱淡或完全无味的降逆止呕药物，使患者能够服下，并保持暂时不吐以先治其标。

张锡纯曾报道两例重症妊娠恶阻患者，用代赭石降逆通便而治愈。且代赭石煎成汤剂后无味，患者乐于接受。但据笔者多年观察，此法不甚效验。因恶阻之便秘，虽属胃失和降，导致升降失调，而频频呕吐，阴液大亏，肠失濡润，此为大便燥结之源，其便秘为果而非因，故不宜舍本逐末。然便秘可促使上逆之胃气更难下降，使病情加剧，所以应于降逆止呕药中加赭石以通便，方为妥善。处方用小半夏汤加赭石、竹茹。方中小半夏汤止呕之力较强，赭石、竹茹降逆通便而清虚热。四味药煎成后几无药味，多能挽救一些危重患者。曾治马某，26岁，1982年春妊娠两个月后恶心呕吐，诊为妊娠恶阻，经中西医调治月余反而日趋恶化。初起尚能进少许饮食，至妊娠三个月后，呕吐加重，食物入口即吐，饮水片刻，仍复吐出。经入院点滴输液，脱水、酸中毒症状虽有缓解，但恶心呕吐如故。妇科医生见其过于衰惫，拟中止妊娠，以防意外。

会诊时，见症有消瘦、倦怠、头晕、气短、口干思饮、见食物或嗅到药味则恶心欲吐，大便七日未行。其脉数而细，舌干红绛，苔薄黄。此病本为气阴两虚，胃失和降。理应益气养阴，和胃降逆。因患者难服中药，乃投上述方剂：生半夏20克（捣碎），生姜20克（切），代赭石70克（捣细），竹茹10克。以上四味，煎汤300ml，每次服药一口，频频饮之，一日之内服完一剂。前药服两剂后，患者呕吐明显减轻，能食粥少许，但大便仍未通下，舌苔仍薄黄。乃将原方赭石改为150克。一剂后，大便通下羊屎状燥屎三四枚。后将赭石改为50克，连服十五剂，患者呕吐止，饮食增，大便正常而愈。

（夏洪生.1988.北方医话［M］.北京：北京科学技术出版社：513-514.）

论 治 滑 胎

黑龙江中医学院附属医院　王秀霞

滑胎的临床特点常常是如期而坠。本病大多是由于父母任何一方的肾精亏损致胎元不能发育或发育不良，故治疗应着重调理肾的阴阳平衡。肾是人身之根蒂所在，肾以系胞。而护胎则依赖于肾气，养胎则依赖于肾精，保胎之法，亦当治肾。

多数病人平时即呈肾阳虚象，或兼脾阳不振，平素腰痛如折，或腰酸膝软，孕后则腰酸腹坠，小便清长，夜尿频数，冬则形寒肢冷，夏则手足心热，身乏易倦，头晕肢麻，甚或面浮肢肿，舌胖多齿痕，或暗淡无华，脉多沉缓或两尺无力。也有一小部分病人表现肾阴虚象。综观其证，根本在于命火虚衰，是孕而不能育的病因。丹溪在论"火"时亦谈道："人非此火，不能有生。"张景岳亦谈道："凡此摄育之权总在命门。"抓住这一理论，重视予培其损的环节，平时采取丸剂久服，多数病人给桂附地黄丸和新定所以载丸交替服。所以载丸（《女科要旨》方）：白术一斤，人参八两，寄生六两，茯苓六两，杜仲八两，大枣一斤，为丸三钱重；宫寒者加服艾附暖宫丸。而对孕后保胎常用加味寿胎丸：菟丝子50克，川断25克，寄生25克，阿胶15克（冲服），白术20克，山药20克，杜仲20克。全方用以补脾肾之气。待病情稍稳定后，再投以保胎丸久服。方药比例是：菟丝子50克，川断20克，寄生20克，杜仲15克，首乌15克，白术30克，山药30克，萸肉20克。蜜丸三钱重，每次一丸，日服三次。

根据临床观察，收效满意，并初步发现怀女胎者服用此方较怀男胎者成功机会多。怀男胎的末期并发子肿及胎萎不长的较怀女胎者机会多。处于晚期并发子肿者，宜选用温阳利尿之品，并且可酌加理血药，以助其利尿行水之效。

（夏洪生.1988.北方医话［M］.北京：北京科学技术出版社：521-522.）

活络效灵丹治疗宫外孕小议

五常县中医医院　华泽林

赵某，女，24岁，农民。1975年10月就诊。患者停经两个月，一周来阴道不规律出血，伴下腹疼痛，妇科检查为宫外孕而收入院治疗，因患者拒绝手术乃邀中医会诊。查患者阴道出血量多，挟有血块，下腹痛甚，拒按，脉弦滑，属瘀血阻滞，治以活血化瘀，方用活络效灵丹加味：当归20克，丹参20克，乳香15克，没药15克，杜仲炭10克，蒲黄炭15克，五灵脂15克，水煎服。服上方三剂血止，腹痛大减，原方又服九剂，腹痛消失，能下床活动，出院后随访情况良好。

活络效灵丹为清代名医张锡纯先生所创制，原载于《医学衷中参西录》。其方剂组成为当归、丹参、生乳香、没药，主治气血凝滞、疢癖癥瘕、心腹疼痛、腿疼臂疼、内外疮疡、一切脏腑积聚、经络瘀堵。临床加减：腿痛加牛膝；臂痛加连翘；妇女瘀血腹痛加桃仁、五灵脂；疮红肿属阳者加双花、连翘、知母；疮白硬属阴者加肉桂、鹿角胶（或鹿角霜）；疮溃后生肌不速者加黄芪、知母、甘草；脏腑内痈加三七、牛蒡子。临床实践证明，本方有疏通经络、破瘀散结、祛瘀生新、清热消肿、止痛止血等作用，应用时如能加减得法，疗效卓著，凡气滞及外伤引起血瘀诸症，均属该方之治疗范畴。

（华泽林.1986.活络效灵丹的临床应用［J］.黑龙江中医药，（3）：24，23.）

茯苓导水汤的妙用

齐齐哈尔市中医医院　曹魁杰

余临床妇产科 20 年，每每见到复杂的妊娠肿胀范畴的病人，多用茯苓导水汤减去槟榔，随证加减治疗，效果颇佳。胞水肿满，多数病人是由脾肾阳虚所致，素体阳虚，妊娠期间阴血聚以养胞，有碍肾阳温化，脾阳健运，不能运水以致水湿泛滥，造成胞水肿满，或因胎气壅塞，气机阻滞，水湿不化，水湿逗留，溢于四肢则为肢肿，水停胞中则为胞水肿满。表现为妊娠四个多月或六个月以上，突然胞中羊水过多，腹大异常，胸腹胀满，呼吸困难，口唇发绀不能平卧等症。

余用茯苓导水汤：白术、陈皮、云苓皮健脾理气行水，白芍开阴结，与桂枝同用能引阳入阴以消阴霾之气，白术、茯苓皮、泽泻健脾行水，砂仁、姜皮温中理气行水，苏梗、大腹皮下气宽中行水，陈皮又能调气和中，白芍、当归养血安胎，桂枝温阳化水行气，桑白皮、茯苓皮消胀行水，木香、苏梗、砂仁醒脾理气，木瓜行气理脾胜湿，无脚肿减去木瓜；血热去桂枝加黄芩、寸冬、花粉。

曾治丁患，孕 4 产 1，本次怀孕 28 周出现羊水过多症。妊娠四个月有胎动，妊娠六个月突然腹大异常，呼吸困难，不能平卧。宫底高 37cm，腹围 97cm，经医院诊断为"急性羊水过多症"以终止妊娠，患者盼子心切，经过茯苓导水汤治疗正常分娩一男一女。随访：小儿现已 2 岁，身体发育较好，智力正常。

余临床 20 年妇产科治疗数百例羊水过多症，均用茯苓导水汤加减治之。通过辨证施治灵活用药，融会贯通，得心应手，用之为妙，屡治此患均满意而愈。

（李国清，徐阳孙.1987.龙江医话医论集［M］.哈尔滨：黑龙江人民出版社：194-195.）

"有故无殒，亦无殒也"一得

杜尔伯特蒙古族自治县人民医院　秦德水

愚治董姓患者，1975 年曾做过阑尾切除术，术后脘腹胀痛，服西药得缓解，时而又胀，现已妊娠 7 个月，突然腹部剧痛，持续不止，呕吐，三日不大便，无矢气，腹部膨隆拒按，肠鸣音亢进，经 X 线检查，肠腔积气，有多处液平面，经外科、妇科诊断为妊娠合并肠梗阻。因其妊娠，不能行外科手术治疗，经禁食、补液、胃肠减压，其效果不佳，反而加重，因而邀请中医会诊。吾见其腹胀大如瓮，大便三日不通，疼痛难忍，呻吟不绝，脉见沉弦，舌质红，苔黄腻。其症乃为祖国医学之关格，中焦阻塞，瘀滞于胃肠，非行瘀化滞之品不能奏效，但此患怀孕七月，行瘀化滞，为胎气所禁用，遵《素问·六元正纪大论》所述"妇人重身毒之何如？岐伯曰：'有故无殒，亦无殒也'"之经文，愚拟：三棱15克，文术15克，川朴15克，枳壳15克，腹皮15克，榔片15克，木香15克，川军15克，木通10克，砂仁15克，甘草15克。并嘱其服药法，恐其行瘀通滞，会加剧腹痛，则煎一两次药，分六次服，即少量多次服用，总药量不变。经一日大便得通，腹胀痛得减，后予调理脾胃，安胎之品，二月后生一女婴。

肠梗阻一症，相当于祖国医学之肠结、关格、吐粪症，以不通之症出现，《素问·诊要经终论》记载："腹胀闭，上下不通而终矣。"所以本病病情十分危重，在治疗上要争分夺秒，原则在于通畅，即张子和所主张的贵流不贵滞，以通为顺，以通为贵，使胃肠道通畅，在用药方面，必用行气化瘀、散结之品，如文术、三棱、赤芍、川军，但古传活血行气皆能害胎，可是其症关格，生命危在旦夕，不必多虑胎气，关格为其主要矛盾，且关格也为害胎之症，解除关格才能保胎，必以活血、行气、化瘀、通调胃肠，使之急转直下，得以生机，且不可姑息，多考虑害胎之弊，即内经所述"有故无殒，亦无殒也"。

（李国清，徐阳孙.1987.龙江医话医论集［M］.哈尔滨：黑龙江人民出版社：158-159.）

三、产　后　病

治疗产后中风小议

哈尔滨市中医医院　李西园　李　晶

马某之儿妇，年二十许。产后弥月，时觉不爽，面色薄泽，浮浮如有风状，寒热往来，微呕，小腹痛，时时微嗽。脉象：左关弦，右寸虚洪，两尺俱沉而兼涩。余察其种种征象曰：虽是产后，客有风邪，症只在少阳一经；但当时患者正延请某医为之诊治，故余诊而未治。越八九日，患家来请，谓其病由轻转重，余视之。患者面色晦暗，仰卧不敢稍动，大腹满痛，干呕心烦，四五日未进饮食。寸关脉洪盛，尺脉沉数，详诘之；患者初病，曾服八珍汤，其后腹痛转剧，前医谓正可胜邪，正气旺，邪气自退，随又连进五剂，乃转暴泄，前医又谓此系脾阳不足，又连进理中汤两剂，泻未止，而大腹满痛，卧床不起矣。

前医推手不治，故延余诊视曰："产后虽属大虚，岂有月余而不复者?若谓虚甚，何以频投补剂而病反重乎?"此症实因产后亡血，络脉空虚，衣被不谨，如厕当风，贼邪得而客于胞中，当时曾有少阳经见证，如投以小柴胡汤和解少阳，其病必除，而正气亦复；医误用八珍汤补之，使病反炽，热迫阳明，是以泻利。医者不识，又妄用理中，以火济热，终致病人腹部大痛，呕恶胀满不进饮食等症。细思之，此乃客邪未去，阳明积热，清阳不升，浊阴不降，急应解其邪，清其热，和其中气，是为正治。经曰："伤寒胸中有热，胃中有邪气，腹中痛欲呕吐者，黄连汤主之。"病人已数夜未眠，投以黄连汤后，竟沉沉睡去，次晨醒来，自诉身倦无力，其他疾苦惘然若失，由是胀满消，能进食，再服一剂，病愈。

附方：黄连汤

黄连三钱，干姜三钱，半夏三钱，人参二钱，桂枝三钱，大枣五个，水煎服。

（李西园，李晶.1963.中医师李西园验案介绍［J］.哈尔滨中医，（6）：56-57.）

产 后 发 热

哈尔滨市中医医院　高树人

1981年秋天，少妇张某，新产二日即觉发热，体温逐日升高。经用大量抗生素和激素（氢化可的松）治疗，其热不退，延至旬余，病情增剧，急邀余会诊。症见：高热（40.4℃）汗出，口渴，烦躁，泛恶呕吐，恶露量少，溲赤。舌红苔黄，脉洪数。血常规：白细胞 16×10^9/L，中性粒细胞百分比90%。余诊后告曰：此乃新产阴伤，复感毒邪，侵犯气分所致。倘汗出再多，津液内竭，必有亡阴痉厥、昏迷谵妄之虞，遂急投清热解毒、养阴生津之剂。方用：银花100克（后下），生石膏50克（先煎），蒲公英50克，芦根15克，天花粉25克，麦门冬15克，连翘15克，大青叶50克，玄参15克，黄连5克，沙参15克，甘草10克。二剂，水煎取汁800ml，每两小时口服100ml。病人服药即吐，再服又吐，取药汁250ml，改为高位保留灌肠，用后一小时，便泻一次，体温下降（38.1℃），呕吐亦止，烦躁俱平，已能安寐，继续口服用药。三日后再诊，患者体温明显下降，每餐能进干饭100克（二两）。血常规：白细胞 5.8×10^9/L，中性粒细胞百分比58%。病人自觉头晕目眩，耳鸣心悸，乳汁减少。舌红少津，苔薄白，脉弦细。此系余邪残留，阴血亏耗之象。治宜清余热，养气血。方用：沙参15克，生地15克，孩儿参20克，炒白术15克，白芍15克，当归12克，五味子15克，地骨皮15克，麦门冬15克，牡丹皮10克，甘草5克。水煎300ml，日服3次，每次100ml。患者连服四剂，诸症悉除。

对本例中医诊为"产后发热"，究其病因是产后百脉空虚，复感邪毒。俗有"产后忌凉"之戒，但病人热毒炽盛，非清不济。方中银花、连翘、蒲公英、大青叶清热解毒；生石膏解肌透发体内之蕴热，又使胃津得复，且能消除烦渴；麦门冬、玄参、天花粉、芦根生津止渴，解热除烦；甘草和中。诸药合用，则邪热得除，恶露得清，津液得存。复以养阴扶正之品收功，病乃获愈。实践证明，改变给药方法和投药途径，是提高中医治疗高热急症的重要一环。本例开始服药即吐，以致进药不足，这是邪正相搏的剧烈表现，病势非轻，故除用药剂量加大外，还采取高位中药保留灌肠，取得令人满意的效果。

（夏洪生.1988.北方医话［M］.北京：北京科学技术出版社：537-538.）

下 乳 诸 法

黑龙江省卫生厅　张金良

妇人以血为用，乳汁乃冲任气血所化，下则为经，上则为乳。血虚固然不能生乳，气虚也不能生乳，而二者之中，血之生乳必由气之所化，故治疗中以气为主，用气药倍于血药。

吾在临床常以加味四物汤加黄芪，合猪蹄汤治之，其效甚验，深受民爱。

曾治一中年女患，平素体质亏虚，产后更是气血大亏，面色苍白，头晕、心悸、乏力，气短，动则心慌，纳差，神疲，大便溏薄，舌淡，脉虚无力，乳汁清稀不下，证属气血不足，则乳汁无以生，故治以黄芪50克，当归25克，白芍15克，熟地15克，天花粉20克，王不留行15克，二剂，水煎服。另每日以木通15克，猪蹄2个炖熟，猪蹄及汤当菜分二次吃，此方妙在黄芪倍于当归，使气盛则血充，本方以二药为主，故用白芍、熟地补血养血，养阴敛肝；花粉滋阴生津为辅；王不留行通乳行经，木通能通气行血利窍而通乳；猪蹄为血肉有情之品，用以补髓养血，诸药合用，则精充血生，乳汁生化有源，药后乳汁自下，诸症渐消，体质渐壮，此法简便易行，对于气血不足之病人，效果甚佳。

又治一少妇，年方25岁，初得幼子，喜出望外，故乳汁通畅，但因年轻，对其幼子手足无措，不会料理，忧郁不安，加之夫妇争吵，怒而伤肝，造成情志不和，气机不畅。症见两乳胀痛，乳汁不通，按之有硬结，胸脘胀满，善太息、口苦、纳差、舌红、脉弦略数，证属肝脾两伤，肝郁气滞乳汁不通，故治以疏肝解郁通乳之法。方用柴胡15克，当归15克，王不留行15克，郁金10克，香附15克，穿山甲15克，漏芦10克，蒲公英15克。方以柴胡、郁金疏肝解郁，当归活血养血，王不留行、穿山甲有"妇人服之乳长流之说"，故用王不留行通经下乳，穿山甲性善行散，能通经下乳，活血散瘀，善用于乳房胀痛有块，其功显著，配漏芦、蒲公英清热消结，行血下乳则效更佳，但此药用之较慎，对少乳而无结块者则不宜重用。此方连服三剂，胸闷两乳胀痛减轻，乳汁渐下，后又加用益气养血通乳之法治之，症除而乳汁通畅。

去年冬末。吾好友之女，产后腰腿酸软无力，头晕目眩，面色无华，乳汁清稀不足，虽经多次治疗，仍乳汁不下，苔薄脉沉细。此证属肾精亏损、冲任空虚之故，因肾为先天之本，肾之精气和血液均靠后天而化生，如肾精盛则冲任通畅而旺盛，即谓精血互生，精亦能生乳，精血亏少，则乳化无源，故见乳汁稀少，治以填精养阴，滋补化源。方用益肾增乳汤，方以熟地20克，枸杞子15克，黄精15克，党参15克，黑芝麻20克，鹿角片10克，麦冬15克，王不留行10克，另外每日用木通炖猪蹄2只，经治一周以后，乳汁渐多，诸症悉除。

以上三则均属产后乳汁不足，但究其原因不一，治法也不同，所以辨证求因，审因论治，依法选方，据方用药，是中医治病的特色，只有这样在临床上才能取得满意的效果。

（李国清，徐阳孙.1987.龙江医话医论集［M］.哈尔滨：黑龙江人民出版社：185-187.）

产后蓄血高热治验

黑河地区新医药研究所　李　全

产后发热多见，总不外乎外感、内伤两大类。尚有表里、寒热、虚实之分。

王某，女，产后七天，小腹痛拒按，潮热体温39.6℃，烦躁不安，时有谵语，恶露少，色紫黑有块，大便五日未行，小溲短赤。该患足月顺产小男婴。产前小腹痛，黄带多，产后第三天，腹痛，恶露不下，伴有低热。医投小建中汤不效。继则发热恶寒，烦躁，腹痛加剧。住院实验室检查：白细胞总数$17×10^9$/L，分叶百分比90%，虽用抗生素但热势不减。诊断为"局限性腹膜炎"。西药治疗病人腹痛加剧，脐以下按之如板硬，拒按。午后潮热（39.6℃），烦躁不宁，时有狂妄不安，谵语。请余会诊，见舌质红绛，苔黄腻，中心黄褐，脉滑数有力，小腹按之硬痛而拒按。产前腹痛，黄带多，产后恶露少，腹痛加剧，此属产前湿热下注，产后恶血瘀阻，热与血结于下焦。当清未清，仅投辛温养血之剂，湿热内结，热与血结，热毒传于阳明，而成下焦蓄血阳明腑实证。方拟桃核承气汤加味：桃仁 15 克，桂枝 7.5克，大黄 15 克，双花 15 克，败酱草 20 克，槟榔片 10 克，芒硝 10 克（冲），甘草 10 克，二剂，水煎服。服药二剂，腹痛减，按之亦痛减，发热 37.2℃，饮食增加，腹泻日七次，便黏稠色黄，腐臭。病人及西医虑其产后腹泻，恐电解质紊乱，提出西医抗感染，中医药止泻。投参苓白术散二剂。腹痛拒按复发，发热 38.9℃，烦躁不安，大便一日 3 次，色黄黏腐臭。此属，其邪热未去，复用补脾止泻之弊。犯虚虚实实之戒。故投五味消毒饮合白头翁汤二剂而热止，身凉。调理一周而愈。

此案虑其产后多虚，恐伤其正，两次补虚，造成病情进展。产后腹痛，考虑到产前黄带及恶露。用柴胡四物清热和解，病可早愈。然而用温补而腹痛加剧。三诊，虑其腹泻次数，而忘记黄黏，腐臭味，是邪热未净之征。妄投参苓白术散，造成高热复发。

（李国清，徐阳孙. 1987. 龙江医话医论集［M］. 哈尔滨：黑龙江人民出版社：189-190.）

乳少当通　其因要明

东宁县中医医院　乔洪涛

少妇初产，当今乳少居多，有因青少年时期，乳晕紧束，乳房脉络长期受阻；有因禀性偏食，缺乏乳汁生化之源；有因产时失血耗津伤液，无下乳之本；有因产后情志所伤，瘀滞而不通；有因感受风寒或被湿邪所困，乳汁运行障碍。种种原因，病机错综复杂，症状千变万化，治疗往往顾此失彼。吾时时摸索有万全之计。

1980 年初夏，有一老翁求我开药，即薏苡仁 50 克，木香 10 克，桔梗 15 克，追问此药何用？为孙媳下乳。随记心中，事隔不久，有一李姓患者少乳，邀我往诊，少妇年二十有五，十日前住院顺产生一女婴，全家心情不悦，产妇经常涕哭，恶露虽有，来势不爽，少腹隐隐作痛，汗出津津不断，饮食欠佳。唯有产后十日乳量极少而告苦，望舌质淡红而少苔按脉弦而无力。产程过长必伤津亡血，加之心情抑郁，造成乳汁源流不足，又加乳行障碍。照老翁之方给二剂。服后乳汁略增，疗效很不满意。另处他方，即路路通 20 克，王不留行 15 克，穿山甲 15 克，长花粉 50 克，寸冬 10 克，玄参 15 克，熟地 15 克，当归 20 克，枸杞 15 克，党参 15 克，通草 5 克，柴胡 7.5 克，甘草 10 克，二剂后仍然如故。索性把两方合二为一，又服二剂，果然奏效，乳汁为潮涌，以后每遇此患，屡用屡验。

此效一得，吾久久玩味，追其病因，细究病机，考其药性，告诫自己，必须深探中医浩如烟海的书籍，广探民间的一方一药。不能门户自见，故步自封。

（李国清，徐阳孙. 1987. 龙江医话医论集［M］. 哈尔滨：黑龙江人民出版社：193-194.）

小活络丹加味治产后无乳

黑龙江中医学院附属医院　邹德才

小活络丹本为《太平惠民和剂局方》治寒痹之常用方剂，本以丸剂配伍，方药为制川乌、制草乌、胆南星、地龙、乳香、没药六味组成。古方酒面糊为丸，梧桐子大，每服 20 粒，空心，日午冷茶送下"荆芥茶下亦得"时方多以蜜丸为常剂。以搜风逐寒、祛痰行瘀之功效，治手足不仁，日久不愈。经络中有湿痰死血，或风寒湿邪留滞经络，肢体筋骨酸楚疼痛之证。笔者在临床偶遇一产妇产后无乳，用小活络丹加味治之而收效。患者李某，产后 20 天无乳，于 83 年冬求治，产妇身肥体壮，产后两日情志不遂，复汗出受凉，后身觉不爽，渐觉全身酸楚不适。但仍善食，体重日增，确无乳汁。查病人：身有微汗，四肢欠温，肢体沉滞，发育正常，乳房肥大，如产后足乳状，脉滑、苔白而腻。再三思之：既非气血亏不能生乳，亦非气滞不能下乳，无计可施。猝然思之：四肢欠温，全身沉滞，且身酸楚而痛，脉滑苔腻，是寒湿之痰为患。治宜温经散寒，固表化痰，兼活血通络。以小活络丹加味治之。处方：制川乌5克，制草乌5克，胆南星10克，地龙30克，乳香5克，没药15克，生黄芪50克，半夏15克，白芥子5克，莱菔子10克，当归20克，川芎20克，丝瓜10克，水煎服。连服四剂，手足得温，身酸沉滞，疼痛明显好转，乳房胀感，乳汁稍下。脉仍滑，苔白腻。原方去白芥子、莱菔子，加党参、漏芦。连服十剂，各证均消，乳汁畅流如泉。

产后无乳，多系平素体弱，气血亏虚，尤以产后气血耗伤更甚，而平素脾虚纳呆者，生乳尤难。次为产后肝郁气结，乘脾犯胃，乳络阻滞而少乳。甚者，产后无乳，或中而断乳，均为常见。然此患产后，因寒痰湿邪，阻滞经络，乳络滞塞，故手足欠温，全身酸楚，肢体沉滞，体重日增，乳房发育正常而无乳汁。虽然善食，却增肥加痰添湿，而不能乳。故用温经逐寒、祛痰行瘀、补气通络之法，令制川乌、制草乌温经逐寒；半夏、胆南星、白芥子、莱菔子燥湿祛痰；乳香、没药、当归、川芎补血活血，以行化瘀血之功；黄芪、党参补气健脾化湿；漏芦、丝瓜、地龙开郁闭以通经络。群药配伍，各司其职，故其寒得散，痰湿得除，乳络得通，产妇善食，乳汁自生矣。

（李国清，徐阳孙.1987.龙江医话医论集［M］.哈尔滨：黑龙江人民出版社：198-199.）

郑玉清治疗席汉氏综合征小议

黑龙江中医学院附属医院　于福年

肖某，女，34 岁，黑龙江省地质局卫生所医生。1973 年 12 月 8 日就诊。该患于 1972 年 6 月因分娩第四胎后胎盘残留而致大出血，经省医院抢救转危为安出院。后消瘦乏力，毛发渐脱，经哈尔滨医科大学附属第二医院确诊为"席汉氏综合征（又称希恩综合征）"。此后经多方医治无效，诸症日见加重，故前来就诊。诊见：面色㿠白，烦躁肢冷，肌肉消瘦，体毛脱落，神疲倦怠，少气懒言，语声低微，喜卧嗜睡，阴冷经闭，舌淡苔白，脉象沉迟。余以为：此因产时大失血，气随血脱，血气不复，日久伤阳，五脏为之损。治以"损者益之"为大法。宜补气养血，温阳活络，方药：炙黄芪 30 克，当归 15 克，熟地 15 克，白芍 20 克，川芎 10 克，制附子 15 克，干姜 10 克，肉桂 5 克，元肉 20 克，丹参 15 克，鸡血藤 20 克，炙甘草 10 克。以上方出入共服九十余剂，诸症明显改善，手足转温，肌肉渐丰，所脱之毛发长出，经行按期，但量少色淡。继以调补脾胃法，投补中益气汤加减，并嘱病人注意起居饮食的调适。

席汉氏综合征属中医"虚损"范畴。古人谓五损，"一损损于皮毛，皮聚而毛落；二损损于血脉，血脉虚少，不能荣于五脏六腑；三损损于肌肉，肌肉消瘦，饮食不能为肌肤；四损损于筋，筋缓不能自收持；五损损于骨，骨痿不能起于床"（《难经·十四难》）。此为五脏之盛衰而外有所应之候，即"有诸于内者，必形诸外者"。该患五脏皆虚，但以肺、脾、肾为甚。毛发脱落，少气懒言，为肺损之征；肌肉消瘦为脾之象；烦躁肢冷，阴冷经闭为肾损、命门火衰之候。故治疗以肺、脾、肾为核心，三脏之中又以肾为先，盖肾为生命之根，水火之宅。方中以补养气血之品合仲景四逆汤（附子、干姜、甘草），以急补肾阳，肾阳复则脾亦健运。干姜配黄芪可温补肺气而达皮毛，加入活络之品（血藤、丹参），使血活气行，避虚不受补。后以补中益气汤补脾（后天）而安五脏。

（郑玉清，于福年.1985.席汉氏综合征治验［J］.黑龙江中医药，（6）：38.）

四、妇 科 杂 病

脾肾阳虚妇科病刍议

黑龙江中医学院附属医院　韩百灵

据祖国医学医籍记载，在经、带、胎、产、杂诸方面有近二十种妇科病属脾肾阳虚型，可见脾肾阳虚乃妇女常见病、多发病的主要病理机转之一。若能对脾肾阳虚型妇科病进行妥善治疗，则有一定的临床意义。

脾肾阳虚型之妇科疾病，其病因多是女子青春期，先天尚未充实，肾气未充，命火不足，膏脂不生；或中年时期，因经、产、贪房等耗损肾气，元阳不能温煦脾土，脾虚湿浊内生，反伤脾肾之阳；或因形寒饮冷，损伤体内阳气；或因久吐久泄，脾气虚衰，中阳不振而导致阴阳失去平衡，冲任督带、胞宫功能失调所致。

该证症状为颜面晦暗无泽，唇舌淡润，舌苔白滑，精神不振，语言无力，声音低微，呼吸气弱，头晕健忘，视物昏花，耳聋，眼睑轻度浮肿，口淡不渴，畏寒自汗，四肢不温，腰酸痛，胫足发凉，大便溏薄，小便清白，夜尿频频，脉沉缓无力。此外，脾肾阳虚型各种妇科病又兼有各自的特点。

该证的治疗原则为补气温阳，益火之源。方用自拟补阳益气汤。药用：熟地 20 克，山药 15 克，白术 15 克，巴戟天 15 克，菟丝子 15 克，川断 15 克，桑寄生 15 克，附子 10 克，肉桂 10 克，黄芪 40 克，水煎服，忌食生冷。

例如经闭，由于命火不足，膏脂不生，阴精不化，冲任失养，胞宫化生不及，以致月经数月不至，腹无胀痛，或隐痛，喜温喜按，伴有上述阳虚脉证者，用补阳益气汤加补骨脂 15 克，鹿角胶 10 克，使其阳生阴长，则经自通。

（李国清，徐阳孙.1987. 龙江医话医论集［M］.哈尔滨：黑龙江人民出版社：174-175.）

卵巢早衰治验一得

黑龙江中医药大学附属第二医院　杨东霞

2019 年 10 月，门诊就诊一位 41 岁自然流产 3 次患者，主诉月经后期 40～50 天一行，欲求子。详询患者病情，既往月经尚规律，月经周期 5/32～35 天，量中，色暗红，无血块，无痛经，于 2017 年 8 月、2018 年 2 月及 2018 年 6 月孕 60 余天胚胎停育。近 1 年余月经周期 5/40～50 天，量少，色暗红，无血块，无痛经，末次月经：2019 年 8 月 19 日，量少，夹带少许血块，色暗。刻诊：月经错后 50 天未潮，伴有腰酸乏力，偶有乳房胀痛，下腹坠胀，纳差夜寐欠安，二便调，舌暗红苔少，脉沉弦。激素检查：促卵泡生成素（FSH）：25.2mU/ml，促黄体生成素（LH）：22mU/ml，雌二醇（E_2）：100pg/ml，孕酮、催乳素、睾酮均在正常范围。人绒毛膜促性腺激素：2.0U/ml，妇科彩超：子宫内膜：0.6cm，余均未见明显异常。《傅青主女科》谓"经本于肾"，肾精是化生月经的物质基础，若肾精匮乏，则冲任失调，胞宫空虚，无血以下，表现为月经稀发、量少，久而闭经、不孕。肾精亏虚则孕后不能濡养胎元，故孕后胎停。为滋养肾精，逆转卵巢功能，选方以补肾疏肝、养血调经为主。黄芪 50 克，熟地黄 10 克，党参 20 克，当归 15 克，山药 25 克，菟丝子 40 克，覆盆子 20 克，郁金 20 克，百合 20 克，丹参 20 克，益母草 30 克，女贞子 30 克，紫河车 5 克，鹿角胶 10 克。2019 年 10 月 15 日复诊，10 月 12 日月经来潮，量略多，色淡，腰酸乏力、下腹坠胀较前好转，近 1 周手足心热，心烦，夜寐差，多梦。此为心肾不交，心神受扰之证，于前方基础上加黄连 10 克，阿胶 10 克，黄芩 10 克，以交通心肾，安神除烦，7 剂。2019 年 10 月 23 日三诊，月经干净。无明显腰酸，无下腹坠胀，无心烦，夜寐安。予 10 月 8 日方去益母草 30 克，黄连 10 克，阿胶 10 克，黄芩 10 克，加墨旱莲 30 克，21 剂，续服。继以前法调整 3 个月经周期，此后患者月经趋于正常 32～35 天一行。于 2020 年 3 月 12 日自测尿妊娠试验阳性。2020 年 10 月剖宫产一健康女婴。

卵巢早衰正如《傅青主女科》所言："有年未至七七而经水先断者，人以为血枯经闭也，谁知是心肝脾之气郁乎"，"盖以肾水之生，原不由于心肝脾；而肾水之化，实有关于心肝脾"。方中选用熟地黄，滋肾水补真阴；菟丝子、覆盆子滋补肾精，助熟地黄滋肾益肝填精；山药平补肺脾肾之气；丹参活血化瘀、清心除烦；百合、郁金疏肝调畅气机；紫河车及鹿角胶为血肉有情之品，能峻补精血。补肾的同时兼顾脾胃，脾胃健运，谷安精生，化源不竭，使已亏先天之精，得后天水谷之滋养，月经复潮标志着患者可以正常排卵，调经以助孕。余通过临床诊治早衰患者，认为此病涉及多个脏腑及气血功能失调，治疗当首重肾阴肾精，兼顾脾胃，调畅情志，而选用血肉有情之品，尤为见效。

阴痒循经辨证治验录

《黑龙江中医药》编辑部　李国平

"阴痒"亦称"阴门瘙痒"，多因脾虚湿聚，湿郁化热，湿热流注于下而致，为中医妇科常见杂病之一。

余曾治愈一例阴痒证，患者穆某，女，素日嗜食辛辣，性情急躁。数月以来，阴内及外阴部瘙痒，甚而疼痛，坐卧不安，心烦易怒，便秘溲赤，胁痛潮热，口苦而干，舌质红苔黄腻，脉象弦细而数。余思忖此乃肝经湿热下注证。《灵枢·经脉》曰："肝足厥阴之脉……循股阴入毛中，过阴器，抵小腹。"由于该患心烦易怒，嗜食辛辣，脉弦数、胁痛潮热可知肝郁化热，肝经湿热蕴结沿经络循行流注于下焦，湿热生虫，病虫乘虚侵入阴中，湿虫下扰，故阴道及外阴部瘙痒不止，甚则痒痛难忍。中医诊为阴痒，拟清肝泻热、利湿止痒之法，以龙胆泻肝汤化裁，方药如下：龙胆草 20 克，山栀 15 克，黄芩 15 克，柴胡 10 克，生地 15 克，木通 15 克，泽泻 15 克，黄柏 15 克，白鲜皮 15 克，当归 15 克，苍术 15 克，甘草 10 克，两剂，水煎，日二次服。外用洗方：蛇床子 50 克，苦参 50 克，川椒 30 克，艾叶 30 克，枯矾 20 克，水煎，熏洗下部。服上药两剂后，阴痒症显著减轻，诸症悉减，继投前方两剂并外洗药物，阴痒症遂告愈。嘱其常服龙胆泻肝丸，以巩固疗效。随访三载未有反复。

余治疗本例"阴痒"是从足厥阴肝经的经络循行而决定治则的。由此可见，经络可以指导临床诊断和治疗。由于经络有一定的循行部位和脏腑络属，它可以反映所属经络脏腑的病症，因而在临床上，就可以根据疾病所出现的症状，结合经络循行的部位及所联系的脏腑，作为诊断治疗疾病的依据。

（李国清，徐阳孙.1987. 龙江医话医论集［M］.哈尔滨：黑龙江人民出版社：191-192.）

慢性盆腔疾患建中散寒为先

黑龙江中医药大学　孙许涛

王维昌先生治疗妇科疾病经验丰富、疗效卓著，强调临证需要病证合参，考虑现代医学的疾病诊断，但在治疗的过程中，更要辨证论治，不可拘泥于现代医学的诊断。对于慢性盆腔炎、慢性尿路感染等疾病的治疗，先生认为"冲脉隶属阳明"，下焦疾病亦可从中焦论治，而《金匮要略》云："虚劳里急，悸，衄，腹中痛，梦失精，四肢酸疼，手足烦热，咽干口燥，小建中汤主之"，"妇人腹中痛，小建中汤主之"，强调了建中法的重要临床作用，而慢性盆腔炎、反复发作的尿路感染等疾病，常常表现为病程迁延、体虚疲乏、腰腹酸疼、绵绵作痛、喜温喜按等，且患者常反复使用抗生素或清热解毒苦寒类药进行治疗，虽经西医诊断为感染性疾病，但从中医辨证却多属于虚寒性疾病，先生临证从中焦入手，创制中药方剂慢特灵煎，方药组成为肉桂、白芍、黄芪、延胡索、莪术、橘核、荔枝核、青皮、乌药、炙甘草、当归、川楝子，且常在此方基础上加三温，即小茴香、吴茱萸、炮姜，其中小茴香温阳行气止痛，吴茱萸温阳而降浊阴，对寒性吐利有良好效果，炮姜温经止血，虽寥寥三味，但取法于少腹逐瘀汤、吴茱萸汤、生化汤之意，深蕴中医经典研习之心得。

曾有一患张某，近年来小腹坠痛绵绵，遇寒加重，经色暗红，经行不爽，偶有血块，经行前后带下色如米泔，素体畏寒，面色苍白，腰骶酸痛，小便频急涩痛且排出不畅，遇冷腹痛尿频加重，曾于多处诊治效果不显。先生诊为妇人腹痛，治以温经散寒，理气养血，药以慢特灵加三温 14 剂水煎服，复诊时腹痛大减，后处方加减服药半月余而诸症悉除。此患即盆腔炎症反复发作，且伴有小便淋漓涩痛之淋证，先生曾言，众人多知热淋、膏淋、石淋等证，然而寒淋之患亦早有论述，《医学衷中参西录》已有寒淋汤，《医宗金鉴》也有"冷气入胞成寒淋，小便闭塞胀难禁，淋漓不断腹隐痛，五苓倍桂小茴神"之论述，而此类患者常常遇寒发作、得温则减，故而应以温阳散寒之法进行治疗。

补肝肾填精血，调养天癸疗妇科诸疾

黑龙江中医药大学 孙许涛

王维昌先生推崇经典、长于思辨，治疗妇科常见病、疑难病疗效卓著，对天癸的研究更是发前人所未述。天癸之论述始现于《素问·上古天真论》，"二七而天癸至，任脉通，太冲脉盛，月事以时下，故有子……七七，任脉虚，太冲脉衰少，天癸竭，地道不通"，又"二八，肾气盛，天癸至，精气溢泻……天癸竭，精少，肾脏衰，形体皆极，八八，则齿发去"。先生认为，天者，天真、天然、先天之意，指生之先天；癸为天干第十位，五行属水，故而天癸即为先天所生之癸水，天癸在人体的生长发育和生殖的过程中具有非常重要的作用，然而历代医家对天癸的治疗和用药研究并不是很多，王维昌先生博览群书、汇古通今，述前人之未逮，自拟天癸汤，药物组成为菟丝子、枸杞子、首乌、熟地黄、麦冬、阿胶、鹿角胶、五味子、覆盆子、巴戟天、仙茅、淫羊藿、王不留行、当归，该方融会一贯煎、二仙汤、五子衍宗丸诸方加减，既有滋阴补阳之品，又有血肉有情之剂。方中菟丝子、枸杞子、覆盆子、五味子补肾阴，助肾阳，益肾精；熟地黄、首乌益精填髓、滋阴养血；巴戟天、淫羊藿、仙茅温肾助阳；阿胶补血益阴、鹿角胶养血填精；当归补血和血，麦冬养阴润燥，王不留行以通为顺、补而不滞，诸药共奏滋补肝肾，益精填髓之功效，适用于女子不孕、闭经、月经不调以及现代医学的子宫发育不良、卵巢早衰、卵巢储备功能不足、阴道干涩、性欲低下等属中医天癸不足者。对于《素问·上古天真论》所论："肾者主水，受五脏六腑之精而藏之，故五脏盛乃能泻。今五脏皆衰，筋骨解惰，天癸尽矣，故发鬓白、身体重，步行不正而无子耳。"其中表现为不孕不育、月经紊乱、骨髓失养、齿摇发坠、健忘少寐等肾气衰减，天癸衰少，精血不足，脏腑失调之证，临床应用疗效卓著，效如桴鼓。

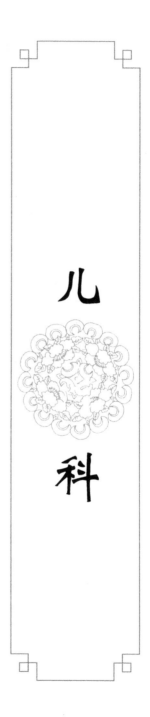

儿科

一、小儿肺系疾病

略谈小儿肺炎喘咳

哈尔滨医科大学附属第一医院 钟育衡

小儿为稚阳之体，脏腑未充，易实易虚，抵御外邪能力较差。患小儿肺炎喘咳者，多数平素护理不善，常常先伤于热，热邪稽留肺胃，酿成致病内在因素。再感受六淫邪气（以风寒，风热居多），外邪束表，内热鸱张，内外合邪，消烁肺金，灼津成痰，肺失清肃，气失宣降，致成小儿肺炎喘咳。

小儿肺炎喘咳初期每见发热恶寒，无汗或少汗，口微渴，气喘咳嗽，痰少色白，舌苔薄白或微黄，此属表证，相当于温病邪热入肺的卫分。中期表现不恶寒，反恶热，口渴面赤，汗出溱溱，喘咳较甚，鼻翼煽动，舌苔黄燥，此属实热证，相当于温病邪热壅肺的气分证。晚期可有神昏抽搐，烦躁谵语，或鼻衄、齿衄等，此属热极生风，或热入营血证，三个时期，临床未必很典型，常以表里同病，内热外寒各期交错为多见。

治疗原则是治表不犯里，慎勿用苦寒泻下，初期宜用疏表散邪；中期宣肺清热；晚期动风以息风，入营者清营，入血者凉血。治疗中尤须注意小儿体质，邪气轻重，辨证施治，果断用药，方能取得良好疗效。

初期表证，因风寒而致病，宜用微辛微温疏散表邪，如三拗汤。因风热致病者，宜用辛凉轻剂疏风清热，如桑菊饮。中期里热证，邪热壅肺，宜用清热宣肺，如麻杏甘石汤。如有阳明经证而伤阴者，宜用清解阳明佐以养阴，如白虎汤加味。如有毒热壅肺，痰涎壅盛，宜用宣肺降气清热解毒，用清热解毒汤（自制方：大青叶 10 克，板蓝根 6 克，山豆根 6 克，贯众 8 克，寸冬 6 克，芦根 10 克，瓜蒌 6 克，桔梗 3 克，黄芩 5 克，生石膏 15 克，甘草 5 克）。晚期热极生风，宜用凉开息风，清热镇惊，如羚角钩藤汤、安宫牛黄丸、牛黄至宝丹、紫雪丹。如入营，治宜透营转气，如清营汤。入血动血，宜凉血止血，如犀角地黄汤。

如表里同病，或内热外寒，毒热壅盛者，宜桑菊饮、麻杏甘石汤合用，加板蓝根、山豆根、贯众。凡临床遇有此证，我便用此方治疗，常常取得满意效果。

（李国清，徐阳孙.1987.龙江医话医论集［M］.哈尔滨：黑龙江人民出版社：211-212.）

支气管肺炎治验一得

双鸭山矿务局总医院 李允昌

曹某，男，4 岁。患儿禀赋不足，体质素弱，周岁以来，经常咳喘咳痰，反复住院，诊断为"支气管肺炎"，起初用抗生素尚能缓解，近一年来，持续发作，缠绵不愈，用抗生素治疗无效，遂转中医治疗。患儿来诊时，发热已持续一周不降，咳嗽气喘，鼻煽息粗，喉间痰鸣不爽，睡眠不安，口唇及面颊潮红，身热无汗，舌质红，舌苔白而干，脉象滑数，体温39℃。证系肺热内郁，宣肃失司。治宜宣肺清热，止咳定喘。拟麻杏甘石汤化裁：炙麻黄 3克，杏仁 10 克，石膏 15 克，甘草 5 克，芦根 15 克，桔梗 5 克，牛蒡子 10 克，大青叶 15克。两剂。服药一剂后，微汗入睡，咳喘减轻；两剂服尽，体温下降至 37℃，仍喉间辘辘，咳痰不爽，口干微温，尿黄便干，舌质红，舌苔白而少津，脉象弦数。证系郁闭已解，痰热未除。治宜清肺豁痰。拟清气化毒饮化裁：石膏 15 克，瓜蒌 15 克，杏仁 10 克，连翘 15 克，炙桑皮 10 克，寸冬 15 克，桂枝 5 克，甘草 5 克。两剂药后大便两次，咳喘显著减轻，唯夜半口干，咳痰不爽，舌质红，舌苔少，脉象弦细。证系热去阴伤，前方去石膏、连翘，加生地 10 克，玄参 5 克，服三剂，诸证悉去。一月后随访，咳喘未发，惟食欲不振，体质瘦弱。嘱服异功散，每日两克，早晚分服。服用两周告愈。

幼儿体弱，正气未充，易遭外邪犯肺而发咳喘，故其治法当以祛邪宣肺、清热化痰为标；以健脾益肺增强正气为本，本例咳喘之所以反复不已，乃脾肺之气不足之故。故于咳喘诸症缓解之后，再予补肺健脾之异功散调补，以扶正固本，预防复发。

（李国清，徐阳孙.1987.龙江医话医论集［M］.哈尔滨：黑龙江人民出版社：216-217.）

小议退热代茶饮

黑龙江中医学院附属医院　胡景瑞

小儿发热是一常见多发症状。为了避免解热镇痛药对造血系统、肝肾的损害，从而设计了退热代茶饮，用以治疗小儿感冒等病的发热，也较多地用于成人。方用金银花 10 克，干芦根 10 克，荆芥穗 7.5 克，薄荷 7.5 克，竹叶 5 克，甘草 5 克。若偏寒者加紫苏叶 7.5 克，水炙麻黄 2.5 克；暑夏时加香薷 5 克，藿香 7.5 克；挟食者加生山楂片 10 克；挟惊者加钩藤7.5 克；挟痰者加枇杷叶 7.5 克，款冬花 7.5 克。此为周岁小儿的用量。用时将诸药加开水 1000ml浸泡。每服 50ml，2～4 小时一次，以小儿微有汗出，体温接近正常为度。

曾治一患者，于发病 35 分钟时，因"上感、高热惊厥"进入病房。体温 39.2℃，咽部充血，心肺正常，手足抖动，未见项强、窜视。用上方加钩藤 7.5 克，开水浸泡，首服 60ml。服药 30 分钟后，体温 38.6℃，未见明显汗出。又 30 分钟后，体温 37.2℃，微有汗出。入院2 小时后，又服 60ml，一夜体温未再升高。经观察二日，体温正常，咽部充血消退而出院。经反复使用，疗效均佳。

本方之所以有效，在于用药以轻清发散为原则，选用了疗效可靠，又能被开水浸泡发挥作用的药物；而泡用又最大限度地减少了药气的散失，从而保存其发散作用。用此方不仅有可靠的暂时退热作用，而且可控制病情的持续、进展，从而减少了体温再度升高的可能性。同时本方又有温凉并用的解表药、清热药、利尿排毒药、解毒药的合用，从病因、病机、解毒、排毒、解表发散等多种渠道以达到退热效果，因而该饮退热作用可靠、持久，且制剂简洁，方法简便，效果明显，确为临床可用之法。

（夏洪生.1988.北方医话［M］.北京：北京科学技术出版社：570-571.）

小儿久咳治验一得

黑龙江中医药大学附属第一医院　张　伟

2019 年中秋，本人在中医药大学附属第一医院门诊，遇一家长带领 5 岁男孩就诊，主诉其反复咳嗽 4 月有余，曾去多家医院就诊，口服多种止咳化痰及消炎药物，亦曾口服白三烯受体拮抗剂孟鲁司特钠治疗，但咳嗽仍反复不愈，时轻时重。余考虑患儿已服用多种药物，故不能再按普通之咳嗽进行治疗。遂详细询问家长，患儿每遇风、剧烈运动、贪吃甜凉咸即咳嗽加重，病中未有发热。近几日咳嗽加重，喉痒、鼻痒、流清涕，夜间及清晨明显。余闻其呈刺激性呛咳，查体：咽部不红，双肺听诊无异常。复询问病史近日过节贪吃月饼及葡萄。中医认为"风为百病之长"，"风善行而数变"，"痒者风之犯"。隋代巢元方《诸病源候论·咳嗽候》有十咳之称，除五脏咳外，尚有风咳、寒咳、胆咳、厥阴咳等。"一曰风咳，欲语因咳，言不得竟是也"，形象地描述了风咳咽喉痒、呛咳、气逆、气急的特点，风咳与西医咳嗽变异性哮喘的特点相似，风邪初犯卫表，客于鼻咽，表现为初起常有鼻痒、鼻塞、流涕、咽痒等外感症状。风邪内侵犯肺，肺气宣肃失常，上逆而致气道痉挛，发为阵咳、呛咳，多为受风、受凉或异味刺激后诱发并难以抑制，病程迁延。这与"风盛则挛急"的特性相符。故余从祛风止痉角度寻求治法和药物。给予钩藤饮子合小青龙汤加减：炙麻黄、蝉蜕、紫苏叶、紫苏子、钩藤、炒僵蚕、射干、五味子、防风、细辛、全蝎。用药三剂咳嗽明显减轻，七剂药后偶有咳嗽，去掉射干、细辛、全蝎，加上黄芪、白术、党参继服七日，患儿咳愈。

慢性咳嗽，风邪占有重要地位，祛风药的选用与疗效关系密切。咳嗽剧烈、酌加搜风解痉之品，如蝉蜕、地龙、僵蚕、蜈蚣、全蝎。临床上麻黄、细辛等温肺之品仍为慢性咳嗽之主药，尤其反复使用抗生素或反复使用苦寒清热之品而咳嗽罔效者，加用辛温之剂而收功者时见。关于收涩药的使用（乌梅、五味子、粟壳等），《医学法律》言："凡邪盛咳频，断不可用收涩药；咳久邪衰，其势不脱，方可涩之。"所谓邪盛，是指表证未罢，痰浊未清；所谓邪衰，其势不脱，是指外无寒热表邪，内无痰浊留恋，而咳嗽仍剧。此时若加入收敛之五味子，因其敛肺补肾，益气生津止咳，而与久咳肺损者尤为合拍。

腺样体肥大辨治心得

黑龙江中医药大学附属第一医院　王　海

腺样体肥大是儿科常见病，严重影响小儿的生活质量，服用西药或外科手术均存在一定的局限性。余临证将其分为热毒郁结和气虚瘀滞两型，予自拟通窍宣痹汤、益气开咽方加减治疗，常应手而愈。

热毒郁结小儿肺常不足，鼻是"肺之窍"，咽喉为"肺之门户"，故每遇外邪侵袭，首犯鼻咽，阻滞气机。气为血之帅，气机郁滞则血脉运行不畅，日久化瘀；又邪犯于肺，使肺脏失于宣发肃降，水液代谢失调，聚而成痰，痰瘀互结，久而化火，火毒郁阻于鼻窍。故该证型患儿多见鼻塞，流黄浊涕。故该类患儿咽痒咽痛，夜间打鼾，鼾声有力；腺样体增生肿大，颜色暗红，触之较硬，表面布有血丝；舌暗红，薄黄苔，或有瘀点，脉弦数。治以清热解毒，解郁散结，予通窍宣痹汤。方药组成：射干、皂角刺、郁金、夏枯草、辛夷、浙贝母、黄芩片、金银花、白芷、干鱼腥草、生地黄。方中射干苦寒，入肺经，清热解毒，消痰利咽；黄芩、生地同用，可清热泻火，凉血解毒；皂角刺、夏枯草、浙贝母消肿散结；白芷、辛夷宣通鼻窍。全方共奏清热解毒、解郁散结之功效。

气虚瘀滞小儿久病体虚，耗伤肺气，外侵之邪毒与内生之痰湿郁结于鼻咽，气机郁滞，血行不畅生瘀。故该证型的患儿鼻塞、鼻涕不重，咽不红，眠鼾明显，倦怠乏力，精神不振，纳少便溏，腺样体增生肿大，色淡，舌淡大，边有齿痕，脉弱。予益气开咽方。方药组成：鸡内金、黄芪、夏枯草、玄参、生地、桔梗、木蝴蝶、半枝莲。方中重用鸡内金，健脾化积、活血化瘀；黄芪补气固表、行滞通痹；玄参、生地养阴增液；夏枯草、半枝莲活血化瘀、消肿散结；木蝴蝶疏肝行气；桔梗宣肺利咽，载药上行。全方共奏消瘀散结、益气养阴之效。

二、小儿心肝疾病

阳常有余论与小儿多汗证

黑龙江中医学院　孟庆云

小儿多汗，有生理性和病理性两种情况。小儿为稚阳之体，生机勃勃，在休息、睡眠及运动时，照常生长发育。和成人比较，小儿代谢率高，消耗大，处于"阳常有余"状态。小儿睡眠之时，能量消耗远较运动时为少，有余之阳气蒸腾阴液于外，便有汗出，绝不可诊为虚劳或佝偻病等，无须用药治疗。如误投止汗之剂，则反影响发育，甚至会因阳气发越不出而导致发热。但是，这种阳常有余的生理情况，可因环境因素蕃然致病。例如在华北地区，当夏季异常干热之时，气温接近于体温，抑制了小儿的阳余汗出，便会发生小儿夏季热之证，症见发热、无汗、皮肤干燥、小便黄、大便不通等，可用发汗的香薷饮及通便的小承气汤治之。

病理性小儿汗证，虽有表虚不固、营卫失调、气阴两虚和脾胃积热之别，但从病机上看，也仍与阳常有余的因素有关，以致属湿热者多，属虚证者少。小儿阳有余便多运动，运动过多发生劳累，导致气化缓慢，造成体内湿存，湿郁化热，郁积于脾胃，熏蒸迫津液外泄为汗。此为湿热汗出，虽有脾胃之虚，也不是虚证，治从化湿健脾、利水清热，用异功散加猪苓、焦三仙之品治疗。治小儿汗证用药当注意两点：一是小儿用药，药味宜少，药量宜轻，否则药过反病；二是小儿用药最忌滋腻，纵当必须滋阴之时，也应选黄精等滋而不腻之品。

"阳常有余论"，是朱丹溪从天大地小、相火论和男八女七的天癸论等所引申出来的立论，多有偏颇和不严密之处，但该说也能解释一些生理或疾病现象，有一定的实践意义，如按照其滋阴的理论，治疗老年病就具有临床价值。故朱丹溪学术思想的建立是有实践基础的。

（夏洪生.1988.北方医话［M］.北京：北京科学技术出版社：566-567.）

三、小儿脾系疾病

婴儿盘肠气痛治验一得

黑龙江中医药大学附属第一医院　张　伟

2018年，本人在中医药大学附属第一医院门诊，遇一2月大患儿，由患儿父母、祖父母及外祖父母抱其就诊，主诉：近一个月以来，经常突然出现哭闹不止，弯腰屈背，面色青白，哭时拒乳，可伴呕吐，干哭无泪，持续数分钟至十多分钟，矢气或解大便后可缓解，发作无定时，夜间加重，一夜哭闹10余次，与饥饿无关。经多方就医，疗效甚微，家长不知所措，疲惫不堪。余观其腹部饱满、叩之鼓音，腹部触诊无包块，诊为"盘肠气痛"。盘肠气痛见于《婴童百问》，又名盘肠痛、肠痛。证见小儿腹痛屈腰，叫哭不已，不乳，面色青白，两眉蹙锁，大便泻青，额上汗出等。常因感受风冷寒邪，或饮食当风，过食生冷，或乳食不节，饱食过度，损伤脾胃等。故投以盘肠散：茴香、乳香、木香、砂仁各10克，每次0.3克，每日三次，温水或母乳服之。两日后复诊述：夜间哭闹明显缓解，继服三天，哭闹消失，睡眠安稳，家长甚喜。

《幼幼集成》认为"盘肠气者，幼科称内吊者是也。皆因胎气郁积，壅结荣卫，五脏六腑，无一舒畅。其气不能升降，筑隘肠胃之间，抵心而痛，其声辘辘，如猫吐恶，干啼口开，手足皆冷，宜疏散通气"。《活幼心书》认为"有遇黄昏后至更尽时哭多睡少，有啼声不已直到天明，乃胎中受寒，遇夜则阴胜而阳微，故腰曲额汗，眼中无泪，面莹白而夹青，付卧而啼，入盘肠内吊之证，去宿冷，温下焦"。盘肠气痛因初生婴儿脏腑娇嫩，寒暖不能自调，乳食不知自节，一旦调护失宜，则脐腹为风冷寒气所侵，邪气客于肠胃之间，寒邪搏结，气不得通，以致脏腑气机升降失常，经脉凝滞不畅，不通则痛。治当本着腹部乃六腑之居，而"六腑以通为用"与"通则不痛"的机制，治则以调畅气机，温通经脉为首务。腹部中寒，寒冷之气搏结肠间，肠道挛急，不通则痛。方中用茴香辛温，祛寒止痛，理气和胃，木香芳香而辛散，调中行气止痛，二味为君，臣以砂仁温中行气，化湿醒脾，佐以乳香辛散，温通行气散瘀。诸药合用，共奏温中散寒，行气化滞之功。

药不瞑眩　厥疾弗瘳

泰来县中医医院　范传让

余一亲属郭氏，有小女年六岁，聪颖过人，父母宠爱之，罹便血证，每隔周余即便血三五日，发时腹痛难忍，辗转反侧，啼号不休。某医院诊为"直肠高位息肉"。建议手术治疗。其母考虑年幼，不能配合手术，故谢绝外科，而求治于中医，服地榆、槐花、黄连诸药而不效，此已历三月，病孩因长期反复失血已面色㿠白，形体消瘦，精神委顿。其父无奈，欲去手术，行前来余家，余思诸医治便血之方已用遍，再循故途，恐亦惘然。经云："药不瞑眩，厥疾弗瘳。"必选非常之药方可。《本草纲目》云："鸭胆子治冷痢。"此女之便血乃属中医冷痢也。因当时药品奇缺，无龙眼肉做包鸭胆子外衣，故嘱其用两层空心胶囊，内装五粒去壳微捣之鸭胆子果仁，外蘸薄蜡一层，此为一次量，每日两次，于饭后稠米汤送服，要整个胶囊吞下。缘小儿脏腑娇嫩，极易萎谢，不任剥削克伐，故如此精心调治，恐鸭胆子伤其胃腑也。不期只服三次，共用鸭胆子十五粒，便血即止，其父惊喜过望，急来告余此药之效出人意料，并询问是否需要再服，余嘱其停药观察。自此之后经数月未发，后经肠镜检查结果息肉已不复存在，至今十余年，女已亭亭玉立矣！

近年医药界已将鸭胆子广泛地应用于肿瘤的治疗。因其所含生物碱能使异常增生之上皮组织产生退行性变，故外用能治赘疣，内服能使息肉萎缩进而消失。中西一理，在用者"神而明之"。

（李国清，徐阳孙.1987.龙江医话医论集［M］.哈尔滨：黑龙江人民出版社：219-220.）

小儿疳积治验

哈尔滨市道外区医院　齐集贤

患儿三岁体弱多病，历经医治，久未康复。因其父母溺爱，又饮食不能自节，内被饮食所伤，面黄肌瘦，腹胀，肚大青筋暴露，发枯黄，烦热，尿如米泔，便腥臭气，好含泥土等症。

医者效万应丸之法，用槟榔、大黄、黑丑、皂角刺、苦楝等攻积杀虫等品。服后腹泻，腹胀略减。继服二剂，医者企图攻积杀虫并举而愈。然而病情反剧，饮食不进，形体极虚，倦怠懒语。儿母恐变他证，故延余治。视患儿面黄无华，形体枯瘦，神倦气乏，目无光彩，腹胀如鼓，便溏，舌质淡，唇白，切脉濡细。据证判断，医者首用攻伐太过之品，呈脾虚气弱之象，证为饮食伤脾胃。五脏无精微之奉，气血之濡，故形羸发枯。因食滞郁久则热，热则生虫，故腹大而嗜异物。疳为食之积，积即虫之出。无疳不积，无积不虫；惟病久体弱，积不可攻，首当健其脾胃，待其胃健脾运，气血充裕，再消积驱虫，则为尽善。以加味四君子汤：人参5克，白术5克，茯苓5克，炙甘草3克，陈皮4克，黄芪7克，山药7克，内金5克，水煎服。以健脾益气为主。连服三剂，渐进食，继服三剂，七天后脾胃逐健，气血渐充，始攻补兼施之法。效仿肥儿丸加减，用炒神曲5克，肉豆蔻3克，使君子5克，炒麦芽5克，胡黄连5克，焦槟榔2克，广木香2克，人参5克，白术5克。方中以神曲、麦芽、木香、肉豆蔻健胃消积；胡黄连清热；槟榔、使君子杀虫；配合人参、白术补脾益气。积证已平息，予参苓白术散，调理脾胃以善其后。月余儿健体强。

（李国清，徐阳孙.1987.龙江医话医论集［M］.哈尔滨：黑龙江人民出版社：225-226.）

四、儿 科 杂 病

小儿白血病辨治心得

黑龙江省中医研究院　于泗海

白血病是一种原因未明的全身性白细胞异常增生的疾病。造血系统及其他组织均受影响，而致功能失常甚至危及生命。祖国医学虽无白血病这一病名，对白血病多认为，白属卫气，红属营血，寒湿入营，血脉阻滞而成血痹，致血枯骨萎的虚劳证。

吾曾治一患王某，男，八岁，发病初期起病急，病程短而严重。症状是发热，伴恶寒、汗出、咽喉疼痛等。家属以为是感冒，但很快出现遍及全身的出血点，贫血发展很快，见皮肤苍白、头晕、心悸、气促等症，经化验确诊为淋巴细胞性白血病，经多方治疗无效而来研究院附院治疗。见患儿自汗绵绵，脉象沉细而涩，舌无苔尖红，时昏睡嗜卧，全身无力，站不能久，证属寒湿入营之血痹病。营卫俱伤，血耗则气脱，将导致"绝竭"之势，属危重病。治疗按照"损其肺者益其气"、"损其心者调其营卫"的原则。用益气活血、调和营卫之法，兼以祛风化湿而治血痹。处方：生芪150克，当归20克，生芍50克，三棱25克，文术20克，槟榔片20克，青皮20克，陈皮20克，莱菔子25克，苏子15克，白芥子15克，川军5克，桃仁20克，牡蛎25克，龙骨50克，苍术25克，防风20克，甘草15克，大枣七枚，羚羊角三分（单煎）。经服药一周后病情明显好转，因患儿服药困难，改用上药为粗末，用电离子经肾俞、足三里穴透入。两周后患儿症状明显好转。

本方内用海藏神术汤发散祛湿，即苍术、防风、甘草，可以太阳无汗代麻黄，用白芥子、苏子、莱菔子即三子养亲汤化痰理气，气行血畅。白芥子畅膈清痰，苏子降气行痰，莱菔子消食化瘀，三者皆为理气之品气行则血运。用龙骨、牡蛎潜阳止汗，汗为心液，阳为阴之卫，阳虚不能卫外而自汗，则外邪易乘，阳虚不能内营敛藏，龙骨、牡蛎能潜，能敛，故用之有效。当归、生芪即取当归补血汤之意，有形之血生于无形之气，故方中重用黄芪，大补脾肺元气，巩固生血之源；更用当归益血和营，使阳升阴长，扶阳存阴，补气生血，营卫调和；三棱、文术、桃仁活血化瘀；再佐大黄、大枣、槟榔养正除邪；羚羊角除骨中之毒热，故营卫平矣，诸症自消。

（李国清，徐阳孙.1987.龙江医话医论集［M］.哈尔滨：黑龙江人民出版社：212-214.）

阴虚内热琐谈

齐齐哈尔市龙沙区医院　杨惠英

凡因脏腑气血虚损或失调而引起的发热称为内伤发热，发热以低热为主，但有时也表现为高热；此外，尚可见到病人仅自觉发热或五心烦热，而体温并不高者，也属内伤发热范畴。《景岳全书》对内伤发热的病因作了较广泛的分析，认为饮食劳倦、酒色、七情、药饵、过暖、阴虚等均可出现"内生之热"。

对于发热治疗，必须根据发热的不同类型，分别给予补益气血，温阳补肾，疏肝解郁或活血化瘀之法，否则不但热不退，反而促使病情加重。1971年治疗了一名男性三岁小儿患者，持续发热近三个月，经本厂医院住院治疗，诊为"高热待查"。用过各种抗生素、退热药及中药无效，并日渐严重。来诊时，患儿面色红赤，烦躁盗汗，睡而易醒，口干渴，小便少色黄，大便干燥，舌质红而干，苔微黄脉细数，体温39.7℃，至晚间体温达41℃，此病是因误用苦寒、清凉之剂太过，化燥伤阴引起的阴虚内热证。故治用滋阴清热，凉血解毒，予清营汤加减。方中犀角昂贵又缺，故不用。药用：玄参20克，双花15克，连翘10克，黄连10克，麦冬20克，芦根25克，龟甲20克，丹参10克，丹皮15克，知母10克，薄荷5克，大青叶15克，栀子10克，水煎服。服三剂药后，体温下降到38.6℃；又服三剂，体温为37.3℃。共服十二剂药，体温正常，症状全部消失。

通过多年的临床观察，我体会到，只要辨证无误，凡属阴虚内热证，用甘寒养阴、以水救火为主的方法治疗，常可获得满意效果。

（李国清，徐阳孙.1987.龙江医话医论集［M］.哈尔滨：黑龙江人民出版社：227-228.）

五、新生儿疾病

糜子治奶癣

佳木斯市中医医院　翟　俭

笔者接触过一名出生两个半月的小婴儿患奶癣，治疗长达一年才愈。如今十七岁，追溯其病因和全部治疗过程：患儿母亲产假后不久，因工作调动，怀抱着婴儿，坐在闷热的驾驶室内晕了车，频繁地开窗向外呕吐。于是，周身是汗的婴儿受了风，风湿之邪客于肌肤，而得了奶癣。下车后发现婴儿前额及腮部皮肤嫩红作痒，2～3天后很快出现丘疹、水疱，而后又被搔破而糜烂，滋水淋漓，夜晚痒甚，哭闹不安。

患儿父母行医三十余年，面对自己孩子的病开始很有把握进行治疗和护理，夫妇俩轮流盐水清洗创面，敷药粉，涂亚铅华药膏，喂阿托品、泼尼松等药，均未见效果。母亲焦急暗暗地流了泪水，父亲到处求医，走访了一些老中医，又配了些青黛散，黄连油悬浊液，还有三黄软膏等，用的中西药膏不下十余种，结果都无济于事。眼看着孩子的病情日趋向周围蔓延到下颌、胸部、腋部，由于奇痒，夜晚被衣领、枕头摩擦，满脸像血葫芦，看到这种情况，母亲心急如焚，父亲也愁眉不展，束手无策，翻了好多书，查阅很多资料，书上提到的治疗方法皆使用过了。父母白天紧张工作劳累一天，夜晚睡眠又少，时间一长有些支持不住，为了防止婴儿搔破创面，母亲含着眼泪给婴儿戴上手套，四肢用绷带捆绑在摇篮里或固定在床板上，结果还是不成。由于瘙痒，她头面部、躯干左右摇摆摩擦，结果敷的药和结痂全部磨掉，露出糜烂创面，滴黄水不止，此时母亲已丧失治疗信心，在这进退两难之际，婴儿的奶奶提出个民间偏方。开始小两口似信非信，后来又说试试看，便摘来子糜（糜子）在锅里焙黄，碾面，筛去上渣，留下细面，用香油搅拌成膏，涂在患处四五次，便很快干燥结痂，痂皮脱下创面痊愈。俗话说偏方治大病也是有道理的。

（李国清，徐阳孙.1987.龙江医话医论集［M］.哈尔滨：黑龙江人民出版社：152-153.）

新生儿黄疸抽搐治验

齐齐哈尔市中医医院　汪秀峰

患儿赵某，生后十三天，全身发黄，日趋加重，抽搐三次。于1977年6月10日就医，该患生产前三胎均为男性，都因黄疸出现后伴抽搐，先后于一个月内死亡。唯恐该患死亡，特请本人医治。证见全身皮肤及双目黄如橘皮，神萎嗜睡，四肢肌紧，阵阵尖声哭叫，拒乳呕吐，腹胀，小便短赤，舌质紫，苔黄腻。证属阳黄，胎儿因受母体湿热熏蒸，肝胆疏泄失职，湿受热蒸而愈甚，浸入肌肤而呈黄疸，身目俱黄，湿热炽盛，扰动肝风，来势峻猛，病已危重，乃成胎黄肝风。治应清热利湿，平肝息风。辗转思维，处方：泽泻2.5克，黄连2.5克，茵陈2.5克，龙胆草2.5克，生地2.5克，菊花1.5克，羚羊角0.5克。

众知茵陈为治疗黄疸要药，不仅有清热利湿功效，又有解肝胆之郁、利湿退黄之效，且大剂重用功效更甚。配伍栀子、泽泻，协助茵陈使肝胆之热从三焦下行。阳热亢盛，热盛动风，心神受扰，神昏抽搐，热邪灼津，阴液耗伤，故证见舌质绛，溲赤，四肢肌紧。故用黄连泻心火，宁神明。羚羊角、菊花清热平肝，息风定痉，生地凉血养肝，增液舒筋，缓解肢紧抽搐。诸药合用，共奏清热利湿、平肝息风之效。此方乃集茵陈汤及羚角钩藤汤之精华，加入黄连泻心火之要药，以分化湿浊热邪，处方遣药，多而不杂，故一剂即能见效，三剂神清抽止，黄退神爽，前后六剂即获捷效。

（李国清，徐阳孙.1987.龙江医话医论集［M］.哈尔滨：黑龙江人民出版社：215-216.）

新生儿硬肿症治验

望奎县中医医院　李绍宗

张某，男，七天，1980年11月5日就诊。患儿七个月早产，生后三天发现皮肤肿硬，初起见于四肢，逐渐蔓延至面颊、躯干、臂部。周身发凉。其母前生两胎，皆患此疾，虽经治疗，未愈。症见：患儿体温不升，周身皮肤板硬如木，苍白肿亮，眼睑、阴囊可见明显水肿，全身冰冷，僵卧少动，不能吮乳，哭声低怯，唇舌淡白，指纹隐伏。证属元阳虚衰，治当回阳益气、利水退肿。方用参附汤加味：人参3克，附子3.5克，干姜2.5克，云苓2.5克，炙甘草 2.5 克，桂枝 3 克，丹参 3 克，二剂，水煎频服。并嘱其家长，回去复温保暖，可贴肉怀抱卧于棉被中。二诊，服药后患儿体温恢复正常，可以吮乳，但吮吸力较弱，小溲增多，面部、阴囊水肿明显减轻，四肢仍发凉，皮肤硬肿处变软。按上方再服两剂。三诊，患儿啼哭声高，吮乳有力，浮肿消退，四肢转温，皮肤肿硬面积减小。处方：人参 3 克，附子 2.5 克，炙甘草 2.5 克，干姜 2 克，白术 3.5 克，桂枝 2.5 克，三剂，水煎服。药后患儿诸症好转。1982 年 5 月追访，患儿健康。

　　新生儿硬肿症，发病原因尚未完全清楚，多发生在寒冷季节。由于天气寒冷，体温较低，患儿皮下脂肪容易凝固，发为此病，多见于体质较弱的初生儿或早产儿。如在温箱中复温取暖，可提高疗效，缩短病程。该患儿因条件所限，只用中药，自行护理，获得了较满意的效果。本病在我国古代文献中属"五硬"或"胎寒"范畴。如《保婴撮要》云："五硬者，仰头取气，难以动摇，气壅作病，连服胸膈，脚手心冷而硬，此阳不荣于四末也。"《医学纲目》云："小儿胎中有寒，生下不能将护，再伤于风，其候面色青白，四肢逆冷，手足颤动，口噤不开，乃胎寒之故也。"可见本证发病之病因为先天禀赋不足，阳气衰微，生后护理不当，寒邪损伤阳气，内外合邪致成疾病。该患儿之母，连生三胎皆早产，并患此疾。可知其先天禀赋不足，体质虚弱，气血未充，元阳不振，是为内因；又初生正值冬季，气候寒冷，再加护理不当，寒邪侵袭是为外因。病本在肾，故治当以回阳益气为主，方用参附汤。其中人参大补元气，附子温壮真阳，二药合用可挽回全身阳气；又因阳气衰微，无力载血运行，以致经脉血络瘀滞，故佐桂枝、丹参温通经络；阳虚水泛，加茯苓、白术渗湿利水，干姜助附子温阳祛寒，甘草补脾胃而调和诸药，全方合奏回阳益气，利水退肿之效。

（李绍宗.1984.治愈新生儿硬肿症一例［J］.黑龙江中医药，(6): 44.）

六、小儿外感病

脑痧治验一得

齐齐哈尔市中医医院　汪秀峰

　　某女，12 岁患儿。自诉头痛、发热已四天，头痛欲裂，痛时头顶墙哭叫。经某院诊为"急性脑膜炎"，家长不同意腰椎穿刺而来我院。查体见体温 40℃，精神抑郁，身热，面微红目赤，唇赤干皲裂，舌尖红，苔薄白，脉滑数。心肺正常，腹平软。颈强（＋），克尼格征（＋），膝腱反射亢进，巴宾斯基征（＋）。诊断为混脑痧（头痛）。小儿患脑痧多为实热之证，本患儿头剧痛，舌尖赤红，脉滑数是热由气分入血分，热盛动风所引起的。治疗：选用三棱针在太阳穴放血治疗，一次约放血 50ml。针后患儿自觉头清眼亮，病势锐减，后投泻肝散、清热散、银翘散三日量。访视，患儿已不头痛，三日后治愈上学。脑痧为湿热之毒证，方药有多种多样，但我自己用针治疗多例，效果十分满意，并建议大家用此法治疗脑疹的急症患儿。

（李国清，徐阳孙.1987.龙江医话医论集［M］.哈尔滨：黑龙江人民出版社：214.）

止咳灵治疗小儿顿咳

黑龙江中医学院附属医院　温广学

　　顿咳又称百日咳，是小儿期常见的呼吸道传染病。近几年虽接种"百白破"疫苗，但发病率仍很高。临证顿咳初期类似感冒，继而出现阵发性、痉挛性咳嗽，咳毕有鸡鸣样回声，多伴有呕吐，以夜间尤甚为特点。因其剧烈咳嗽，病程又长，用药效果不好，严重影响小儿的生长发育。

　　止咳灵原非专治顿咳，是根据我院中西成药中没有镇咳药物而拟定的镇咳之剂。其组成是芦根、百部、冬花、紫菀、桔梗、前胡、瓜蒌、米壳、陈皮、白芍。方中的芦根、前胡、桔梗、瓜蒌、冬花、紫菀具有清肺止咳化痰作用。而顿咳是以痰为病，痰去咳减，诸症得除。百部具有杀虫作用（现代研究认为有抗百日咳杆菌作用，百部生物碱能降低呼吸中枢的兴奋性，从而有助于抑制咳嗽反射）。米壳具有镇咳解痉作用，白芍缓肝敛阴，陈皮健脾行气化痰。诸药相合共奏顺气化痰止咳之效。曾治一男患儿，4岁，咳嗽已月余，逐日加重，常于睡前发作。咳时伸颈屈背，突眼屏气，声声连咳，继而吐痰食，相继经过几次住院诊治，服用百咳灵、氯霉素、鸡苦胆和肝宁等药，亦用过卡那霉素、链霉素等肌内注射，效均不佳，家长非常苦恼，而来我院求治。余诊为顿咳，痉咳期。投以止咳灵二剂。服药后再诊，仍咳但咳嗽次数明显减少，又投四剂，咳已近止，考其久咳伤肺，又投沙参麦冬汤二剂以润肺善后，服后病愈。

（李国清，徐阳孙.1987.龙江医话医论集［M］.哈尔滨：黑龙江人民出版社：223-224.）

因 误 而 得

佳木斯中医学校　任怀英

　　麻疹系小儿感受麻毒而周身发疹之病证。清除麻毒，防邪内陷，是治疗大法。若诊治、护理得法，疹毒可顺利透发而痊愈，若疹毒内陷则造成难挽回之逆证，但只要治疗及时得当，仍可逆流挽舟。

　　我曾治一男孩，系"麻疹合并肺炎"出院后复发热，来院求医于我。见其精神萎靡，面白肢冷而手足心热，唇干、舌红、苔黄厚而燥，问其大便，五日未通，见其颊内有麻疹斑，想到这是麻毒内陷所致的热盛。因碍于苦寒之戒，不敢妄用清泄，只用了清解之品。二日后，耳闻该患已亡，很觉意外，即去病家。见患母悲痛难忍，且说身上只见疹点内含于皮下而不出，临死时喘闷搔抓，腹部很胀，大便一直未通。我恍然悟出，此证系"麻疹内陷并有阳明腑实"三证，属于张仲景《伤寒论》的三急下之一，应采用釜底抽薪的清泄阳明之法，可苦寒之戒？我心中迷惑，于此又放心不下，反复查阅有关书籍，看到吴鞠通《温病条辨》"斑疹，阳明证悉俱，外出不快，内壅特甚者，调胃承气汤微和之，不可令大下"一条，证实上证治疗之差失，心中不胜悔愧。

后又遇二例麻疹合并阳明腑实之证，于是拟用《温病条辨》的"调胃承气汤"法，在用清解药的同时，用大黄 5 克急煎频服，芒硝 5 克冲服。大便通后，麻疹很快得以透发而病愈。于此内疚之情才稍觉宽恕。

麻疹并有阳明腑实证治，可破苦寒之戒。苦寒通泄，腑气得通，肺气得宣，麻疹透发，邪有去路，转危为安。这正是《内经》"有故无殒亦无殒"之意。

（李国清，徐阳孙. 1987. 龙江医话医论集［M］. 哈尔滨：黑龙江人民出版社：224-225.）

眼

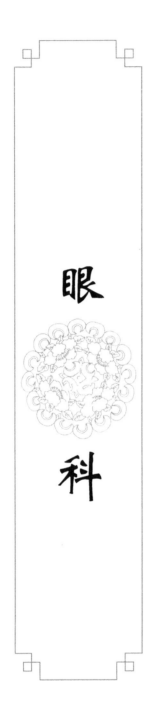

科

"睢目"的治疗

黑龙江中医学院附属医院　刘吉年

"睢目"亦称为"睑废"、"睑皮垂缓"。主要症状是上胞不能提举，遮盖部分或全部瞳仁而影响视力，给患者带来很大痛苦。我用内服中药与按摩结合治疗此病，收到较好的效果。

几年前，我曾治疗过一位患者：双眼上睑下垂三个月，自己完全不能睁开，肤色正常，曾多处求医治疗，服用过维生素等无效。就诊时证见心烦喜呕，性情急躁，头晕，纳呆，脉沉弱。证属脾虚肝旺，气血不和，脉络失养，血不荣筋。治疗当柔肝健脾，调和气血而通络。内服"平肝丸"，药用：当归、茯苓、甘草、白芍、栀子、丹皮、柴胡、龙胆草、香附；配合局部按摩，助气血运行。取穴：四白、头维、睛明、攒竹、鱼腰、丝竹空、太阳、风池、百会、上星等。第一次按摩后立效，连续治疗十天，病人痊愈，至今未发。

胞睑属肉轮，在脏属脾，脾化生精血，运化水谷精微，通过肝的疏泄，以营养周身，濡润空窍。若脾气虚弱，气血不和，脉络失养，血不荣筋而致肌肤松弛，形成本病。此外，脾失健运，聚湿成痰，外受风邪，风痰阻塞经络，或先天禀赋不足，脾肾两虚，睑废而成"睢目"。

临证时，通过辨证施治，用药物与按摩配合治疗，多能使患者恢复正常。按摩一般每日一次，手法可逐渐加重，每次10～15分钟，10天为一疗程。

（夏洪生.1988.北方医话［M］.北京：北京科学技术出版社：663-664.）

治疗目赤翳膜小议

哈尔滨市中医医院　李西园　李　晶

张某，年六十余，于甲戌年正月初五，偶因家务琐事，生气后沉沉入睡，翌日自觉目涩睛明，两眼灼热，初尚不以为然，越十数日始延医求治，经月余，迄无效果，故罢医不治。延至三月初旬，目疾重笃，始求余诊治，验其双目，白睛赤线缕缕，大眦胬肉高起，风轮有翳眛遮晴，惟右重而左稍轻，自谓视物模糊，每晚目痛难寝，醒来两眼如胶，必以水浸润，方能睁开。切其脉沉而有力，大便燥，数日一行；自谓：素有腹寒症，故未能以药开导，上焦火盛，碍于下寒，遂不能滥投凉剂，而请治于余。乃曰：不可姑息养奸，坐令目翳不退，实非善策。夫经云："素有痼疾，加以卒病，当先治其卒病，后乃治其痼疾。"今此目疾，乃肝经燥热上冲之象，若不用药折之，则邪热弛张，将有伤明之险，夫中寒乃痼疾也，肝热卒病也，治此必不碍彼，但于药耳，宜求谨慎耳。此亦"急则治其标，缓则治其本"是也。故投以清利之剂。处方：柴胡钱半，香附三钱，石决明三钱，枳壳钱半，蝉蜕三钱，青皮二钱，玄参三钱，菊花三钱，茺蔚子三钱，木贼二钱，蔓荆子二钱，酒军二钱，谷精草二钱，龙胆草二钱，川羌钱半，鲜姜三片，水煎服。上方连服七剂，翳眛全消，复诊前方减枳壳，加防风二钱，再服三剂，目疾痊愈，而下寒未加，此可谓一时之权宜而又合乎经常之法也。

（李西园，李晶. 1963 中医师李西园验案介绍［J］. 哈尔滨中医，（6）：56-57.）

"花翳白陷" "聚星障" 治验小议

黑龙江中医学院附属医院　刘吉年

此病乃是眼科多发病、常见病。余诊一患者，就诊时曾述：左眼怕光，流泪，疼痛二月余；视力 0.1，上睑肿胀，白睛胞轮红赤，黑睛大片白色浸润，瞳仁不能透见，荧光素染色强阳性，黑睛知觉减退。曾在其他医院诊为病毒性角膜炎。曾用碘苷、环胞素点眼；口服盐酸吗啉胍、维生素等治疗，未见明显改变。此病即是"花翳白陷"，其病因为风湿热之毒客于目。治宜清利湿热、祛风解毒佐以活血；药用：百部、芜荑、苍术、鹤虱、防风、桑叶、双花、茺蔚子、苦参、大青叶、甘草，水煎服，早晚饭后各一次。患者服四剂后来院复查，眼睑肿胀，睫状充血皆消失，角膜刺激症状减轻。又按此方连服十剂。复诊：患者视力 0.1，自觉无不适感，黑睛的浸润面缩小，溃疡面也缩小变浅；荧光素染色弱阳性。这时风湿热邪皆退。治则改为退翳明目、活血通络。前方去百部、芜荑、鹤虱、双花、大青叶，加木贼、蒺藜、桑皮、密蒙花，患者服十五剂，视力增至 0.3，溃疡面平复，只遗留 2mm×2mm 的黑睛斑翳。

花翳白陷和聚星障类似于现代医学的病毒性角膜炎。初期多表现为聚星障，发展下去可致花翳白陷，后期多以黑睛斑翳为主。多因外感风邪热毒，或内因肝火炽盛复感风邪，风湿热相搏，上攻于黑睛所致。我治此病分为两个阶段。早期：对症重者，治疗原则以清利湿热、祛风解毒为主，佐以活血。处方同前述第一方，可随证加减。治疗时间一般在半个月左右可奏效。第二阶段，对症状减轻者，治疗原则以退翳明目为主，佐以活血通络之剂。方药见前第二方，随证加减。时间大约半个月。在不同阶段进行不同的治疗，效果很好。

（夏洪生. 1988. 北方医话［M］. 北京：北京科学技术出版社：668-669.）

"视瞻有色" 小议

黑龙江中医学院附属医院　刘吉年

"视瞻有色"，又称为"视正偏斜"。病因复杂，主要与脾、肝、肾之脏密切相关。

我曾治疗一个成年男患，右眼患中心性视网膜炎，服西药治疗无效。二十多天后，来我院门诊就医。右眼视力 0.4，左眼视力 1.2。右眼黄斑区水肿，有黄白色点状渗出，中心凹反射消失，全身症状：头晕耳鸣，身倦乏力，口干苦，脉细数。此证属肝肾阴虚，虚火上炎。治以滋补肝肾兼清虚热，用知柏地黄汤加减：知母、黄柏、生地、山药、泽泻、茯苓、丹皮、枸杞子、桑椹子。患者连服九剂，自觉眼前暗影变小，其色变淡，黄斑区水肿基本消失，仍有散在黄色点状渗出物，中心凹反射（±），全身症状减轻。此时重用活血化瘀兼补肝肾之法治疗，原方中加赤芍、丹参，患者连服九剂，视力恢复到 1.0，黄斑区水肿全部吸收，仅留有少数黄色小点状渗出，中心凹反射（＋）。改服知柏地黄丸，以巩固疗效。

对本病从六经辨证来看，黄斑部为眼底的中心位置，中心属脾，脾虚则清阳不升，浊阴不降。"肾为肝母"、"肝开窍于目"，肝肾正常，精气得注，神光充沛。我把此病大致分为三型：一种是肝肾阴虚型，用知柏地黄汤加减：知母、黄柏、生地、山药、泽泻、茯苓、丹皮、枸杞子、桑椹子等；其次是脾气虚弱型，治疗用参苓白术散加减：党参、炒白术、云苓、神曲、焦楂、麦芽、苍术、桑皮、薏米皮、甘草等，再次是情志郁结型，用逍遥散加减治疗，药味有当归、白芍、柴胡、云苓、白术、甘草、香附、丹皮、苍术等。

临床往往病情错综复杂，最关键的是要辨证施治。病之初期无论属哪一型，都表现为黄斑部水肿和不同程度渗出，治疗都应以健脾利湿为主，佐以活血通络之剂。后期水肿消退，血行不畅，往往有肝肾阴亏之征象。此时应以补肝肾为主，佐以活血化瘀，收效更为显著。

（夏洪生．1988．北方医话［M］．北京：北京科学技术出版社：669-670．）

葡萄膜炎从湿论治

黑龙江中医药大学附属第一医院　　姚　靖

2018 年，余遇一青少年男性，双眼视力下降 1 月余，既往双眼视网膜脱离术后，左眼巩膜环扎术后，眼科阳性体征：双眼视力：0.05，右眼球结膜轻度充血，角膜后沉着物，玻璃体浑浊，眼底黄斑区水晕样反光，左眼球结膜充血，眼底鼻侧网膜大片状青灰色隆起。眼压：右眼 19mmHg，左眼 47mmHg。余观其双眼视物模糊，左眼前遮挡感，四肢不稳，形体偏胖，大便不成形，小便不利，舌淡，苔厚腻，脉弦缓。为一派痰湿之象。《黄帝内经》曰"湿淫所胜……病冲头痛，目似脱"、"诸湿肿满，皆属于脾"，细斟本证，一派湿盛上犯于目之象。余即投二陈汤合五苓散加减，具体方药如下：陈皮 10 克，清半夏 15 克，茯苓 20 克，甘草10 克，猪苓 10 克，泽泻 20 克，白术 30 克，桂枝 15 克，防己 10 克，川芎 10 克，决明子10 克，菊花 10 克，茜草 10 克，葛根 10 克，水煎服，半月后患者竟视力提高，眼部体征改善，眼压降至正常，体重减轻。

瞳神紧小，病位在瞳神，病因复杂，导致邪热灼伤黄仁，使黄仁展而不缩，以致瞳神紧小。治疗多从风湿论治，然本案从脾从湿论治，五苓散温脾阳，化气利水，二陈汤理气健脾，防己祛风胜湿，决明子、菊花、茜草清肝理气，葛根、川芎生津活络，脾健湿去，津回气升则目珠充养，视物渐清。余业医多年，读经典做临床，观其脉证，知犯何逆，随证治之，效如桴鼓。

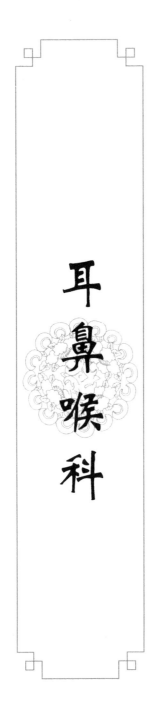

耳鼻喉科

一、耳 部 疾 病

耳 鸣 治 验

齐齐哈尔医学专科学校附属第二医院　卢守谦

1973 年夏天，军分区一位参谋来求诊，主诉由于连续熬夜致耳鸣，尤其在夜深人静之时，耳鸣愈甚，不能入睡，且口苦，不欲饮食，甚感痛苦。去几个医院都说鼓膜穿孔所致，没有什么好的治疗办法。同时，患者提出以往曾患中耳炎，后患鼓膜穿孔，病已将近二十年，过去从无耳鸣，何以近日会有此现象呢？余细诊其脉，见其脉细弦，舌红苔薄白而干，症脉合参，当考虑因连续熬夜，劳累而致肝肾不足，中气虚弱，清阳不升之故。故治疗用益气聪明汤加减，药用黄芪、人参、甘草、葛根、升麻、蔓荆、白芍、黄柏。其中重用黄芪，方中以人参、黄芪、炙甘草甘温补脾胃；葛根、升麻、蔓荆子鼓舞胃中清阳之气上行，再加白芍敛阴和血以平肝，黄柏降火生水以补肾。此方每日一剂。连服四剂后，自觉良好，又以前方连投八剂而获痊愈。

（李国清，徐阳孙.1987. 龙江医话医论集［M］. 哈尔滨：黑龙江人民出版社：249.）

通窍活血汤治疗暴聋

黑龙江中医药大学附属第一医院　李 岩

2021 年，余治一中年男子，忽暴聋，余望其面色晦滞，交谈过程发现右侧闻声功能几乎消失，左侧尚可。患者及其子女心中焦急，不知所措。暴聋实证居多，余观其大体，非《医学刍言》所述"耳聋肝火为多"之头痛目赤、肝火上炎之象，亦无《齐氏医案•耳证治验》所述"此证多因先有痰火在上，又感恼怒而得"之耳中闷热堵塞、痰热上犯之证。详询病情，知该患者暴聋已10 日余，右耳失听，伴右耳鸣，呈持续性，耳内时有刺痛感，厌恶外来噪声，舌质暗，舌边伴有瘀点，脉弦涩。测得右耳听力 50dB 以上。一派瘀血阻窍之象。是时余忽想到，《血证论•瘀血》认为"瘀血在经络脏腑之间，则周身作痛"、"瘀血在中焦，则腹痛胁痛"、"瘀血在腠理，则营卫不和，发热恶寒"，瘀血所到之处，就可以把该处的正常功能破坏而代之以该脏腑、该器官所特有的病痛，总以祛瘀为要之语，细斟本证，正合经意。余即投通窍活血汤：赤芍 15 克，川芎 15克，桃仁 15 克，红枣 7 个，红花 15 克，老葱 3 根（切碎），鲜姜 10 克（切碎），麝香 0.15 克，日一剂 300ml 水煎服，早晚饭后温服。服用两周后，患者右耳听力明显提高，前方续服。

暴聋出自《灵枢•寒热病》，"暴聋气蒙，耳目不明"，指突然丧失听觉，亦称卒聋或卒耳聋。其来势急，且病情复杂，且以实证肝火上炎及痰火上扰者居多，然本案经详细询问，辨证分析为瘀血阻窍型，是因"故凡血证，总以祛瘀为要"。故用《医林改错》之通窍活血汤，方中赤芍、川芎行血活血，桃仁、红花活血通络，葱、姜通阳，麝香开窍，佐以大枣缓和芳香辛窜药物之性。耳部瘀血得通，气血得和，听力功能即可逐渐恢复。余业医多年，深深体会到：临证要与中医经典相结合，用经方治疗疾病能取效过半。

二、鼻 部 疾 病

活血止衄　其效甚妙

黑龙江中医学院附属医院　王圣云

鼻衄是一种鼻内出血性疾病，临床治疗多以止血为主，以清热止血、凉血止血、补气摄血等为治疗原则，止血常用茅根、藕节、芥穗炭、棕炭等药物。然而用上法，甚或多种止血药物治疗却始终不能奏效者。余治本病二十余年来，鉴于不能单纯拘泥于一法，余以辨证施治为理论，应用活血化瘀之法，颇为显效，举一例以示一般。

有一女患，鼻出血十余天，血色暗红量多，曾做鼻腔填塞，并使用大量止血药，止血效果不显。初诊时大量出血其色暗红，颜面潮红，舌质紫暗，舌边有瘀点，脉弦涩。此皆内有瘀血之象，瘀血内停，血不循经则外溢，瘀血不去则正血难安，急用活血化瘀法。方用：赤芍 20 克，丹皮 20 克，生地 30 克，三七 5 克（冲），栀子 15 克，生甘草 10 克，黄芪 30 克。二剂出血即止。再诊时，血止神怡，鼻腔填塞纱布已取出，唯觉疲乏无力，头晕。按前方加党参 25 克，投二剂而愈。

鼻衄的治疗，常规疗法是以止血为主，多用收涩的药物达到止血目的。然笔者认为治疗鼻衄使用活血化瘀法为最妙，在应用诸般止血药疗效不显或无效时，能结合辨证而用活血治疗，取效最捷，如用赤芍、三七、丹皮活血化瘀为主，血活则循其常道，血不外溢则其衄自止；再辅以生地、栀子清热凉血，甘草调和诸药，使瘀血去，新血生，以期达到止血的目的，其效甚妙。

（李国清，徐阳孙.1987.龙江医话医论集［M］.哈尔滨：黑龙江人民出版社：244.）

"温肺止流丹" 加减治鼻鼽

黑龙江中医学院附属医院　王圣云

鼻鼽，亦称鼽嚏。其症为鼻流清涕、喷嚏频频、鼻痒等。病因病机为气虚，气虚包括肺、脾、肾三虚，临床以肺气虚为多见。治疗方面多以温肺散寒药物为主。

"温肺止流丹"方出自《疡医大全》，为一张治疗鼻病的良方，特别是对鼻鼽（相当于过敏性鼻炎），效果更为明显。余诊一患，鼻流涕二三年，喷嚏频频，鼻痒，遇风寒发作更重。检查：鼻黏膜充血、肿胀，色苍白，有水样分泌物，面色㿠白，气短咳嗽痰稀，舌红苔薄白，脉沉细无力。诊为"过敏性鼻炎"。遂用药党参 30 克，诃子肉 15 克，辛夷 15 克，苍耳子 15 克，防风 10 克，荆芥 15 克，桔梗 10 克，薄荷 7.5 克，黄芩 15 克，水煎服，连服十五剂，痊愈。本方是治疗鼻衄的主方。方中党参、诃子肉温肺补气，为主药；苍耳子、辛夷、桔梗除湿引药入鼻窍，为辅药；防风、荆芥、薄荷和黄芩疏风散寒为佐药。综合起来，共奏温肺补气、疏风散寒之效。

（李国清，徐阳孙.1987. 龙江医话医论集［M］. 哈尔滨：黑龙江人民出版社：245.）

三、咽 喉 病

会厌逐瘀汤治疗喉瘤小议

肇东县中医医院　郑　桥

吾临诊屡见，病人喉间两旁生有状小如黍、大如豆粒、色暗红之肿物，唇舌紫暗有瘀点，脉弦数或弦涩，甚者呼吸不利，夜卧难安。

查证《重订囊秘喉书》记载："生于喉间两旁，有单有双，形有圆眼大许，血丝相里似瘤者，故名之。"《医宗金鉴·外科心法要诀》记载："喉瘤瘀热属肺经，多语损气相兼成，形如元眼红丝裹，或单或双喉旁生。"咽为水谷之道，喉为呼吸之枢，为人身之要。少阴少阳二经脉并络于咽喉，《内经》有一阴一阳结为喉痹、君相二火过盛为患之说。审证求因，多系五志过极，肝失疏泄，以致气滞血瘀、阻碍气机；木火刑金、肺津灼伤，肺失宣降，日久血瘀蕴热互结于会厌成为喉瘤。唇舌紫暗有瘀点、脉弦涩均系气滞血瘀之象，脉弦数为有热，呼吸不利系喉间有物阻碍气道则卧难安。

治拟宗《医林改错》会厌逐瘀汤加减。原方治小儿水呛血凝。吾用之义，去甘温之当归、苦酸之枳壳，加青皮、金银花、蒲公英，以达疏肝理气、活血化瘀、清热散结之效。方中柴胡宣气血调经脉，为引经之要药，散血凝气聚；青皮疏肝理气，破滞消坚，为泻肝火，行血中之滞，治血痹坚积；桃仁、红花破瘀血生新血，治喉痹不通；生地、玄参凉血利咽，壮水以制火，治喉痹；蒲公英、金银花（入肺经）清热解毒、消痈散结；桔梗为诸药舟楫，载药上浮；甘草调诸药。至于方中之药，药量可随证加减，柴胡、青皮、桃仁、红花、蒲公英、双花为必用之品。临证愚治喉瘤数例，若长期配合服药，多获痊愈。

（李国清，徐阳孙.1987. 龙江医话医论集［M］. 哈尔滨：黑龙江人民出版社：144-145.）

会厌逐瘀汤治疗慢喉喑小议

黑龙江中医药大学附属第一医院　李　岩

2021年，余治一中年女子，慢喉喑病半年余。初望其面色晦暗，交谈过程闻及声音嘶哑，不能多言。患者及其家属心中焦急，面容愁苦，不知所措。余观其大体，无"金实则不鸣，金破亦不鸣"之肺经受邪或肺脏虚损征象。同时亦想到《临证指南医案·失音》"久嗽失音，必由药误，麦冬、五味子、此失音之灵丹也。服之久，无不失音者"之语，了解此患者亦无心烦失眠、手足心热等肺肾阴虚之征，不能治以养阴润肺。详询病情，方知该患者声音嘶哑已半年余，发音郁闷，喉内且有异物感。且体格检查所见，喉内黏膜暗滞，双侧声带、室带肌膜肥厚暗红。舌质暗淡，边尖有瘀点，苔白脉涩。一派慢喉喑血瘀喉窍之象。是时余忽想到《血证论•瘀血》"瘀血在经络脏腑之间则结为癥瘕。瘕者，或聚或散，气为血滞，则聚而成形，血随气散，则没而不见"之语，联想本证，声带、室带的增生肥厚暗滞无光亦与瘀血阻滞喉窍相关，切合文意。余即投会厌逐瘀汤：桃仁 15 克，红花 15 克，生地黄 15 克，当归 15 克，赤芍 15 克，枳壳 10 克，桔梗 10 克，柴胡 15 克，玄参 15 克，牛蒡子 15 克，甘草 10 克，水煎服。服用一周后，患者声音嘶哑明显改善。

慢喉喑记载于《景岳全书》，"声音出于脏气，凡脏实则声弘，脏虚则声怯，故凡五脏之病皆能为喑"。以起病较缓，病程较久，声音嘶哑，发音费力，多言则甚为主要临床特点。因"盖肺象金，金主声，人五脏有五声，皆禀肺气而通之"，因此多以宣肺、补肺为治疗声音嘶哑的常法，然本案经详细询问，辨证分析为血瘀喉窍型，是因"故凡血证，总以去瘀为要"。故用《医林改错》之会厌逐瘀汤，方中桃仁、红花、当归活血化瘀；玄参、生地黄、桔梗、牛蒡子、甘草养阴生津，开宣肺气；柴胡、赤芍、枳壳疏肝理气解郁；上药合用，喉部瘀血得通，气血得和，声音嘶哑即可逐渐消失。余业医多年，深深体会到：临证要与古代名医之论相结合，才能方寸不乱，取效过半。

久咳必用金沸散　脏腑同治显奇功

黑龙江省第二医院　孙曼丽

40 岁女患，咳嗽反复发作两年，少痰，口略黏，逢夏症轻，秋冬亦甚。平素恶寒，便秘多年，舌淡白，脉两尺沉。病始至今口服多种抗炎、止咳化痰之类药物亦少效，药停亦复。详问病史可知，患者两年前 10 月偶感风寒致咳，遂用西法以求速效，复用中成药等，皆只重止咳之表象，而轻肺金宣清肃降以逐邪外出之职，终致风寒客肺，迁延缠绵两年之久。然便秘宿疾，肠腑失司，更碍寒邪外出。虽有"久咳多虚"、"久咳多内伤"之说，但该患体态匀称，尚无气血亏虚之象。发病节令属寒，病因风寒无疑，病位在肺，便秘之久，素体必生瘀，病位在肠，表里合病，且未见越经之弊。故辨证风寒客肺，肠毒壅塞，治以宣散风寒，通便活血之法。陈修园《医学从众录》有云："轻则六安煎，重则金沸草散。"方以金沸草散加减：旋覆花 50 克（包），炒白芍 50 克，荆芥 20 克，防风 6 克，蜜紫菀 30 克，白芥子 6 克，前胡 10 克，杏仁 10 克，生白术 60 克，炒桃仁 10 克，桔梗 10 克，炙甘草 10 克，生姜、大枣适量，水煎服。

咳嗽无非肺胃之病。旋覆花独降，其肃肺降胃，豁痰蠲饮之力颇宏，味辛能散能横行，故能宣达肺气于皮毛，一降一宣，肺之治节有权；其味咸，咸能入肾，故能纳气下行归肾根，使胃中痰饮不复上逆犯肺，肺自清虚，一药恩泽三脏，配芍药、甘草，酸甘化阴，养肺津敛肺气。荆芥、防风疏散风寒。杏仁、白芥子、桃仁化痰活血。桔梗、前胡行气化痰。蜜紫菀、生白术宣肺健脾通便。生白术尤对脾虚积年便秘效著。上方服用一周后咳嗽大减，经调治月余收功。停药后咳嗽又有反复，续用前法加减调治亦效。日前随访，咳嗽愈，唯便秘时而反复，嘱其多以蔬菜瓜果食疗自调之，若不效再以中药调治不迟。

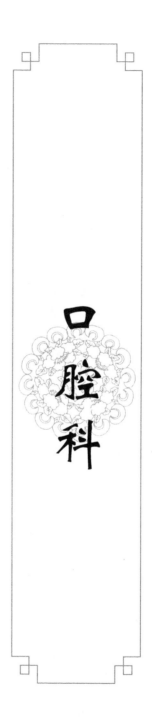

口腔科

治各种牙痛良效方

黑龙江中医学院 孙秉桓

余在门诊时，有一年方 20 岁的男性青年，手持一处方言"吾父患牙痛病，请医生给照原方开处方，此方是我祖父所传之秘方，能主治各种类型的牙痛病，效验颇佳"。余听之后，便照原方开二剂，用后效果显著。其药物组成：荆芥 2.5 克，当归 2 克，防风 2.5 克，细辛 3.5 克，升麻 2 克，青皮 2.5 克，生地 50 克，丹皮 2.5 克，水煎内服。其变化是：上门牙痛心火起，加麦冬、黄连各 2.5 克；下门牙痛肾火起，加知母、黄柏各 2.5 克；上两边小牙痛胃火起加川芎、香术各 2.5 克，下两边小牙痛肝火起，加白芷、白芍各 2.5 克；上左边臼齿痛肠火起加羌活、龙胆草各 2.5 克；下左边臼齿痛肝火起加柴胡、栀子 2.5 克；上右边臼齿痛肠火起加黄柏、枳壳各 4 克，下右边臼齿痛小肠火起加黄芩、桔梗 4 克。

余在临床中，常试用治疗各类型的牙痛病，曾治疗 20 例牙痛患者，随牙痛部位照原方加药，均获显效，但药量要比原方大几倍。其中荆芥、防风，其性温平，味辛甘，入肺、肝、脾等经，功用散风、除湿、止痛，主治风寒性或风热性头痛，均有祛风解痉的作用；生地、丹皮、当归具有滋阴、清热、凉血、散瘀、止痛等作用；升麻，性微寒，有清热解毒、升举阳气的作用，因有提升作用，故能载药上行，起引经的作用。细辛，能搜风散寒、通窍止痛，可治头痛，含漱能止牙痛，故能起麻醉作用；青皮，性温，有健脾理气的作用，按血随气行、通则不痛的原理，故以此方，统治风寒、风热、血瘀、阴虚火旺等性质的各种类型的牙痛疾病，确实有效。

（李国清，徐阳孙. 1987. 龙江医话医论集［M］. 哈尔滨：黑龙江人民出版社：245-246.）

口舌生疮非尽胃热证

黑龙江省祖国医药研究所 李国平

有徐氏妪，年近花甲，体态丰腴，于 1981 年 5 月开始患口舌生疮证，半载有余，且伴牙痛。迭经中西医调治，服用维生素 B_2、维生素 C 及牛黄解毒片、汤药等罔效，延余医治。余视其口腔内两腮、上颚部及舌面有多处指甲大小的溃疡，溃疡面呈黄白色，苦于进食辣咸等刺激性食物，舌质淡红，苔薄黄，脉象虚数无力。余既往曾治疗口腔溃疡证多例，往往诊为胃热证，每每习用清胃散而应手取效。此次又照投清胃散两剂，服后未收纤效。余遂反复踌思，前医曾用过清热解毒剂而未获小效，又虑其脉象虚数，舌质淡，溃疡面亦不新鲜，乃恍然大悟：此证属肾阳虚衰，虚阳上越，火不归原，治宜温肾扶阳、引火归原法，以孙思邈之十味地黄汤施治，方药如下：附子 10 克（先煎），肉桂 10 克，熟地 20 克，山药 15 克，山茱萸 15 克，丹皮 10 克，茯苓 15 克，泽泻 10 克，玄参 15 克，白芍 15 克，水煎温服，日二次。服药 5 剂后，口腔及舌部溃疡面已大部分愈合，牙痛亦随之消除。续服原方 5 剂，并嘱其常服金匮肾气丸以巩固疗效，追访观察 4 年，从未复发。

口舌生疮证，即口腔及舌面出现大小不等的溃疡面，亦称"口疮"、"口疳"、"口糜"等。此病常见于青壮年，但老年人亦偶有发生，常缠绵数月不愈，进食困难。辨治此病宜分虚实，实者多属胃肠积热，当清泄胃热为治，常用清胃散；虚者又分两类，肾阴不足者，当用六味地黄丸、知柏地黄丸之属；肾阳不足者，当用十味地黄汤为治。由此观之，医者治病，不能执成方以伤人。前医之误，后医之师，必须据证求因，审因施治，圆机活法，方不致贻误病机。

（李国平. 1986. 医话二则［J］. 黑龙江中医药，（2）：30.）

同是鹅口疮　老幼治不同

黑龙江中医学院附属医院　宋淑兰

鹅口疮本为新生儿疾病，以满口舌生白膜如鹅之口为主症，是为胎中受其母热毒之气，其毒蕴于心脾二经，故生后发于口舌，治当内服清热泻脾散，外搽保命散，重在祛邪，只要及时治疗，则可从速而愈。然而成人也可有鹅口疮，其症相似，满舌口生白膜，如豆腐渣样，但其病人往往非单独存在此症，都是在一些慢性疾病的治疗过程中出现，如在痰饮、哮喘、咳嗽、水肿、胃脘痛等病中，由于久治不愈身体虚弱才会罹有鹅口疮，就该病的产生则与初生儿大不相同，此乃为邪气偏盛，正气偏衰，胃气衰败所致，是为重症。因此在治疗上就不能单纯祛邪，重要的是要扶正以祛邪，余在临床中凡遇此种病均立此法，临证遣药，屡屡奏效。

某患，咳嗽气喘，曾多次消炎治疗无效。一周来病情加重，入院用青霉素、氯霉素、红霉素、先锋霉素等，病情有好转，但近二日口腔里起白膜，渐渐增多。余诊时舌紫，舌面、上腭、两颊都有散在豆渣样白底，于是令其做直接镜下霉菌检查，结果为阳性。病人临床表现有咳嗽痰较多，气短不得平卧，两眼发红，口唇发紫，人迎脉明显搏动，腹胀尿少，下肢浮肿，指发紫而凉，脉滑数。临床诊断为咳嗽并鹅口疮。治以扶正祛邪，法宜益气养阴，清热泻脾；方以生脉散与清热泻脾散加味；药用人参、麦冬、五味、黄芩、黄连、生地、生石膏、栀子、赤苓、金银花、灯心草。经服药十剂，鹅口疮全部消失，其他临床症状也相应好转。

在治疗成人鹅口疮时扶正多以生脉散为主。无论何种疾病，最后皆可导致正气虚衰。凡有正气虚衰，生脉散皆可扶正，可见本方应用范围非常广泛，故也为成人鹅口疮扶正之要方。祛邪对鹅口疮来说，关键在于清泻脾热，故采用清热泻脾散，此方虽为儿科治鹅口疮之方，但因祛邪的目的一致，只不过儿科卒病，无正气虚衰而已，故成人鹅口疮借用此方与扶正方配合精当，即可取得较好疗效。此即成人与初生儿鹅口疮治疗不同之所在。

（李国清，徐阳孙. 1987. 龙江医话医论集［M］. 哈尔滨：黑龙江人民出版社：246-248.）

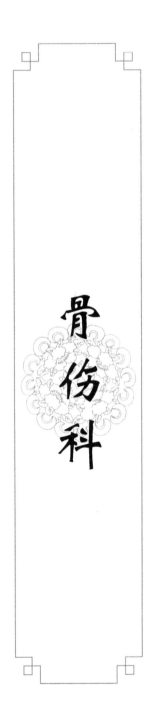

骨伤科

肩肘带小议

黑龙江中医学院附属医院　邓福树

锁骨外 1/3 骨折，临床较常见。锁骨骨折近侧端因胸锁乳突肌的牵拉，向后上方移位，远侧端因肩胛带自身的重量作用，向前下方移位，肩锁关节脱位是因肩锁韧带、喙锁韧带断裂所致，亦是因胸锁乳突肌和肩胛带的作用发生肩锁关节移位；肱骨干中段或中下 1/3 处粉碎、横断小斜行骨折，局部夹板外固定后，常可发生骨折断端分离，处置不及时致迟缓连接或不连接，其主要原因为骨折远段端肢体重量牵拉力未被控制。

肩肘带的作用：有沿肱骨纵轴上提上肢，控制肩胛带和肱骨干骨折远端自身重量牵拉力及下压锁骨的作用，使锁骨外 1/3 骨折保持对位，矫正向上成角，肩锁关节分离复位，肱骨干骨折断面接触紧密，可防止断端发生分离，有分离者可得到矫正。

肩肘带的构成：用毛巾两条连接成一条，或用布绷带经患侧肩上、健侧腋下缠数圈称为肩腋环形带；用一块长 30cm、宽 20cm 的硬纸壳在两长边中 1/3 处分别横行剪断为其宽度的 1/3，两端对折成 90°角，用胶布固定成为硬纸槽，内衬脱脂棉一层，肘关节屈曲 90°装进硬纸槽中，绷带 8 字形缠绕固定于肘上，绷带相互交叉于肘窝处，称为提肘带；患侧肩上用硬纸壳垫毛巾，健侧腋下用毛巾衬垫，用两条布带或松紧带将提肘带与肩腋环形带的肩上端前后侧连接拉紧。前臂置于胸前，用三角巾悬吊于颈部。

肩肘带使用时注意事项：锁骨外 1/3 骨折，肩腋环形带的肩上端应压在锁骨骨折的近侧端上，对抗胸锁乳突肌的牵拉移位，保持断端对位；锁骨骨折单纯向上成角畸形，肩腋环形带的肩上端压在成角处；肩锁关节脱位，肩腋环形带的肩上端压在锁骨外端上；肱骨干中段或中下 1/3 处横断、粉碎，小斜行骨折，手法复位后按再移位方向放置压垫，用四块局部夹板固定之后，肩腋环形带的肩上端压在肩锁关节处。肩肘带的提压力可沿肱骨干纵轴发挥对骨折断端的挤压力，避免断端发生成角，一旦发生成角可通过调节连接带的松紧来矫正。

（夏洪生．1988．北方医话［M］．北京：北京科学技术出版社：692-693．）

腰骶小关节扭错的治疗手法

黑龙江中医学院附属医院　邓福树

腰骶小关节扭错，亦称腰骶小关节综合征或腰骶小关节滑膜嵌顿。腰骶小关节呈冠状位，构成有关节囊和滑膜稳定关节。30 岁以后由于腰椎间盘变性、椎间隙狭窄，关节突、关节重叠，关节囊和滑膜松弛。当突然伸直腰部时，小关节后侧张开、腰椎前屈，关节闭合的同时将松弛的滑膜挤压或咬住，致使小关节发生扭错。

该病均为突然发病，如弯腰刷牙、洗脸或取脸盆突然直腰时，腰部剧痛难忍。腰段呈前屈状，故直腰受限剧痛，腰前屈活动则正常或痛轻，俯卧位时下腹部不能贴床面，需腹部垫枕才能俯卧，腰 5 骶 1 棘突旁压痛，下肢感觉、运动无障碍。

手法：嘱病人先取右侧卧位，双上肢在胸前交叉抱肩，肘内侧靠紧胸壁，上侧的下肢屈髋、屈膝，大腿靠近腹壁，下侧的下肢伸直位，术者立于床侧一手扶推肩部，另一手压膝部，使躯干沿纵轴旋转，用力急促有时可听到响声。然后改换左侧卧位，姿势同前，一手压肩另一手压膝，同样产生躯干旋转。

由侧卧位改为仰卧位，髋膝屈曲，助手一手握持双足前部，另一手放置双膝前部，用力屈髋、屈膝，使大腿靠紧腹部腰椎发生卷曲，臀部离开床面，然后使双小腿左右摆动，转扭腰骶部；双手握持双小腿踝上部猛拉直下肢。

俯卧位患者双手握持床头端，助手向上拉两侧腋窝并固定，两名助手分别握其小腿踝上部进行对抗性牵拉 3~5 分钟。同时术者双手握持两侧髂嵴前段，进行左右旋转骨盆，反复操作3~5次。

此法重点作用在腰骶小关节部位，将小关节滑膜从嵌挟中拉出，使关节恢复至正常位置，使腰部畸形、疼痛消失，活动范围恢复正常。如受伤时间较长，滑膜被挟挤而充血水肿，创伤处有炎性反应存在，施行手法后腰部仍有轻度疼痛，则嘱其卧床休息数日，症状可很快消失而恢复工作。

进行上述手法治疗时，应掌握此病的体征和诊断要点。必要时进行腰部平片检查，除外腰椎骨质病变，避免因手法操作发生意外。

（夏洪生.1988.北方医话［M］.北京：北京科学技术出版社：701-702.）

肩关节脱位新的整复法 —— 外展外旋上举振荡法

哈尔滨市中医医院　刘文兴　哈尔滨市道外靖宇整骨院　樊玉林

关某，32 岁，警察，于 1982 年 6 月 13 日因骑摩托车摔伤肩部来门诊就医；患者扶臂步入诊室，患肩呈方肩畸形，肩峰下空虚，肩前可触及肱骨头，肩关节呈弹性固定，肩关节各项功能障碍，杜加斯征阳性。X 线片报告为肩关节脱位。遂用此法整复成功，症状、体征消失，肩关节功能即刻恢复，X 线片报告并对照原片证实肩关节脱位已复位。整复方法：患者取仰卧位。术者站患侧，助手用双手扶持患臂，使肩关节外展90°并上举至125°左右，在患者屈肘的姿势下外旋患侧肩关节至 40°，同时轻轻牵引（也可不做牵引），助手双手扶持患臂维持体位。术者用双手小鱼际处在患者腋前、腋后肌肉紧张处向与患者躯体纵轴呈 45°角的方向叩击（不必过于用力）。经稍作叩击振荡后患者可在无显著痛苦及感觉的情况下自然复位。有时患者及术者可感到关节复位的滑动感。

关节脱位的复位不能用暴力整复，否则易引起神经血管的副损伤，尤其是对肩关节周围的韧带、肌腱、关节囊更容易造成损伤，发生继发性肩关节周围炎，甚者伤及关节面，造成创伤性关节炎等疾病。关节脱位的复位应顺乎关节的自然。术者应因势利导，给脱位的关节创造良好的复位位置条件，使其能自然滑还关节盂处。本法恰恰创造了这样的条件，使肱骨头能顺乎关节囊前或前下侧裂口还纳。关节脱位的复位靠关节周围的韧带、肌腱本身的牵张力。当关节脱位时没断的关节韧带、肌腱均被拉长，使关节被固定在畸形位置上呈弹性固定。这种被拉长的肌腱、韧带恰恰就是关节复位的内在主要牵拉力。在术者用手掌尺侧叩击腋部肌肉时，叩击的振动使痉挛的关节周围软组织得到松缓的间断刺激，使肌肉产生舒缓不一的张力，振荡叩击的同时也使在异常位置的肱骨头发生滑移，在肌肉、肌腱牵张力的作用下，脱位的肱骨头顺着裂口的关节囊滑还至关节盂而复位。整复时，患者往往误以为是做术前诊断检查，精神不紧张，故易获成功。另外此法动作文明、用力小，可不必麻醉，无须特殊的条件及很大的力量，简单易学、易行，故一般医务人员均可胜任，很值得推广。

我们运用本法也有个别失败的案例，究其原因多半是脱位后肱骨头嵌入软组织太深，肌腱或关节囊羁绊而不能用此法还纳，可用加大牵引配合叩击振荡或改用足蹬外旋法解决。

（刘文兴，樊玉林. 1985. 肩关节脱位新的整复法——外展外旋上举振荡法［J］. 黑龙江中医药，（6）：49.）

沉肘法治疗肩关节前脱位

哈尔滨市南岗区中医院 夏静华 朱 志

肩关节前脱位多为患者在上臂处于外展、外旋或过伸上举位时跌倒所致，肱骨头部冲击肩峰，再由肩峰的反作用力及杠杆作用，将肱骨头推向前下方，冲破前下方肩关节囊薄弱部，形成肩关节前脱位。由于作用力的大小、方向及患者受伤时的体位不同，可形成盂下脱位或喙突下脱位。肩关节前脱位的诊断比较容易，从外观上，患部失去了原有的圆隆外形，表现为方肩，用手触摸肩峰下部有明显的空虚感，并且可在肩关节前下方触摸到脱出的肱骨头，患肢手不能摸到健侧肩，即所谓杜加斯征阳性，另外还有几个特殊阳性体征，如直尺试验阳性；卡拉威试验阳性；布瑞安征阳性；肩三角消失；患肩呈明显的弹性固定等。这里介绍一种简单的治疗肩关节脱位的手法——沉肘法。

适应证：①新鲜肩关节前脱位；②陈旧性肩关节前脱位（42 天之内）；③习惯性肩关节脱位。

方法：如系新鲜前脱位或习惯性肩关节脱位，可不必用助手，以右肩关节脱位为例：令患者坐在椅子上或床边均可，嘱患者用左手扳握住坐下的椅子边或床边，作为与术者施行手法时的对抗，术者成右弓步，站于患者前右侧，先用右手腕部扣缠住伤肘的肘部，在伤肢屈肘 90° 左右的位置上，先与病人谈话，或让病人咳嗽三声，以转移病人对自己肩部的注意力和紧张情绪，在病人不注意时，骤然用力迅速向下拉压，听到或感到骨滑动时，即已复位。如患者肌力强大或为陈旧性肩关节脱位，则需一助手协助固定患者躯干，助手可用双臂自患肩下抱住病人作为固定，尤其是陈旧性脱位已 20～42 天者，需先将伤肢用内收、外展、上举、环转回旋等手法，解脱肩关节周围软组织的粘连，然后再如上法进行整复。

肩关节脱位，多数为盂下脱位或喙突下脱位，脱位后前下方关节囊撕裂，肱骨头卡在喙突下或关节盂下方，加上周围关节囊、肌肉等软组织的收缩，形成了比较"牢固"的弹性固定，只要克服这种弹性固定，肱骨头在周围软组织收缩力的作用下，即可自动沿着"来路"滑回到关节盂内，而达到复位之目的。手法治疗肩关节前脱位，即是根据这一原理所设计，这种方法第一个特点是用术者的手腕部直接向下垂压拉患肢的肘部，从而克服肩关节周围软组织的收缩力（弹性固定），同时将卡在喙突下或关节盂下的肱骨头解脱，与此同时，机体自身关节周围软组织的收缩，将肱骨头沿"来路"拉回关节盂，它的优点在于复位时副损伤极小。第二个特点是医疗心理学，用与病人谈话或嘱其大声咳嗽，转移病人的注意力并缓解其紧张情绪，这样在病人没有准备的情况下突然复位，减少了复位时因病人的精神高度紧张和疼痛所带来的肩关节周围软组织收缩，从而在一定程度上减轻了复位时的阻力困难，诚所谓："上不与接骨同，全凭手法及身功，宜轻宜重为高手，兼吓兼骗是上工，法使骤然人不觉，患如知也骨也拢"（清·胡延光《伤科汇纂》）。第三个特点就是手法简单易行，容易掌握。

（夏静华，朱志.1986.沉肘法治疗肩关节前脱位［J］.中医药信息，（4）：21-22.）

小儿髋关节假性脱位小议

黑龙江中医学院附属医院　樊春洲

三十年前的一天，黑龙江日报刊出"难忘的一件事"，摘要如下：某日我下班回家，未见小儿在门前小树下等我，疑其病，疾步入堂。闻儿哭声，见卧床不能走，乃问其母，答说昨日曾与小朋友玩闹，今晨起右胯痛，不敢走，已去三处医院诊治，摄X线片说无病，回家后疼不愈。我当即携儿走四大医院看夜诊，诊断如旧。一夜不眠。翌日，与其母携儿至樊春洲整骨所。室小而设备简单。医诊查后令患儿卧床，妻以脚触我示意勿诊，医觉之随说："小病，勿惊。"乃以一手握踝，一手扶膝，屈其胯，顺势外旋。仅瞬息之时，手法已毕。医令患儿自起。其母说："腿痛，不能动"，话语间，患儿已起，步履如常。喜甚。当晚下班又见小儿立门前树下等我，见我归展双臂飞奔过来，当我用双手举起这仅四岁的爱儿时，不禁感慨地想到：小诊所治大病，着手立愈，给患者及家属解决多大的苦痛！该文见报后，胯痛者盈门。

本病是小儿常见的胯部软组织损伤，有许多病名，如胯捻伤、扭伤、挫伤等，这是从病因上命名的；急性滑膜炎、滑膜嵌顿、髋臼错缝，这是从病理变化上提的；关节半脱位是从症状上提的。但是从解剖四例小儿尸体后的观察与X线片的证实，其既不是关节脱位，又不能出现关节半脱位，故而以"假"名之。假者，非真之谓也，以示髋关节没有脱位之意，但是本病有脱位的类似症状，因而采用髋关节脱位手法治疗，能立即恢复其功能。小儿髋关节软组织损伤后均出现胯部疼痛，屈曲功能障碍，下肢一长一短，骨盆倾斜，走路跛行，腹股沟压痛等临床症状。治疗方法如上所述。该病本属轻伤，新伤者手到病除。若治不及时，运用手法虽能治疗，但复发率较高，且恢复也较慢，需卧床休息，长至数日。

（夏洪生.1988.北方医话［M］.北京：北京科学技术出版社：699-700.）

腰肌扭伤手法之选择

黑龙江中医学院附属医院　樊春洲

腰肌扭伤，是属常见病和多发病。采用手法治疗确有手到病除的效果，因此患者常能"抬进来，走出去"。不过，手法要用之得当，否则会有相反的结果。腰肌扭伤症状典型，诊断容易，多因扭、闪、搬、抬动作用力失调而引起。突然腰痛如折，立即不能俯仰转侧。检查时可有一侧或双侧腰肌压痛，活动受限，肌肉紧张。

治疗手法可根据腰前屈痛重还是后伸痛重来选择。如后伸时单侧腰痛者，令其侧卧，患侧在上，医生立于背后，一手拇指压在患侧腰部最痛处，同时以髋部抵住患者臀部，另手拉患肢踝部向后伸，反复操作 2～3 次，即可立效。如不宜用此法者，改用双手拇指压在腰肌痛处，用力由轻到重，同时令病人深呼吸或咳嗽，从而起到牵伸筋肉的作用，反复 3～5 次可愈。若为双侧疼痛者，可按前法双侧分别治疗。

如前屈时腰痛，令患者坐于凳上，医生立于其后，用双手拢其腰向后突然拉之，一次即愈，亦可令患者蹲下用双手抱膝，医者用两手分别按患者双肩向下按之，二三次可愈。若为陈旧性损伤，要多次运用手法，并佐以药物治疗。

（夏洪生.1988. 北方医话［M］. 北京：北京科学技术出版社：704-705.）

血府逐瘀汤是治疗肋软骨炎妙方

佳木斯市中医医院　翟俭

近年来观察，肋软骨炎并非罕见病，好发于青年，且女性略多。主要表现为肋软骨增粗，伴有疼痛。到目前为止，对其病因尚未查清，临床观察多数病人有流感或其他病毒感染史，因此有人认为病毒感染可能是肋软骨炎的病因。治疗上又无有效的方法。在祖国医学中尚未查到此类疾病，但从病理机制来看，属于祖国医学中血瘀的范围，胸壁 2～5 肋软骨处气血凝滞，瘀阻皮肤肌肉骨骼，引起局部疼痛、肿胀的证候。其病机是瘀血久阻，脉络失和，寒湿外邪乘虚侵袭，以致寒凝络阻，疼痛经久不愈。因而拟定的治疗大法是活血化瘀、益气养血、温经散寒。笔者选用《医林改错》的血府逐瘀汤治疗此病，收到了意外可喜的疗效。

众所周知，血府逐瘀汤所治诸证均属胸中瘀血所致的病症，临床实践证实其对胸壁瘀血之证亦有很好疗效。而我们采用方中的桃仁、红花、赤芍、当归、生地黄来行气消瘀，凉血养血；川芎行气活血，辅以柴胡、枳壳来疏肝行气、开胸散结，桔梗引药上行并协同柴胡、川芎升阳散郁；牛膝引瘀血下行；用甘草调和诸药。因此说血府逐瘀汤是治疗肋软骨炎的妙方。

（李国清，徐阳孙.1987. 龙江医话医论集［M］. 哈尔滨：黑龙江人民出版社：153-154.）

奇

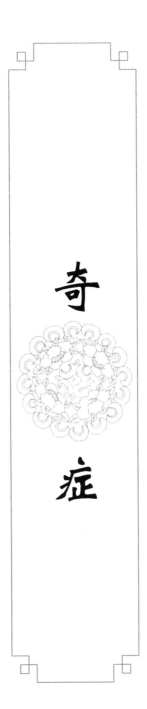

症

奇 症 拾 零

齐齐哈尔市中医医院　陈景河

　　症之奇者，形形色色，业医终生，亦难尽见。清人沈源辑《奇症汇》，搜罗繁富，足资参考。然推沈氏命意，在"奇"而不在"症"，遂有"额角瘤中藏棋子"、"割破其疮有黄雀飞鸣而去"等不经之谈，非巫非医，妄言妄听，反滋眩惑。窃谓治奇症，须于"症"字着眼，依辨证施治原则而寻理、选方、用药，纵然奇、纵然怪，常可获效。

　　啼泣症，仅见于女性。新中国成立前，妇人从人不专主，常受打骂，哭泣入睡，因而罹此疾者不甚罕见。症状为恸哭后，时而抽噎，余悲不止，夜眠往往因抽噎而醒，昼则发作频频不能自禁，本人苦之，他人厌之。余诊之，概从肝郁论治，肝木火炽，反来刑金，肺之志为悲，悲不能胜怒，故抽噎啼泣不已。以《金匮要略》枳实芍药散改为汤剂，枳实、芍药各50 克，水煎服。轻则三剂，重则五剂，无一不愈。

　　单眼暴突症，系一 37 岁女患，半年前突闻其母暴亡，大哭之后，左眼球努出，兼感胀痛。始经某医院诊为甲状腺突眼症，治之反剧；后经省某医院疑为眼球后肿物，又转北京某医院，排除前两种诊断，但未定病名，亦无疗法。患者几经辗转，病势无减，求治于余。诊见其左眼眼裂增宽，眼球明显高突，于侧面观之，可高于右眼 5mm，脉弦缓有力。此乃肝气上逆，目为肝之窍，肝气急，偏攻于上，遂发是症。治以疏肝解郁之法，药用柴胡疏肝汤进退（白芍 40 克，枳实 25 克，柴胡 20 克，川芎 15 克，桔梗 10 克，赭石 15 克，青皮 20 克，大黄 2 克，龙胆草 10 克，青葙子 15 克，菊花 15 克等），服药半年，患者左眼恢复正常。

　　一中年女子患交接头痛已七年之久。自花烛之夜起，每房事后即头痛，须过四五日始止。因性欲颇旺，故患者头痛经年累月，无一日少宁。初时尚轻，日久渐重，百治无效。诊见其面容华好，绝无病态，询得其烦躁易怒，月事正常，已生二胎；脉弦缓有力。此乃系情感激动、血气上冲所致，仿柴胡加龙骨牡蛎汤方义（柴胡 20 克，龙骨 20 克，牡蛎 20 克，大黄 5克，川芎 40 克，生地 30 克，赭石 35 克，半夏 10 克，水煎服）治之，三剂后头痛即止，房事后亦无所苦。嘱其守服一个月，以防复发。彼谓已愈辍服，三月后果然复发，仍服前方三剂而止。患者续服二十剂，随访十年，从未复发。

　　以上数例，以"奇症"概之，似无不妥。一得之愚，以备博采。

（夏洪生. 1988. 北方医话［M］. 北京：北京科学技术出版社：265-266.）

针

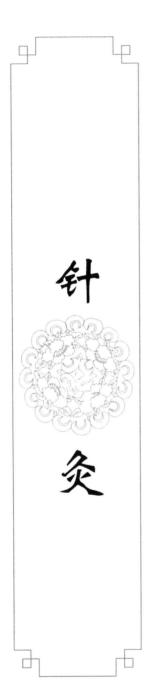

灸

针刺治疗颤证心得

黑龙江中医药大学附属第二医院　孙申田

贾某，女，72 岁。2012 年 6 月 4 日上午向吾求医就诊，吾问其有何不适？答之：右上肢颤动 10 余年，求治于数家医院，以针灸、中药治之，皆疗效不显，遂求治于吾。余见其双上肢震颤，右侧为著，书写不能，指鼻不稳，形体消瘦，溲略频数，入夜尤甚，大便尚可，眠差易醒，舌淡，苔白，脉虚弦略缓，影像学检查颅脑未见明显异常。四诊合参，证属肝肾亏虚、肝风内动。治以补益肝肾、镇肝息风之法。穴取：舞蹈震颤区、宁神区、风池（双）、曲池（双）、手三里（双）、外关（双）、合谷（双）、三阴交（双）、太冲（双）、太溪（双）。舞蹈震颤区施以经颅重复针刺手法，行针三分钟，余穴通以电针，留针三十分钟。经治两周后，观其右手震颤频率和幅度皆较前好转，指鼻变稳，患者自述疗效甚佳。继以针刺治疗两周后，诸症明显缓解，遂嘱其坚持治疗，一周针刺一至两次即可。针刺半年余，悉症皆痊。

《素问·至真要大论》云："诸风掉眩，皆属于肝。"《证治准绳》亦云："摇也……筋脉约束不住，而莫能任持，风之象也。"震颤类疾病多与肝风内动有关。该患者因年迈肝肾亏虚、气血乏源以致筋脉失养、虚风内动而发为颤证，治当补益肝肾、息风止颤。穴取三阴交、太冲、太溪、风池以补益肝肾、镇肝息风；取曲池、手三里、外关、合谷以舒筋活络、疏通气血。"五脏六腑之经气，皆上注于头"，头乃诸经汇聚之所，故针刺头部舞蹈震颤区且施以经颅重复针刺法以调控大脑功能，改善机体随意运动。《灵枢·本神》云"凡刺之法，先必本于神"，疗疾当以调神为要，针刺宁神区以安神止颤，神安则病减，神安则颤亦减也，诸穴配伍则神安颤止。

针灸治疗肩痹验案

黑龙江中医药大学附属第二医院　孙申田　王玉琳

2011 年 4 月 21 日上午，百米诊室拥挤不堪，吾见一妇人：举臂抬肩不能梳头，屈肘带裤肩痛似拔。吾帮其抬起上臂，妇人惊呼痛甚。余观其大体，此乃肩关节活动受限也。中医谓之肩痹也，今医乃称肩周炎。详询病情，方知老妇人肩痛已年余，曾针刺加电疗肩三针、曲池、合谷、手三里，甚或按摩拔罐，均未见疗效。吾细查其痛处，断邪气着于阳明、少阳、太阴三经也；选穴：迎香（对侧）、丝竹空、鱼际、后溪、阿是穴。告知学生：拿针来！运气、垂腕、屈指，气与力合，力随气发。针已入穴道，问患者：痛否？老妇人笑道：好针法，与往之差矣。运针以得气酸麻至病处，吾告知：病已瘥。妇人不信，嘱其活动肩关节，真乃不痛也！

肩痹依据经络辨证分为手阳明型、手太阳型、手少阳型、手太阴型及混合型 5 种证型。本病根据经络辨证，运用循经选穴，辨病属于手阳明、少阳、太阴经病，以"病在上者，取之于下；病在下者，取之于上"为原则，首尾取穴，选择迎香、丝竹空、鱼际，配合运动针法可起到即刻的效果。局部配合应用《内经》"五刺法"之中的"合谷刺"，这是在《灵枢·官针》中记载，应用于治疗"肌痹"的一种古代针法，即在患病局部疼痛处向左、右、后外方斜刺，用挑刺法，直接针在肌肉部分，以达到疏通局部经脉的作用，使局部粘连处得以松解，促病速愈。余业医多年，深深体会到：平时如能正确辨证论治、循经选穴，才能方寸不乱，取效过半。

针灸治疗面瘫验案

黑龙江中医药大学附属第二医院 孙申田

2012 年 10 月 27 日，余在乡下医疗时遇见一男子，此人口角向右歪斜、左眼闭合不全。余嘱其皱眉、努嘴、鼓气，见男子鼻唇沟边平坦，口角右歪，鼓起漏气，左眼闭合不全，左侧额纹消失，左鼻唇沟变浅，左侧耳垂前后无压痛。详询病情，方知患者口角向右歪斜、左眼闭合不全 3 日余，缘患者一周前面部吹风，晨起时发现口角右歪，左眼闭合不全，进食流质或饮水无漏出。吾观其舌脉，男子舌淡暗，苔薄白，脉细。余辨证论治，诊为面瘫，属风寒外侵、脉络阻滞。针刺百会配以面瘫侧（左侧）局部穴位：完骨、颊车、下关、地仓、迎香、四白、攒竹、阳白、太阳、合谷。手法：百会穴应用"经颅重复针刺法"；点按患侧翳风穴 3 分钟；艾灸颊车与地仓穴，每次 15 分钟，一天两次；迎香与地仓、四白与攒竹穴应用电针断续波提拉法，其他穴位得气为度。不出半月，男子有明显好转。

周围性面瘫按照发病时间长短可分为急性期、缓解期和后遗症期，此男子发病 3 日，属面瘫急性期。在治疗时，要注重中医辨证针对证候和病机灵活变化取穴，忌"一法到底"，同时参考面神经分支走行和大脑皮质面部代表区的功能定位进行针刺治疗。百会为诸穴之首，针刺该穴贯穿面瘫治疗的每个分期。《针灸甲乙经》云："百会，三阳五会。"其居于巅顶，是一身之阳气汇聚之所。《素问·太阴阳明论》云："犯贼风虚邪者，阳受之。"此男子面瘫初起于风邪袭络，风易袭阳，故选百会有两种作用，一是扶正祛邪，升清阳，调元神；二是在针刺百会后，用经颅重复针刺法使针感作用于大脑皮质，可兴奋大脑神经元，促进周围神经的修复。艾灸具有扶正祛邪、温经通络的作用，取古代医家"灸地仓、颊车穴，正口喎而立愈"之说。面部其余穴位选择的都是面神经分布部位，都和面神经损伤分布有关。

语言謇涩针刺治验小议

黑龙江中医学院附属医院 崔尚志

王某，男，57 岁，干部，自 1982 年 6 月初起，无任何诱因自觉讲话费力，并逐渐发展到讲话语言謇涩，但无结巴。曾到几处西医院诊治，排除喉部声带器质性病变及癔症性语言障碍。饮食、工作如常。于 1986 年 5 月 25 日来诊。该患神志清晰，反应敏捷，体态适中，喉部声带检查无异常所见。舌淡红，苔白略腻。脉弦滑。治疗：点刺金津、玉液穴。配廉泉穴，直刺约 2 寸，至喉部有痒感为止，中等刺激留针 20 分钟。连续治疗三次后，患者自觉咽喉部较未针刺治疗前轻松，讲话亦稍流利，以后隔日一次取以上同样穴位治疗，针刺 15 天后，除讲话速度较正常人略慢外，语言謇涩一症完全消失，说话时亦无费力感觉。

　　咽喉为十二经脉循行之要冲，《素问·阴阳别论》说："一阴一阳结谓之喉痹。"笔者认为语言謇涩一症当属喉痹范畴，其病机为循行交会于咽喉部的经脉之气郁结，不相顺接所致。本着"菀陈则除之"的治疗原则，点刺金津、玉液泻其郁结之浊气，留针廉泉振奋其清气。使之阴阳经脉之气交会贯通，其症得愈。

　　（崔尚志.1988.针刺治愈语言謇涩一例［Ｊ］.中医药学报，（2）：35.）

鼻炎的自我指针疗法

黑龙江中医学院附属医院　赵振国

　　指针疗法是祖国医药学遗产之一，所谓指针疗法即是以指代针，在人体的一定穴位或部位上，运用一定的手法而达到诊疗疾病的目的。这一传统的疗法安全可靠，简便易行，男女老少，体质强弱均可接受此种治疗。既不需要任何器械，又不需要药物，选择适应证就可以应用，由于指针疗法多采用拇指及中指点刺，故又称"指尖点刺法"。在临床实践中医治多种疾病，获得了满意效果，尤其是治疗鼻炎，效果卓著。

　　"自我指针疗法"就是病员用自己的手指进行自我诊疗。自我指针治疗鼻炎的穴位有四个主穴，分两组交替使用。一组是鼻通穴、合谷穴；二组是迎香穴、少商穴。鼻通穴为局部取穴，以疏通鼻窍；合谷穴为手阳明大肠经穴，肺与大肠相表里，因此取合谷穴为远端取穴，二穴远近相配，可达宣肺开窍以通鼻塞之效。迎香穴为手阳明经腧穴，位于鼻旁，有开鼻窍的作用，少商穴为手太阴肺经井穴，肺开窍于鼻，治肺即治鼻。迎香与少商穴相配，可活血通络、宣肺利气而通鼻窍，故均可治鼻塞不通诸症。

　　运用自我指针疗法治疗鼻炎，有很多优点：其一是方法简便易行；其二是疗效确切；其三是可由患者自行治疗而减轻了医院的压力；其四是节省了病人就诊的时间。

　　（李国清，徐阳孙.1987.龙江医话医论集［Ｍ］.哈尔滨：黑龙江人民出版社：229.）

论痿证的治疗

黑龙江中医学院附属医院　戴铁城

　　痿证在临床上是一种常见而难治之疾。引起本病的原因很多，因此给治疗上带来很多困难。我遇到一例痿证病人，属于现代医学重症肌无力，采用针灸配合中药治疗，收到满意效果。

　　黎某，男，1981年初发现左眼睑下垂，继之右眼睑下垂，咀嚼无力，吞咽困难，双上肢无力。经北京医院诊断为重症肌无力，用西药治疗基本痊愈。84年初因劳累复发，遂来求治于中医。我采用针刺双侧风池、太阳、阳白、攒竹、合谷、曲池、足三里等穴，针用补法或平补平泻法，每日一次，留针30分钟，加灸关元、气海穴，每穴各灸七壮，日灸一次，方用清燥救肺汤加减配合补中益气丸和人参归脾丸，共治疗两个月，诸症明显改善，基本痊愈出院。

历代医家对痿证有较详细的论述。把痿证分为虚、实两大类。凡起病急，发展较快者，属于肺热伤津，或湿热浸淫，多属于实证。病史较久，发展缓慢，以脾胃虚弱或肝肾亏虚为主者，多属于虚证。本例发病较久，病人面色萎黄，肢体倦怠无力，吞咽困难，眼睑下垂，舌淡苔黄而干，脉细弱，均属脾胃亏虚之证。脾为后天之本、生化之源，脾虚不能统摄水谷而充润四肢，故出现诸症，治以润肺增液、健脾益气之法，方以清燥救肺汤配补中益气丸和人参归脾丸，同时针刺手足阳明经穴和灸关元、气海穴固本扶正而病除。

（李国清，徐阳孙.1987. 龙江医话医论集［M］.哈尔滨：黑龙江人民出版社：234-235.）

针灸治疗急症

鹤岗市第二人民医院　于荣

吾常用针灸治疗急症，具有既简便又经济且收效快、疗效可靠的优点。

1957 年 8 月，一王姓老翁，于夜间骤然吐泻发作，腹绞痛，瞬间昏不知人，家人呼之不应，肢凉、脉沉微，眼窝下陷，气息微弱，面色苍白。辨病：霍乱。治疗：十宣放血，针人中，复苏。针双侧足三里（＋），中脘（＋），下脘（＋），双侧天枢（＋），留针一袋烟许，其疾如失，只感周身无力，嘱其膳食稀稠，忌食生冷、辛辣油腻等不易消化食物。

呕吐、泄泻之急，乃由肠胃积热所致，胃气有升无降则呕；积热于肠而旁流致泻，治以十宣放血以泻其急，再针阳明经穴，以流通其胃肠而取捷效。

（李国清，徐阳孙.1987. 龙江医话医论集［M］.哈尔滨：黑龙江人民出版社：237.）

浅谈养子时刻注穴法

佳木斯中医学校　李绍普

本法源于《内经》，成熟于金代，盛行于金元时期。养子时刻注穴法是根据井、荥、输、原、经、合六十六穴出、溜、注、行、入的气血流注盛衰开阖的规律，按时按刻取穴的一种时间针法，它以时干为主，推算每个时辰（2 小时）内井荥输经合的开穴，平均 24 分钟开一穴，一日能开 60 穴，加上阳经逢输过原共开 66 穴。因此，本法每日每时均有穴开，补充了纳甲法有闭穴的不足。同时，用本法时若时干相同，则开穴一致（时干互用），易于掌握和运用，均优于纳甲法和纳子法。

本法的开穴以时干为依据，而时干、日干的推算同纳甲法，知道时干后，先开与时干相配属的经脉之井穴，再依"阳时开阳经穴，阴时开阴经穴"、"经生经"、"穴生穴"的原则，依次开本时辰内其他经脉的穴。如甲日辰时应开何穴？按"日干起时歌"，甲己日起甲子、甲日辰时为戊辰时，戊属胃，故开胃经的井穴厉兑（1～24 分钟），再按"穴生穴"的原则，可知其他四穴，即 24～48 分钟时，开大肠经荥穴二间，48～72 分钟时，开膀胱经输穴束骨、过胃原穴冲阳，72～96 分钟时，开胆经经穴阳辅，96～120 分钟时，开小肠经合穴小海。

若时干为本日，日干的前一个干天时，则开纳穴。时干为阳干，开三焦经的五输穴；时干为阴干时，则开心包经的五输穴。如乙日申时的开穴，按"日干起时歌"，乙庚日起丙子，乙日申时为甲申时，甲是本日日干"乙"的前一个天干，故开纳穴，但因甲是阳干则应开三焦经的穴。即 1～24 分钟开三焦经井穴关冲，24～48 分钟开其荥穴液门，48～72 分钟开输穴中渚并过其原穴阳池。72～96 分钟开经穴支沟，96～120 分钟开合穴天井。

壬日、癸日会出现相同的两个天干，则以前一个天干为准开纳穴，如癸日亥时的开穴，按"日干起时歌"，戊癸起壬子，癸日亥时为癸亥，癸日起时从壬子、癸丑、甲寅……到癸亥是第二个癸的天干，故不开纳而开肾经的井穴涌泉（1～24 分钟），依次是开肝经荥穴行间（24～48 分钟），48～72 分钟开心经输穴神门，72～96 分钟开脾经经穴商丘，96～120 分钟开肺经合穴尺泽。余依此类推。

（李国清，徐阳孙.1987. 龙江医话医论集［M］.哈尔滨：黑龙江人民出版社：237-239.）

狂证之妙治

黑龙江中医学院　白凌志

癫狂一证，在临床遇见甚多，多因精神刺激而得。吾在临证，曾遇一农村女社员，长期野外劳动，一天突然狂叫不休，口出秽言，躁动不安，经某医院诊断为"精神分裂症"。用氯丙嗪及其他安神镇静药均无效。求吾往诊，吾采用十三鬼穴（除会阴穴未刺）强刺激不留针，针后患者即安静下来，继则服用一些养心安神成药。第二天，家属反映患者神志恢复，睡眠很好，吾又给针刺一遍，以巩固疗效，事后随访，未见复发。《素问·气厥论》曰："肝移寒于心，狂，隔中。"此患长时间的野外劳动，又是春寒季节，多是先感受寒邪，邪气入肝，由肝传入心，心属火，邪气化火，心不藏神，发为狂证，虽然躁动不安，骂詈不避亲疏，但经过治疗预后良好，同时提示后人狂之发病不单纯是情志为病。

回过头来思索一下十三鬼穴治狂为何这样神效，查阅一下针灸教材，原来它出自《备急千金要方》是治狂要穴，有安神、定志、清热、涤痰开窍的作用。其中水沟、风府、上星属督脉；承浆、会阴属任脉；大陵、劳宫属心包；少商属肺；隐白属脾；申脉属膀胱；颊车属胃；曲池属大肠；舌下缝属经外奇穴；共联系八条经脉，督脉与任脉一个是阳脉之海，一个是阴脉之海，肺与大肠为表里，脾与胃为表里，膀胱与督脉会于风府。所以针刺以上诸穴既有泻阳补阴又有清热泻火涤痰开窍的作用，使邪从表里两经得以消除，不仅治狂如此，而且对惊恐导致的失眠、心悸也有显效。此病从发病到治疗都能在古典医籍上找到答案，这说明古典医籍里的宝藏甚多，需要后人认真挖掘整理，为医疗保健事业做出新贡献。

（李国清，徐阳孙.1987. 龙江医话医论集［M］.哈尔滨：黑龙江人民出版社：65-66.）

针刺治疗焦虑症小议

黑龙江中医药大学附属第一医院 陈英华

2020 年 10 月，余出诊时见一 37 岁女患，来时紧张焦虑、坐卧不安，自述平素烦躁胆怯，入睡困难，甚则彻夜难眠，乏力，病程 5 年有余。家人带其四处求医，诊为"焦虑症"，曾服氟哌噻吨美利曲辛片、地西泮等药疗效不显。观其面色少华，舌红苔黄，脉弦细，《素问·至真要大论》云："谨察阴阳所在而调之，以平为期。"阴阳失调是疾病的基本病机，故采用"和调督任安神"针法。取穴：百会、神庭、宁神三穴（印堂直上 1 寸，目内眦直上平行于该穴两旁各 1 穴）、印堂、膻中、孙氏腹针"腹一区"（剑突下 0.5 寸及其左右旁开 0.5 寸处）、中脘、神门（双）、内关（双）、申脉（双）、照海（双）、太冲（双）。百会、神庭、宁神三穴均向后平刺，行捻转泻法；印堂向下平刺，行捻转泻法；膻中、中脘向下平刺，行捻转补法；孙氏腹针"腹一区"向下平刺，提捏皮肤予捻转补法；神门、内关、申脉、照海、太冲均直刺，得气后申脉行捻转泻法，照海行捻转补法，余穴行平补平泻法。每 10 分钟行针 1 次，每次 1 分钟，留针 30 分钟。一疗程 7 日，针刺 6 日后休息 1 日，1 个疗程后，患者自述焦虑不安情绪减轻，睡眠略改善，遂继续治疗。2 个疗程后，自觉心情开朗，夜间能眠。嘱其继续巩固 1 周，正常工作。

焦虑症属中医学"郁证"范畴，基本病机为脏腑阴阳气血失调，属阳盛阴衰、阴阳失交。治以和调阴阳、安神定志为原则。"和调督任安神"针法从调和督任二脉入手，通过补阴脉之海任脉穴位和泻阳脉之海督脉穴位，且采用捻转补泻法来泻阳补阴，以达"阴平阳秘，精神乃治"。其中百会、神庭、印堂及宁神穴镇静安神、调理髓海，共奏醒脑安神之效。膻中宽胸理气，中脘调和气血，配合孙氏腹针"腹一区"，养心安神、解郁顺气。神门、内关宁心安神，太冲疏肝解郁、调理情志；同时，泻申脉、补照海以调和阴阳，切中病机。本法治疗焦虑症疗效肯定，临诊时还需注重患者的心理治疗，增强其治愈疾病的信心，嘱其参加户外活动，对本病的治疗有帮助。

暴聋针刺治验刍议

黑龙江中医药大学附属第一医院 陈英华

2020 年 11 月，余出诊时见一 49 岁女患，自诉半月前左耳暴聋，平素耳鸣，当地医院诊为暴聋，治疗后效果不显。暴聋多实，详询病情，方知该患平素性急易怒，腰酸，工作压力大，眠差，观其面色晦暗无华，舌红，苔黄，脉弦细。当属肝肾亏虚之象。《医林绳墨·耳》载："肾气虚败则耳聋，肾气不足则耳鸣。"选穴：翳风、听会、听宫、耳门、肾俞、太溪、中渚、侠溪、黄氏"一针听"穴（听宫和听会穴连线的中点），皆为患侧。操作：常规针刺耳门、听宫、听会、翳风、太溪、肾俞、中渚、侠溪。得气后翳风、听会、听宫、耳门行刮柄法，行余穴平补平泻法，每 10 分钟行针 1 分钟。"一针听"针法操作手法：患者坐位，头微向健耳侧倾斜 10°～20°，穴位消毒，采用 0.40mm×70mm 的一次性无菌塑柄针灸针（佳健牌），右手拇食指夹持塑柄，嘱患者张口，先左手拇指按压耳屏前凹陷以定位，后左手拇食指协助右手夹持针体，双手进针，进针向内下方并对准对侧耳垂，成人进针可深至 3 寸，以非常强烈的胀痛为主，得气后保持一定程度的张口，不行针。每次留针 30 分钟，拔针后按压针孔 1 分钟。"一针听"针法 2 次治疗间隔 7 天，1 个周期共 5 次。余日行常规针刺，日 1 次，每次留针 30 分钟，每周 6 次，休息 1 天。首次治疗后，症状即有好转，自觉耳部通透感。治疗 2 周后，左耳听力明显恢复，耳鸣如蝉间断发作。继续治疗 2 周后，听力基本恢复正常，偶有耳鸣，焦虑情绪明显好转。

该患平素肝肾亏虚，情志不畅，肝郁化火，上扰耳络，致耳络气滞血瘀发为此病，故其治则为补益肝肾，通络开窍。"腧穴所在，主治所在"，近部取穴"一针听"、听宫、听会、耳门以求气至病所，聪耳启闭，配手少阳三焦经翳风穴，充分发挥通利耳窍的作用。中渚、侠溪疏导少阳经气，宣通耳窍。肾俞、太溪补肾填精，上荣耳窍。诸穴共奏补益肝肾、通络开窍之效。余行医多年，体会到：平时如能正确领悟经旨，则临证取效过半。

针 到 便 解

哈尔滨市中医医院　黄鹏展

李患，女，52 岁，工人。患者习惯性便秘 5 年余。曾先后因便秘手术治疗 2 次，但便秘症状无改善。就诊时患者每 5～6 日排解大便一次，便干呈球形，排便时耗全身之力用力努挣，周身汗出，仍排便困难，便而不畅。病患精神疲惫，面色无华，悲忧善哭，头晕心悸，少眠乏力，胸闷胁胀，舌淡暗，苔厚白，脉弦细弱，为气虚、血虚兼气滞血瘀之征象。治疗取穴天枢（双）、大横（双）、支沟（双）、上巨虚（双）、膻中、中脘、气海、水道（左）、归来（左）、肝俞（双）、脾俞（双）、胃俞（双）、大肠俞（双）、合谷（双）、足三里（双）、照海（双）、太冲（双）。针后当日及次日均有大便排出，惟量不多，便质尚硬，治疗 10 日后，可每日解大便 1 次，便质软，成形，排便时不需用力努挣，无汗出，头晕乏力、心悸少眠症状减轻，无悲忧善哭。

便秘病因各殊，总由大肠传导功能失调而成，又常与脾、胃、肝、肾、大肠等脏腑相关。临床分证虽复杂，但不外乎虚实两类。本案结合症舌脉象，考虑为久病术后，气血两亏，又因久病不愈，情志不畅致气机郁滞，证属虚秘兼气滞。气虚大肠传导无力，血虚肠道失于濡润，治疗方法为益气养血、通腑润肠。取足阳明胃经、足太阴脾经治疗，辅以任脉及背俞穴。足阳明胃经天枢穴亦为大肠经之募穴，大肠俞为大肠经之背俞穴，配大肠经下合穴上巨虚，三穴共襄可通调大肠腑气，腑气通则大肠传导功能复常；支沟宣通三焦气机；照海滋阴，取之可增液行舟；脾俞、胃俞为脾胃脏腑之气所注之处，可扶助中气使脾胃气旺，气海、膻中属任脉，可调补一身之元气，此为虚秘治本之法。取腑会中脘降腑气；肝气郁滞，泻太冲以疏肝气；水道、归来为脾胃经络所过，可调整脾胃、宣通三焦气机，疏通大肠腑气，使便结自解。

针 行 痛 止

哈尔滨市中医医院　黄鹏展

刘患，女，51岁，干部。患带状疱疹后遗神经痛5个月。病变部位在左侧下腹部至左侧大腿前外侧区，包括左侧腹股沟。该患初期住院治疗3周，予抗病毒、营养神经，配合局部刺血、火针、拔罐、毫针治疗。出院后间断门诊行火针、拔罐、毫针治疗，但患者仍觉病患部持续刀割样、烧灼样疼痛。至我所就诊时症见精神颓废、面色少华、情绪焦躁，服止痛药患者疼痛不减，夜不能寐、日不能行，痛不欲生。舌暗红，边有齿痕，苔薄黄，脉弦滑。查：病变处无疱疹，可见散在米粒大小褐色皮损及火针治疗痕迹。处方：阿是穴及相应夹脊穴，足三里（双）、阴陵泉（双）、血海（双）、太冲（双）。操作方法：局部阿是穴采用围刺法，沿皮斜刺或平刺；夹脊穴向脊柱方向斜刺，以得气为度。每日一次，每次30分钟。此法治疗3日后，患者自觉疼痛明显减轻，可以耐受，且夜间可以正常睡眠。治疗1周后，患者可以正常行走、正常开车到医院诊疗及上下班。

本案系蛇丹愈后痛，由肝失疏泄、脾失健运、湿毒阻遏经络，气血瘀滞不通而发病。《临证指南医案》中记载："盖久痛必入于络，络中气血虚实寒热，稍有留邪，皆能致痛。"该证虚实夹杂，治当扶正祛邪。方中局部取阿是穴围刺，旨在疏通患处经络、调和患处气血，祛邪化瘀止痛。夹脊穴附近有相应的脊神经分支，针刺夹脊穴可以阻滞痛觉纤维传导，直捣病邪所留之处，《内经》云："治病者，先刺其病所从生者也"，而夹脊穴亦位于督脉与足太阳经之间，可调节两经乃至全身之阳气，故既可扶正又可祛邪。腰腹腿部为足阳明、足太阴经所居，循经取血海、足三里、阴陵泉、三阴交可行气活血、清热利湿，使气行血行，经络疏通。故此处方可标本兼治，扶正祛邪，共奏祛瘀止痛、行气活血、疏通经络，达通则不痛之效。

针 解 郁 结

黑龙江中医药大学附属第二医院　宋春华

2017年，余诊一男患。初入诊室，表情淡漠，沉默寡言，双目无神。以症询之，寥寥几语便缄口不言，只言："素闻针刺可愈吾病，今来一试。"便嘱其择床而卧，以待针刺。其择床之最内，随即以帘遮蔽。余思：此当为病至则恶人与火，独闭户塞牖而处之，乃《灵枢》所言足阳明之病也。且其舌淡暗，脉沉滑，皆为火不生土之阴证。速取丰隆（双）、内庭（双）、内关（双）、膻中、印堂、巨阙、宁神、神门（双）、三阴交（双）、太冲（双）以刺之，留针30分钟，待患起身，言："心中似有郁结渐开。"嘱其每日针刺，连续3周为一疗程，且每日有氧运动至少1小时以配合。一疗程后，闻其言语渐多，观其面始见笑意，自言忆起诸多往事，嘱其停针1周再诊，坚持有氧运动；两个疗程后，有倾诉之欲，言其往事，自18岁考场失利而成此态，日日恍惚，至今已近40载，事业婚育虽为人美，但自觉如梦，未感其美，多年浑噩，竟未寻死，实乃大幸。三个疗程后，头脑清明，双目有神，喜怒哀乐如常，常有爽朗笑声。

郁证多以肝木之郁结而论，然此患虽有肝郁，实乃心火不下生中土而反致其郁也。故取丰隆、内庭以解中土之结，壮阳明之气；取内关、膻中以潜相火；取印堂、巨阙、宁神、神门以降君火而安神；取三阴交、太冲以疏泄肝气。火降生土，阳明气足，神明自然畅清。余感为医不可拘泥一处，当法道之一生二，本于经而活于法。

切割除顽痛

黑龙江中医药大学附属第二医院　宋春华

2018 年，一友人言一亲友偏头痛 40 余载，问余可有解法。余请其亲友至，自述此疾二七而发，始间隔而发，后愈发频繁，终致延绵之痛。多年访医，迹遍全国，仍不得解。细勘其痛处以少阳为主，甚则可发至阳明、太阳。然众前医针药皆以少阳为纲，且不乏善刺法者。思经文"粗守形，上守神"之言，见其喜皱眉而印堂聚，嘱其放松印堂仍有皱纹，深感其神伤矣。其舌暗苔白，脉弦细涩，皆象木郁火收，神不能出也。当即取宁神穴以柳叶刀割皮，血管钳循按之。刀至而痛已半，再以血管钳逆经循按，则痛没七成有余，患大喜。隔周再行此法，痛已病愈，至今时有联系，未言头疾再发。

疗偏头痛之法，多宗少阳。然此患病久，郁结已入神明，理应守神而为之，故独取自拟之宁神穴，法以柳叶刀因其郁结久，须重泻也。宁神穴在少府之上 0.5 寸，两节之间，为笔者经验所集。其法刀割前当慎消毒，行麻醉，割皮 0.5～1cm，血管钳沿经循按，行迎随补泻之法，后当防感染，隔周一行方可。经此一患，余感守神之重，经言之精，素日揣摩，临证方可灵活而用，现代之器亦可为中医之器。

针刺治疗不寐心法

黑龙江中医药大学附属第一医院　刘勇

2020 年夏，余出诊时遇一七旬男性，一个月前因观影后入戏甚深，昼思夜想，遂不能寐，或偶可短寐即醒，服用地西泮亦不能效，不思饮食，常心悸、怔忡及倦怠乏力。余望其面色少华，精神不振，目光乏神，双目少动，舌质淡，苔薄白，稍腻有齿痕。诊之六脉弦细，而左寸更弱。细斟本证，此由思虑过度，劳伤心脾，耗血伤神，使心血亏耗，心神失养，又影响脾胃生化气血，致脾气亦虚，运化无力，水湿内停，形成心脾两虚证。治宜补益心脾，养心安神。余即取百会、安眠（双）、内关（双）、神门（双）、三阴交（双）、隐白（双）、照海（双）、申脉（双）刺之，予补申脉、泻照海，其余诸穴采用平补平泻法。针刺毕，患者于诊室入眠，遂继续针 1 周而愈。

《灵枢·邪客》载："夫邪气之客人也，或令人目不瞑，不卧出者，何气使然？……今厥气客于五脏六腑，则卫气独卫其外，行于阳，不得入于阴。行于阳则阳气盛，阳气盛则阳跷陷；不得入于阴，阴虚，故目不瞑。"清代《冯氏锦囊秘录·卷十二》亦提出："壮年肾阴强盛，则睡沉熟而长，老年阴气衰弱，则睡轻微而短知"。《灵枢·寒热病》曰："阴阳相交，阳入阴，阴出阳，交于目锐眦。阳气盛则瞋目，阴气盛则瞑目。"脑为元神之府，于巅顶取督脉百会穴镇静安神，舒脑安眠；效穴安眠取之以治不寐；内关穴调神志，理气机，主宁心定悸、安眠。心主神明，控制人之寤寐，取其原穴神门以宁心安神；三阴交为交会穴，能和调与不寐密切相关的肝、脾、肾三脏；观其苔腻，加用脾之井穴隐白，激发脾经经气，促进其经气运行变化以消除水湿，可消除心胸烦闷而宁神；跷脉主寤寐，司眼睑开阖，照海通阴跷脉，申脉通阳跷脉，两穴同用可和调阴、阳跷脉以安神，神宁意定则安然入眠。余从医多年，深深体会到：平时如能正确领悟经旨，临证时才能方寸不乱，事半功倍。

针刺治疗不寐一得

黑龙江中医药大学附属第一医院　刘勇

2021年初秋，一中年男性求诊，其平素操劳忧虑，心神交瘁，久之酿成不寐，往往终宵不能合目。入夏以来，生活困扰，遂致不寐变本加厉，历经医治罔效，至今已达三夜未入睡，头脑懵懵，心烦头重，胸闷脘痞，食不知味，口苦泛恶，躁扰不宁。余望其面色暗黄而神采飞扬，谈笑自若，双目隐现红血丝，舌质红，苔黄腻，脉两关弦滑。细斟本证，患者思虑郁结日久，忧思伤脾，脾失健运，积湿生痰，蕴而化热，一派脾虚痰热之虚实夹杂证候，治宜清热化痰，健脾调神，即取百会、四神聪、安眠（双）、内关（双）、神门（双）、中脘、丰隆（双）、太冲（双）、太溪（双）、内庭（双）针刺，太冲、内庭针用泻法，余穴用平补平泻法。当晚患者安然入眠，继针3天不寐好转，因出差而停针。后此半个月，复来求治，言旬日来又苦不寐，但不若前次之甚，舌红苔薄黄，两关弦长，依然实证也，因有头痛目赤、胁胀等肝火上炎之征象，正如柯韵伯所云："肝火旺，则上走空窍，不得睡。"治宜清肝泻热，镇静安眠。余取百会、安眠、内关、神门、三阴交、行间、太冲、太溪。针1周后，夜眠全安，肝火上炎征象亦除。

《景岳全书·不寐》云："劳倦、思虑太过者，必致血液耗亡，神魂无主，所以不眠。"《古今医统大全·不寐候》载："痰火扰心，心神不宁，思虑过伤，火炽痰郁，而致不寐者多矣。有肾水不足，真阴不升而心阳独亢，亦不得眠。有脾倦火郁，夜卧遂不疏散，每至五更随气上升而发躁，便不成寐，此宜快脾发郁，清痰抑火之法也。"取穴百会、四神聪配伍安眠以镇静安神，调神益智；心为五脏六腑之大主，取心经原穴神门、心包经络穴内关以宁心安神，益气养心；三阴交濡养肝、脾、肾三脏；中脘、丰隆健脾养胃，清热豁痰；内庭清化痰热；行间、太冲清肝泻热；太溪既可滋阴降火、补益肾精，又可平肝潜阳而助眠。

回归经典，火针神速

鸡西市中医医院　董玉臣

2018年，余好友姜某，男，55岁。因双手各有多处白斑（大者如指甲，小者如豆粒儿）数月来医院询问余，诊为白癜风。察其形体壮实，语声有力，脉右寸浮，乃金气有余。遂以毫针刺双尺泽，用泻法，毫火针点刺双手病变局部，每10日一次，每次针后皮肤颜色均有加深，6次痊愈。

白癜风别名白驳风，是一种难治性皮肤病。发于皮肤，肺主皮，属金，该患诊为金气有余。实则泻其子，故取肺经尺泽（合穴，五行属水），用泻法。火克金，火针性温，亦属火，以毫火针点刺局部而愈速矣。笔者认为《灵枢》虽然被叫作"针经"，但后世医家依据《灵枢》下针的实在很少，而更多地从阴阳上来考虑用针，从而直接跳过了五行针法，这样就间接地失去了《灵枢》指导用针的本意。我们现行的针法，多是经验取穴法，多依据元、明之后的针灸歌赋来用针，真正的古法针灸技术却失传了，经典指导用针的过程，就是要回归到针灸的源头上去，即回归到《灵枢》、《素问》，以经典的思维方式来思索如何下针，才是我们应该考虑和总结的。

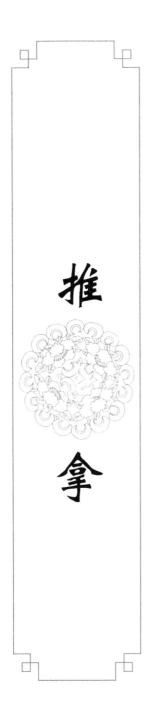

推

拿

"手法"在伤科治疗中的应用价值

黑龙江中医学院附属医院　樊春洲

"手法"简而言之，就是手的技巧。采用手法治伤历史悠久，是伤科治疗方法中的精华所在，也是历代伤科工作者的经验结晶。故清代钱秀昌在《伤科补要》中说："夫手法者，谓以两手按置所伤之筋骨使仍复于旧也……其痊可之迟速，或遗留残疾与否，皆关乎手法之所施得宜或失其所宜，或未尽其法也。"

吾认为要想发挥手法的应有作用，需具备以下四个方面：

首先需诊断明确。诊断是治病之本，没有正确诊断，就不会有正确的治疗，《伤科补要》中载："故必素知其体相，识其部位，一旦临证，机触于外，巧生于内，手随心转，法从手出……。"说明了必须平时熟练掌握人体正常解剖，认识到损伤的具体部位和变化情况，才能得心应手地施展"手"的技巧，从而达病处以至痊愈。

其次是适应证的选择。其一从病因中选择适应证：对于直接外力而致伤者，除部分骨折、脱位外，均不适合手法治疗；对于间接外力致伤者，多属手法治疗适应证。其二从损伤部位中选择适应证：除骨折与脱臼外，在四肢应着重关节与腱止部位；在躯干应着重椎小关节和腰、背肌部位。其三从症状中选择适应证：①肿胀严重者，原则上不宜手法治疗；若伤关节，功能受限，X线检查关节正常，虽肿胀严重，也可使用手法治疗。②凡损伤均有疼痛，运动时疼痛者，可予手法治疗；静止时自发疼痛者，不宜手法治疗。③伤后无论肌肉、关节、骨骼和神经的功能障碍，原则上均可手法治疗；但若肌肉断裂，肌肉瘫痪，稳定性骨折和关节其他并发症者，亦不宜手法治疗。

再者需熟悉手法的作用。①对于骨折的整复，凡属横断、小斜面，锯齿形和阶梯形骨折等，均可用手法复位，且复位后趋于稳定者，均属手法治疗适应证。②对于脱臼的复位，各大关节脱位或小关节错落，须手法复位治疗。③对于痉挛，此为肌肉损伤后的必有症状，其与疼痛互为因果，采用手法调理肌肉，可解痉止痛。④用于肌肉和关节的陈旧性损伤，伤久则瘢痕挛缩，肌肉粘连或筋膜拘挛，经手法治疗，消凝散结，亦可痊愈。⑤凡伤后瘀血凝聚，肿硬不消，采用柔和手法，可活血化瘀、疏经通络、通利关节。

最后需辨证论治。辨证即根据损伤的原因、症状、时间、程度、部位和类型不同，施以不同手法。随后立法，即针对某一损伤的具体性质、要求和目的，设计出合理手法。继之处方，即把各种不同手法互相搭配起来，成为某一伤病的独立治疗手法。

（樊春洲.1984."手法"在伤科治疗中的应用价值［J］.黑龙江中医药，（2）：52-53.）

王选章点穴调脉法

黑龙江中医药大学附属第一医院　谭曾德

1996年，美国加利福尼亚州医师公会蔡逢达针灸诊所中，一老年白种男性突发心搏骤停，当时予心脏按压、人工呼吸。适逢王选章先生在加州讲学，蔡医生请教中医按摩是否有急救措施，王选章以拇指深度按压弹拨左侧腋窝极泉穴，持续 10 余秒，该患面色转红、心跳恢复，救护车 5 分钟后到达时，患者已恢复自如，后到医院进一步检查已无恙。王选章的治疗理念源于《灵枢·九针十二原》，"五脏之气已绝于内，而用针者反实其外，是谓重竭。重竭必死，其死也静。治之者辄反其气，取腋与膺。"该文提示了腋下穴位与重症急救的关联性。

王选章认为，脉象是生命体的动态表现，是察气机变化的手段之一，机体气血阴阳失调，必然会反映到脉象、脉率和脉位上来，即"气动脉应，阴阳之义"，通过施力于穴位和血脉，可调整经气的盛衰、阴阳的平衡，这便是点穴调脉法。脉的动静变化，是气血变化，阴阳变化，所以平调阴阳，主要以调脉为本。王选章指出，当"五脏之气已绝于内"，如心绞痛脉现浮大时，必点腋窝极泉穴，并取按中府、云门，使气血和，即取"腋与膺"的具体应用；当"五脏之气已绝于外"，如心绞痛脉现微弱而短，必先取神门及太渊、风池与百会，即取"四末"的具体应用。王选章还强调，在所取部位上分明阴阳的同时还要注意气血，即以穴为气，以脉为血，通常脉大、数、长、实等属阳，必先取血脉；脉小、迟、短、弱等属阴，必先取气穴，这就是点穴的"用阴合阳"、"用阳合阴"之意。在手法上，点穴有轻重、动静、缓急之别，如实证必重按，急而刚，动以致泻；虚证必轻按，缓而柔，轻以致补。本法是用《黄帝内经》理论指导临床的一个案例，方法简便，效果可靠，吾辈当效之。

灵 枢 窥 悟

黑龙江中医药大学附属第一医院　谭曾德

2014 年夏，有幸跟随王选章老师出诊学习中医针、推、药等术，受益颇多。当时有一单位领导请我往诊，去家中为其母作推拿。望其母掩被委坐于床，床边束杖，面容痛苦，身着棉衣，十指关节略肿胀畸形，待详询病情，方知其母郑氏，70 岁，早年间插稻秧时遇雨，又恰逢月事，遂患周身疼痛，膝关节冷痛彻骨，终年畏寒，虽仲夏亦身裹棉衣 40 余载，曾反复住院及接受中药汤剂等治疗，脏腑已伤，今膝痛剧烈，扶杖亦无法下床行走，观其面色暗淡，舌质紫暗，苔白，脉沉紧。依据跟师经验和《灵枢·官能》所载"大寒……入于中者，从合泻之。针所不为，灸之所宜……厥而寒甚，骨廉陷下，寒过于膝，下陵三里。阴络所过，得之留止，寒入于中，推而行之；经陷下者，火则当之；结络坚紧，火所治之"之说，当即以推拿推足三阴经，再以长针输刺法刺双侧犊鼻、内侧膝眼、足三里、阳陵泉、阴陵泉、膝阳关、光明、膝痛穴等，隔日 1 次，并配合灸法，重点加灸命门、肾俞、照海穴，令患者微微发汗，治疗 7 次后，患者欣然穿单衣拄拐下楼行走，后续服半月汤药而愈。

该患恰逢自身阴血骤虚又感风寒湿邪发为痹证，症状重、病情复杂，经久未愈而成痼疾，考虑到已"久病及肾"及"久痛入络"，再投中药未必奇效，且易重伤脾胃，故采用推拿、长针及艾灸方法治疗。用推拿通足三阴经，用艾灸温足三阳经，以行气血、散沉寒，刺法参照《灵枢·官针》"输刺者，直入直出，深纳之至骨，以取骨痹"及《灵枢·终始》"久病者，邪气入深。刺此病者，深纳而久留之，间日而复刺之，必先调其左右，去其血脉"之说，用输刺法隔日 1 次治疗，以应肾气，祛除在骨之邪。待风寒湿邪随汗大解后，嘱患者除去棉衣，令盛夏之阳热从外得以温煦，复投固护卫表、益肾温经、充养脾胃等汤剂获愈。业医跟师以来，临证十余载，愈发感受到熟读经典的重要性，如能研习经典、深究经旨，临证才能得心应手，虽遇沉疴，亦多获奇效。

康

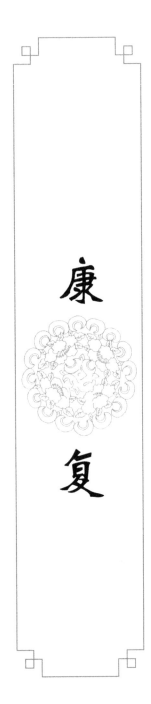

复

胃气与饮食在康复医学中的作用

黑龙江省干部疗养院　孙向东

中国传统的康复医学源远流长，在漫长的岁月中，曾为无数人的康复做出了很大贡献，尤其是针灸、按摩、气功等康复治疗手段，现已对世界医学产生了相当大的影响。本文仅就胃气与饮食疗法对促进人体疾病康复的重要作用陈述管见，以求正于同道。

"脾胃为后天之本"，为营血生化之源，五脏六腑、四肢百骸皆赖以养。人体后天营养的充足与否主要取决于脾胃的协同作用，因此临床诊断、治疗与康复都应十分重视脾胃的盛衰，脾胃气常称"胃气"，胃气强则谷气盛，谷气盛则五脏六腑、四肢百骸皆得濡养。一般而言，如果胃气不衰，则预后较好，如果胃气已绝，则预后多为不良。

饮食是维持人体健康活动的要素，身体的精血津液无不赖于饮食以化生精微。古人早就认识到饮食对病人康复的重要作用。《寿亲养老新书》中说："人若能知其食性调而用之，则倍胜于药也……是以……善治药者不如善治食。"唐代孙思邈说："欲健康必有食，要治病必有药。食可荡邪恶，安脏腑，悦精神，爽气质。"说明了适当的饮食即为良药，医和食本是相辅相成的，食医同源就是这个道理。

饮食时间古人主张"朝不可虚，暮不可实"，"饮时不得便卧，卧即生百病"。对康复病人的饮食提出"宁少毋多、宁饮毋饱、宁迟毋速、宁热毋冷、宁零毋顿、宁软毋硬。此六者调理脾胃之要诀"。康复病人最好的饮食是牛奶与粥。中医认为牛奶性平、补血脉、益心气、长肌肉，令人身体康强、面目光悦。古人食粥主要是容易消化吸收，有和胃补脾、清肺的功效。古时中医认为具有养生保健功效的粥不少，粳米粥具有和胃、补脾、清肺的作用；莲子粥具有补心宁志安神的功能；粟米粥可养胃益气。过咸或刺激性食物，对于病人均不宜。因过咸而泻肾水，损真阴，辛辣大热之味能损元气。至于油腻不易消化的食物，病人更应避免。

人体患病得以康复，每与脾胃运化有关。脾之与胃一升一降，即为一身之气升降的枢纽。如病久邪杂，其脾运未衰，是谓"得谷者昌"，化源充足，疾病可速康复。脾运已衰，是谓"绝谷者亡"，欲疾病康复，难矣！

康复病人的饮食营养一定要调摄得法，勿忘防止饮食助病。一般疾病均应食以清淡，易于消化，富于营养之品为宜，要饮食有节、定时、定量，不得偏嗜，以防助病和妨碍脾胃运化，影响病人的早日康复。

保胃气、调饮食虽然不是疾病康复的唯一手段，但胃气与饮食疗法在康复医学中的作用是不容忽视的。

（孙向东.1987. 浅谈胃气与饮食在康复医学中的作用［J］.黑龙江中医药，（5）：55-56.）

寒地康复体系构建小议

黑龙江中医药大学附属第一医院　王玲姝

我国幅员辽阔，南北方气候差异显著。在东北，冬季气温低、温差大、寒潮多、降雪频、积雪厚、冻期长、风速强和风冷指数高。在这种"寒地"特殊环境长期暴露下，群体慢病的发病率和病死率明显高于其他地区，特别是随着老龄化人口进程的加剧和寒冷地区不良生活方式危险因素的叠加，无疑给疾病的康复治疗提出了更多挑战。

随着我国综合国力的增强和国民生活水平的提高，对于与居民健康相关的一系列医学研究受到了社会各界的普遍关注，寒地医学也在这一时期纳入到公众视线。所谓寒冷地区，简称"寒地"，是一个较为综合的概念，具体特征是一月份平均气温低于-8℃，或一年中较长时间日平均最高气温在 0℃以下；降水经常以雪的形式出现；日照及白昼时间较短；季节变化明显，其中前 3 个特征持续时间较长。目前，国内外有识之士形成的普遍共识是，气候因素对生态环境及人类生存的影响越发巨大，然而令人可惜的是寒冷作为多种高寒地区疾病的危险因素往往被忽略。世界卫生组织曾发布报告称，预计在近 30 年内，每 500 万人将会有超过 15 万人死于因气候改变引起的疾病，尤其是在冬季及寒冷地区这种特殊的地域环境下，心脑血管疾病、呼吸道疾病、神经系统疾病的发病率与致残率及死亡率显著增加。从我国来看，由于特殊地理环境、气候环境、经济发展、生活习惯和民族性遗传因素等差异，导致我国寒地地区人的体质状况及疾病状况具有明显地域特点，因此应因地制宜恰当运用中医康复理念完善"寒地康复体系"，将使病、伤、残者能够更好地改善功能障碍、提高生活自理能力，改善生存质量，并促使患者最大限度地恢复功能，适应环境，并重返社会。

寒地康复从环境—体质—疾病着手，从外部环境、个人体质、疾病特点三个方面因素对患者康复进行辨证分析，全方位探索和研究影响寒地疾病康复过程中的可能因素。寒地康复认为环境、体质、疾病是不可分割的整体，环境、体质与疾病的发生、发展、转化有着密切的联系，在疾病的康复过程中既要考虑疾病本身，又要重视环境、体质的影响。

寒地特殊的气候条件，影响着人民的生活方式和状态，影响着居民所患常见疾病的发生原因和发展趋势，龙江医家受古代哲学思想、古代地理气候学的启蒙影响，以《内经》为思想基础，结合黑龙江地势高陵、气候寒冷干燥和居民生活习惯总结出"外因寒燥、法当温润，内伤痰热、治宜清化"的疾病治疗思想。在此思想指导下，形成了独具特色的中医"寒地康复"理念。寒地康复通过观察寒地地理环境、气候条件和人们"管不住嘴、迈不开腿"的生活方式发现，寒地尤其是老年人体质状况较差，高血压、冠心病、脑卒中等多重疾病威胁并存，因此强调认真识别体质，注意饮食起居，积极康复训练，提出着重心肺呼吸训练，重视有氧练习、抗阻练习、平衡练习、柔韧练习以改善寒地人的体质状况，实现降低血压、改善体脂率，提高身体素质和血管功能的目的，以减少寒地慢性病的发生，同时缩短慢性病康复的进程。

充分发挥地域优势，推广特色寒地康复理念，认真识别体质，反复权衡防治养措施，病前注意饮食起居，积极锻炼身体，改善特殊体质，阻止致病因子对人体的袭击，从而防止疾病的发生；病后再结合体质之偏颇，分析疾病发展演变的趋向及其可能性，做到早期发现、早期诊断、早期治疗，把疾病消灭在萌芽状态，尽量防止疾病的发生与传变；病愈后调养则应注重康复运动饮食起居。恰当运用寒地康复理念完善寒地疾病康复治疗体系，能够打破人们对寒地环境认识的局限性，以便精准探究寒地体质影响因素、变化规律和促进策略，减少寒地慢性病的发生、减缓疾病的进展、加快寒地疾病的康复。因此，要充分发挥地域优势，整合医疗卫生服务体系资源，加快建设寒地康复体系，为寒地居民的健康保驾护航。

习练"龙医健脊操"，缓解颈、背、腰部不适

黑龙江中医药大学　姜德友

疫情突袭，改变了许多人的生活作息。运动量和运动强度明显减少，关注手机时间不断延长，导致我们的颈部、背部、腰部出现不适症状。龙江医派结合传统养生运动功法，删繁就简，精心创编出一套具有调理脊柱、疏通经络、调畅气血、健脑明目作用的龙医健脊操。龙医健脊操易学易做，经常操练可助您在生活、工作间隙有效防治颈椎、胸椎、腰椎及其他关节运动性疾病，预防骨质疏松。

起式：自然站立，双目平视，手掌置于身体两侧，双脚横开于两肩外一脚处。

第一式：摇头摆尾

头身前倾 70° 左右，同时将头部与胯部向逆时针方向旋转一周，此为一组，每次可做30组。注意：应在双脚平稳站立的基础上循序渐进地使身体倾斜。

第二式：回首望月

先将头部向左后上方旋转，使右侧颈部肌肉充分拉伸，停留片刻，再将头部向右后上方旋转，使左侧颈部肌肉充分拉伸，停留片刻，此为一组，每次可做50组。

第三式：大鹏展翅

双臂随头身先向后侧尽量展开，停留片刻，双臂随头身前俯至约与地面平行，同时向前、向下、向后尽量展开，停留片刻，此为一组，每次可做50组。

第四式：环胸转脊

两臂平举，屈肘握拳，拳眼朝前胸，双拳距离一拳，先将身体向左转，再以脚跟为中心随身体转动，停留片刻，再将身体向右转动，同时脚随身体向右转动，停留片刻，此为一组，每次可做50组。

第五式：空拳扣腰

双手握拳，绕至后腰处，置于腰部，反复击打，每组可做100次。

第六式：托天挂地

自然站立，两脚微开与肩同宽，左手手心向上，指尖向右，从身前缓慢上举至头，同时吸气，翻掌于头顶，指尖向右。左手手心向下，指尖向前下按于髋旁，同时呼气，双手收回。右式动作与左式相同，重复以上动作。

第七式：踢足抻腿

自然站立，逐渐将重心移至左腿独立，屈右腿向右下方蹬出，反复 10 次，再将重心逐渐移至右腿独立，屈左腿向左下方蹬出，反复10次，此为一组，每次可做30组。

护

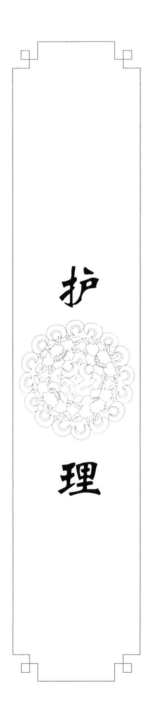

理

寒地老年护理小议

黑龙江中医药大学附属第一医院　王丽芹

随着医疗水平的不断提高，人类寿命也在不断延长，老年人口比例也相应增长。久居寒地的老年人由于受到寒冷气候的影响，其健康问题可出现一定的地域集中性；同时老年人群生理、心理承受力较中青年弱，新陈代谢周期长，身体功能下降，这些因素无不对寒地老年人护理的个体化特点及实施方案的周密性和长期性提出更高的要求。

"寒地"是一个较为综合的概念，具体是指最冷月平均气温≤0℃，或日平均温度≤5℃的天数高于90天，甚至长达4～6个月处于寒冷气候；降水经常以雪的形式出现；日照及白昼时间短；四季温差大且变化明显的地域。"寒地"在此处特指黑龙江省，本地冬季漫长，许多老年人因呼吸系统等疾病，难以适应寒冷干燥的气候，成为候鸟一族。但实际上，常年温暖甚至炎热的区域并非是最有益于健康的居住环境，相反寒地的闭藏之性更益于坚阴葆精。如果能恰当运用中医护理理念来扬长避短、采长补短，完善寒地护理体系，打破人们对寒地环境认识的局限性，将寒地打造成宜居、宜养的养生区域，将有助于促进寒地老年护理事业的发展。

俗话说："三分治疗七分养护"。在人口老龄化的大背景下，寒地老年群众依然普遍存在健康知识匮乏，饮食高盐高油、喜烟嗜酒、运动训练不足等问题，高血压、冠心病、脑卒中等疾病的发病率居于全国前列。护士应根据寒地病种的特点，对中医护理辨证思维的学术思想进行挖掘整理，结合现代医学发展，运用中西医结合的方法，开展行之有效的护理措施，并加以归纳整理，进行中医护理学术思想与护理措施的创新研究；同时开展传统中医护理技术的挖掘、传承，研究适应证的拓展及方法上的创新应用。从黑土地域特色的"寒地养生护理理念与方法"入手，从衣、食、住、行等生活各方面调养身心，为寒地老年居民防病治病、益寿延年提供理论和实践经验支持。因此，要充分发挥地域优势，加快建设养老服务体系，完善老年医疗资源布局，促进康养融合发展，是当前发展寒地老年护理事业的首要任务。

刮痧源流小议

黑龙江中医药大学附属第二医院　王淑荣

吾从医护二十年有余，刮痧十余载，所疗痧症林林总总，每遇病患举疑，观其痧之征象，吾可释疑解惑，病患皆心悦。犹记某年初春，乍暖还寒时，吾遇一六旬老叟，为风寒湿痹证，施以刮痧术，观其痧象，释疾慰藉，老叟忽问，可知刮痧之起源，吾不甚知之，所言堪堪只言片语，病患无不悦，吾亦不以为意。事毕得闲，念及此事，忽觉吾知之甚少，遂寻其史，阅古籍，搜资史，深感刮痧起源之深远，故撰此篇，一为解老叟之问，二为宣其史。

刮痧之起源，无从考证，然刮痧承自砭石，可溯源至上古。上古石器时期，有先人以石压、擦、刺、刮患处，忽觉病愈，渐传以砭石治病，此为砭石之源。《马王堆帛书·脉法》确载砭石疗法，有云："用砭启脉必如是，痈肿有脓，则称其大小而为之。"《史记·扁鹊仓公列传》载名医扁鹊施救虢国太子之事。时扁鹊经虢国，闻虢太子适才暴病身亡。而扁鹊认为虢太子未亡，仅昏厥，先以针、砭之术醒之，又以药疗之，两旬后太子愈。砭石之法，源远流长，刮为砭之支，亦流传甚广。然刮之名早有闻，痧之名晚矣。痧之名始出于元，元代医家危亦林于1337年撰《世医得效方》载之。明代医家张凤逵著《伤暑全书》，阐痧症之病因、病机、症状。清代医家郭志邃著《痧胀玉衡》，此为痧症之专著，述痧之辨证论治。清代医家陆乐山著《养生镜》，详述痧症病因、辨证、脉象、治疗、禁忌，尤其是刮痧治疗诸症之法，颇为详尽。而今，时中国科学院张秀勤教授历数载践行钻研，解痧之谜，取民间刮痧之精髓，融入新学，以经络学说与生物全息理论商榷表里之系，概表里对应定位之律，创全息刮痧法。上海问痧堂李道政先生历经四十载，亲身体验，综合古法，创新虎符铜砭，独创李氏砭法，广为今用。

综而述之，刮痧为砭石衍生，历数千载，于元始得其名，明代医家方录之，于清兴盛，名家频出，广传于民间，而今，恰逢盛世，于杏林已是百花齐放，于民间已是家喻户晓。

此事了，吾深以为，行中医之事，须知其史，以追先人之遗风，承古人之遗志，扬先辈之精神，予后人以硕果为己任。既不然，亦可传其史，以期刮痧之法流传千百世，造福千万代。